Gastrointestinales Mikrobiom

Christian Schulz · Peter Malfertheiner
Hrsg.

Gastrointestinales Mikrobiom

Organ- und systembezogene Perspektiven

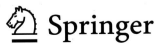 Springer

Hrsg.
Christian Schulz
Medizinische Klinik und Poliklinik II
LMU-Klinikum
München, Deutschland

Peter Malfertheiner
Medizinische Klinik und Poliklinik II
LMU-Klinikum
München, Deutschland

ISBN 978-3-662-68454-2   ISBN 978-3-662-68455-9   (eBook)
https://doi.org/10.1007/978-3-662-68455-9

Die Deutsche Nationalbibliothek verzeichnet diese Publikation in der Deutschen Nationalbibliografie; detaillierte bibliografische Daten sind im Internet über https://portal.dnb.de abrufbar.

Springer ist ein Imprint der eingetragenen Gesellschaft Springer-Verlag GmbH, DE und ist ein Teil von Springer Nature.
Die Anschrift der Gesellschaft ist: Heidelberger Platz 3, 14197 Berlin, Germany

Wenn Sie dieses Produkt entsorgen, geben Sie das Papier bitte zum Recycling.

Inhaltsverzeichnis

1 Einleitung... 1
Christian Schulz und Peter Malfertheiner

2 Mensch und Bakterien – Abriss einer gemeinsamen Evolution.......... 3
Frank Maixner
Literatur... 10

3 Entwicklungen in der Methodik zum Nachweis von Bakterien: Von der Kultur zur Sequenzierung.................................. 15
Klaus Neuhaus
3.1 Die Entdeckung der Bakterien.................................... 15
3.2 Bakterien als Einheiten des Lebens.............................. 18
3.3 Die Einteilung der Bakterien nach ihren Eigenschaften – die phänotypische Phase der Mikrobiologie 19
3.4 Die Entwicklung der Genetik als Voraussetzung für die moderne Taxonomie 20
3.5 Das bakterielle Genom und Gene – die Einheiten der Vererbung führen zur verbesserten Taxonomie............................ 21
3.6 Koexistenz zwischen genotypischer und phänotypischer Taxonomie..... 22
3.7 Neue Sequenzierungstechnologien verändern den Nachweis von Bakterien grundlegend 23
3.8 Massive parallele Sequenzierung für die bakterielle Identifizierung als Motor in der Mikrobiomforschung........................... 25
3.9 Die Zukunft der Klassifizierung und Identifizierung................. 27
Literatur... 29

4 Methoden der Bioinformatik................................... 33
Nadine Koch
4.1 Mikrobiomsequenzierung 33
4.1.1 16S rRNA-Markergensequenzierung........................ 34
4.1.2 Die Sequenzierung auf dem MiSeq........................ 35
4.1.3 Verarbeitung der Sequenzdaten 36

    4.2   Erstellung einer ASV-Tabelle.   37
           4.2.1   Statistische Datenanalyse der Sequenzierdaten   40
    4.3   Differenzielle Abundanzanalyse   43
    Literatur.   44

5   Implantation des Mikrobioms beim Kind   47
    Simon Weidlich
    5.1   Befruchtung und embryonale Entwicklung   47
    5.2   Geburt.   49
    5.3   Stillen   50
    5.4   Weitere Entwicklung des kindlichen Mikrobioms.   51
    5.5   Moderne Störfaktoren des Mikrobioms   52
    5.6   Ausblick   53
    Literatur.   54

6   Mikrobiota im Verlauf des Alterns   57
    Kerstin Schütte und Bianca Simon
    6.1   Einleitung.   58
    6.2   Kennzeichen des Alterungsprozesses.   58
    6.3   Veränderungen in der Mikrobiomkomposition während des
           Alterungsprozesses und ihre Einflussfaktoren.   59
    6.4   Assoziationen zwischen altersassoziierten Erkrankungen
           und veränderter Mikrobiomkomposition   63
    6.5   Das „ideale Mikrobiom" der Hundertjährigen?   64
    6.6   Optionen für Interventionen – was ist evidenzbasiert?   65
    Literatur.   68

7   Einflussfaktoren auf das gastrointestinale Mikrobiom   71
    Lukas Macke und Riccardo Vasapolli
    7.1   Einleitung.   72
    7.2   Diät.   73
           7.2.1   Auswirkungen einzelner Nahrungsbestandteile
                   auf das Mikrobiom.   73
           7.2.2   Interaktionen zwischen Ernährungsweise
                   und dem Mikrobiom   74
    7.3   Lebensstil und Umweltfaktoren.   75
    7.4   Medikamente   76
           7.4.1   Populationsbasierte Untersuchungen.   77
           7.4.2   Antibiotika.   77
           7.4.3   Hemmer der Magensäureproduktion   80
           7.4.4   Medikamente zur *Helicobacter-pylori*-Eradikation.   81
           7.4.5   Metformin   81
           7.4.6   Laxantien   82

7.4.7 Psychotrope Medikamente. 83
7.4.8 Einfluss von Medikamenten
auf Antibiotika-Resistenzentwicklung. 83
7.4.9 Pharmakomikrobiomik 84
7.5 Genetik. 85
Literatur. 87

8 H. pylori und das gastrale Mikrobiom 93
Peter Malfertheiner und Christian Schulz
8.1 Einleitung. 93
8.2 *H. pylori* führt zur chronischen Gastritis und möglichen
Komplikationen 94
8.3 Klinisches Management der *H. pylori*-Infektion 97
8.4 Das Mikrobiom im gesunden Magen. 99
8.5 H. pylori und das Magenmikrobiom unter Berücksichtigung
von Gastritis-Phänotypen und Magenazidität 99
8.5.1 Zusammenspiel von H. pylori und Magenmikrobiota
in der Magenkarzinogenese 99
8.5.2 Probiotika in der Behandlung der H. pylori-Infektion. 101
Literatur. 102

**9 Rolle des gastrointestinalen Mikrobioms bei Erkrankungen
der Darm-Hirn-Achse**. 105
Gerald Holtmann, Ayesha Shah und Mark Morrison
9.1 Definition und Epidemiologie von Störungen
der Darm-Hirn-Interaktion. 106
9.2 Das gastrointestinale Mikrobiom. 106
9.3 Dünndarmdysbiose als Manifestation eines veränderten
gastrointestinalen Mikrobioms. 107
9.4 Die Darm-Hirn-Achse 108
9.5 Stuhlmikrobiom als Marker für das gastrointestinale
Mikrobiom und Dysbiose 109
9.6 Dysbiose des Dünndarms und DGBI. 110
9.7 Veränderungen der Darmfunktion durch Darmmikroben 110
9.8 Psychische Komorbiditäten bei DGBI: 111
9.9 Antimikrobielle Therapie bei Patienten mit DGBI 112
Literatur. 113

10 Mikrobiom und neuropsychiatrische Erkrankungen 117
Sabrina Mörkl
10.1 Einleitung. 117
10.2 Darm-Hirn-Achse und Psyche. 118

10.3   Mikrobiomveränderungen bei neuropsychiatrischen
        Erkrankungen... 120
        10.3.1 Affektive Störungen................................. 120
        10.3.2 Angststörungen.................................... 121
        10.3.3 Schizophrenie.................................... 121
        10.3.4 Demenz... 122
        10.3.5 ADHS... 122
        10.3.6 Essstörungen..................................... 122
        10.3.7 Mikrobiomanalysen zur Diagnose psychischer
               Erkrankungen.................................... 123
10.4   Was sind Psychobiotika?................................. 124
        10.4.1 Fäkaler Mikrobiota-Transfer bei psychischen
               Erkrankungen.................................... 126
Literatur... 127

11   Mikrobiom und MASLD, Leberzirrhose und Leberkarzinom 129
        Vanessa Stadlbauer
11.1   Einleitung... 129
11.2   Veränderungen des Darmmikrobioms bei MASLD................. 131
11.3   Veränderungen des Darmmikrobioms bei Leberzirrhose 133
11.4   Einflussfaktoren auf das Mikrobiom 134
        11.4.1 Alkoholassoziierte Lebererkrankungen.................... 135
        11.4.2 Cholestatische Lebererkrankungen 136
11.5   Chronische Virushepatitiden 137
        11.5.1 Mikrobiomveränderungen außerhalb des Darms.............. 139
        11.5.2 Mikrobiomveränderungen zur Prognoseabschätzung 140
11.6   Hepatozelluläres Karzinom (HCC) 141
Literatur... 142

12   Mikrobiom und Pankreas 145
        Fabian Frost
12.1   Das exokrine Pankreas reguliert das Darmmikrobiom 146
12.2   Die Bedeutung des Darmmikrobioms in der Pathophysiologie
        der akuten Pankreatitis................................... 147
12.3   Die Folgen der chronischen Pankreatitis für das Darmmikrobiom 150
12.4   Das Tumormikrobiom des Pankreaskarzinoms 151
Literatur... 153

13   Adipositas und metabolisches Syndrom 157
        Herbert Tilg
13.1   Intestinale Mikrobiota und Adipositas......................... 158
        13.1.1 Adipositasspezifische Enterotypen 158
        13.1.2 Diät beeinflusst das Mikrobiom........................ 159

13.2 Intestinale Mikrobiota und metabolisches Syndrom/Typ-2-Diabetes 160

    13.2.1 Diabetesmedikamente beeinflussen das Mikrobiom 161

    13.2.2 Relevante Metabolite 161

13.3 Immunometabolische Mechanismen 162

    13.3.1 Kurzkettige Fettsäuren („short chain fatty acids", SCFA) 162

    13.3.2 Angeborene Immunität 162

13.4 Metabolisch aktive Bakterienstämme: *Akkermansia muciniphila* 163

13.5 Fäkaler Mikrobiota-Transfer als Therapieoption für metabolische
Dysfunktion 164

Literatur 165

14   Herz-Kreislauferkrankungen 169
Jenny Schlichtiger, Dominik Schüttler und Stefan Brunner

14.1 Hintergrund 169

14.2 Pathophysiologie der Atherosklerose und die Rolle
des Mikrobioms 170

    14.2.1 Entstehung Atherosklerose 170

    14.2.2 Die Rolle des Mikrobioms in der Entstehung
kardiovaskulärer Erkrankung 171

14.3 Konsequenz für die Therapie der Atherosklerose 174

    14.3.1 Therapie und Prophylaxe der Atherosklerose 174

Literatur 176

**15   Das Mikrobiom und die Lunge: Zusammenhänge und Auswirkungen
auf die Lungengesundheit** 179
Maximilian Valentin Malfertheiner

15.1 Das Mikrobiom der Lunge 179

15.2 Die Darm-Lungen-Achse 181

15.3 Asthma bronchiale und das Mikrobiom 182

    15.3.1 Veränderungen im Lungenmikrobiom bei COPD 183

    15.3.2 Auswirkungen des Lungenmikrobioms auf die COPD 183

    15.3.3 Therapeutische Ansätze zur Modulation
des Lungenmikrobioms bei COPD 183

15.4 Mukoviszidose und das Mikrobiom 184

15.5 Erkältungskrankheiten und das Mikrobiom 185

15.6 Das Mikrobiom und Lungenkarzinom 185

15.7 Schlussfolgerung und Ausblick 186

    15.7.1 Zusammensetzung und Dynamik 186

    15.7.2 Ursachen und Effekte 186

    15.7.3 Interaktionen mit dem Wirt 187

Literatur 188

16   Mikrobiom und der Einfluss auf das Immunsystem
(luminal, mukosal, systemisch) 191
Antonia Beimert, David Anz und Ignazio Piseddu
16.1   Einleitung... 192
16.2   Das Mikrobiom in der Regulation der angeborenen Immunität 193
       16.2.1 Kontrolle der epithelialen Barrierefunktion.................. 193
       16.2.2 Kontrolle der Funktion angeborener Immunzellen 194
16.3   Das Mikrobiom in der Regulation der adaptiven Immunität.......... 196
       16.3.1 Zelluläre Immunität...................................... 197
       16.3.2 Humorale Immunität 198
       16.3.3 Immungedächtnis....................................... 200
16.4   Das Mikrobiom im Kontext der Ausbildung systemischer
       Immunantworten 200
       16.4.1 Das Mikrobiom und Impfungen.......................... 201
       16.4.2 Das Mikrobiom bei chronisch-entzündlichen
              Darmerkrankungen und anderen Autoimmunerkrankungen 202
       16.4.3 Das Mikrobiom in der Tumor-Immuntherapie............... 204
Literatur.. 207

17   Haut und Mikrobiom 211
Kerstin Schütte, Michael Bellutti und Christian Schulz
17.1   Einleitung... 212
17.2   Physiologie.. 212
17.3   Darm-Haut-Achse 212
17.4   Das Mikrobiom der gesunden Haut........................ 213
17.5   Mikrobiom und entzündliche Erkrankungen der Haut 214
       17.5.1 Psoriasis 214
       17.5.2 Akne vulgaris... 215
       17.5.3 Rosazea 216
       17.5.4 Chronische Wunden................................... 217
17.6   Zusammenhang Mikrobiom und atopische Erkrankungen der Haut..... 218
       17.6.1 Atopische Dermatitis................................... 218
       17.6.2 Nahrungsmittelallergien................................ 219
       17.6.3 Ausblick.. 220
Literatur.. 220

18   Beeinflussung der Suszeptibilität für Infektionserkrankungen
durch die gastrointestinale Mikrobiota 223
Lisa Osbelt, Marie Wende, Éva de Hoog-Almási und Till Strowig
18.1   Kolonisationsresistenz als wichtige Funktion der Darmmikrobiota 224
18.2   Direkte Kolonisationsresistenz 224
18.3   Wettbewerb um Nährstoffe und ökologische Nischen................ 226

18.4 Produktion von inhibitorischen Metaboliten und Naturstoffen 227

18.5 Indirekte bzw. immunvermittelte Kolonisationsresistenz 228

18.6 Beeinträchtigung der Kolonisationsresistenz in Patienten. 231

18.7 Strategien von Enteropathogenen zur Adaption
an unterschiedliche Zustände im Darm 232

Literatur. 234

19 Oncobiomics – Karzinogenese, Diagnostik, Therapie 237
Marianne R. Spalinger und Michael Scharl

19.1 Hintergrund 237

19.2 Das Mikrobiom in der Karzinogenese. 239

19.2.1 Erste Hinweise auf eine Funktion von Bakterien
in der Karzinogenese 239

19.2.2 Darmmikrobiom und Krebs. 240

19.2.3 Intratumorale Bakterien. 245

19.2.4 Das Mikrobiom und Metastasen 247

19.3 Das Mikrobiom in der Tumordiagnostik 247

19.4 Mikrobiom in der Krebstherapie 249

Literatur. 254

20 Mikrobiotika und Prä-, Pro- und Postbiotika 259
Christoph A. Jacobi

20.1 Definitionen 259

20.2 Eine historische Einordnung 261

20.3 Wirkmechanismen der Prä-, Pro- und Postbiotika. 262

20.3.1 Präbiotika. 262

20.3.2 Pro- und Postbiotika. 264

20.4 Prä-, Pro- und Postbiotika als Therapeutika. 266

20.5 Einsatz von Probiota bei gastrointestinalen Erkrankungen 266

20.6 Antibiotika-assoziierte Diarrhöen und *Clostridium difficile* 266

20.7 Chronisch entzündliche Darmerkrankungen 267

20.7.1 Reizdarmsyndrom (RDS). 267

20.7.2 Neugeborenenkoliken und nekrotisierende Enterokolitis
bei Säuglingen 268

20.8 Prä- und Postbiotika bei gastrointestinalen Erkrankungen 268

20.9 Das Kolonkarzinom, die gastrointestinale Mikrobiota und
Prä- und Probiotika 269

Literatur. 272

21   Fäkaler Mikrobiota-Transfer (FMT) 275
Maria J. G. T. Vehreschild

21.1   Einleitung... 275

21.2   Regulatorische Aspekte 276

21.3   Sicherheit... 277

21.4   Nebenwirkungen 278

21.5   Art der Anwendung 279

21.6   Aktuelles und Ausblick 280

Literatur... 281

Stichwortverzeichnis... 283

Autorenverzeichnis

David Anz LMU Klinikum, Abteilung für Klinische Pharmakologie, Medizinische Klinik und Poliklinik IV, München, Deutschland

Antonia Beimert LMU Klinikum, Abteilung für Klinische Pharmakologie, Medizinische Klinik und Poliklinik IV, München, Deutschland

Michael Bellutti Hautarztpraxis Burg, Burg, Deutschland

Stefan Brunner LMU München, Medizinische Klinik 1, München, Deutschland

Fabian Frost Universitätsmedizin Greifswald, Greifswald, Deutschland

Gerald Holtmann Faculty of Medicine, University of Queensland, Translational Research Institute, Brisbane, Australien

Department of Gastroenterology and Hepatology, Princess Alexandra Hospital, Brisbane, Australien

Éva de Hoog-Almási Abteilung für Mikrobielle Immunregulation, Helmholtz Zentrum für Infektionsforschung, Braunschweig, Deutschland

Christoph A. Jacobi Klinik für Innere Medizin/Gastroenterologie, KKH Prignitz/Medizinische Hochschule Brandenburg, Perleberg/Neuruppin, Deutschland

Nadine Koch Medizinische Klinik und Poliklinik II, Klinikum der Universität München, München, Deutschland

Lukas Macke Medizinische Klinik II, LMU Klinikum, München, Deutschland

Frank Maixner Eurac Research, Institut für Mumienforschung, Bozen, Italien

Maximilian Valentin Malfertheiner Pneumologie, Caritas Krankenhaus St. Maria, Donaustauf, Deutschland

Peter Malfertheiner Medizinische Klinik und Poliklinik II, LMU-Klinikum, München, München, Deutschland

Sabrina Mörkl Medizinische Universität Graz, Abteilung für Med. Psychologie, Psychosomatik und Psychotherapie, Graz, Österreich

Mark Morrison Faculty of Medicine, University of Queensland, Translational Research Institute, Brisbane, Australien

Frazer Institute, University of Queensland, Translational Research Institute, Brisbane, Australien

Klaus Neuhaus Core Facility Microbiome, ZIEL – Institute for Food & Health, Technische Universität München, Freising, Deutschland

Lisa Osbelt Abteilung für Mikrobielle Immunregulation, Helmholtz Zentrum für Infektionsforschung, Braunschweig, Deutschland

Ignazio Piseddu LMU Klinikum, Campus Großhadern, Medizinische Klinik und Poliklinik II, München, Deutschland

Michael Scharl Klinik für Gastroenterologie und Hepatologie, UniversitätsSpital Zürich, Zürich, Schweiz

Jenny Schlichtiger LMU München, Medizinische Klinik 1, München, Deutschland

Christian Schulz Medizinische Klinik und Poliklinik II, LMU-Klinikum, München, Deutschland

Kerstin Schütte Klinik für Innere Medizin und Gastroenterologie, Niels-Stensen-Kliniken Marienhospital Osnabrück, Osnabrück, Deutschland

Klinik für Gastroenterologie, Hepatologie, Infektiologie und Endokrinologie, Medizinische Hochschule Hannover (MHH), Hannover, Deutschland

Dominik Schüttler Gilching, Deutschland

Ayesha Shah Faculty of Medicine, University of Queensland, Translational Research Institute, Brisbane, Australien

Department of Gastroenterology and Hepatology, Princess Alexandra Hospital, Brisbane, Australien

Bianca Simon Klinik für Innere Medizin und Gastroenterologie, Niels-Stensen-Kliniken Marienhospital Osnabrück, Osnabrück, Deutschland

Marianne R. Spalinger Klinik für Gastroenterologie und Hepatologie, UniversitätsSpital Zürich, Zürich, Schweiz

Vanessa Stadlbauer Medizinische Universität Graz, Abteilung für Gastroenterologie und Hepatologie, Graz, Österreich

Till Strowig Abteilung für Mikrobielle Immunregulation, Helmholtz Zentrum für Infektionsforschung, Braunschweig, Deutschland

Herbert Tilg Universitätsklinik für Innere Medizin I, Gastroenterologie, Hepatologie, Endokrinologie & Stoffwechsel, Medizinische Universität Innsbruck, Innsbruck, Österreich

Riccardo Vasapolli Deutsche Zentrum für Infektionsforschung (DZIF), Partner Site München, München, Deutschland

Maria J. G. T. Vehreschild Schwerpunkt Infektiologie, Medizinische Klinik II, Universitätsklinikum Frankfurt, Frankfurt am Main, Deutschland

Simon Weidlich Klinik und Poliklinik für Innere Medizin II, Klinikum rechts der Isar, TUM Universitätsklinikum, München, Deutschland

Marie Wende Abteilung für Mikrobielle Immunregulation, Helmholtz Zentrum für Infektionsforschung, Braunschweig, Deutschland

Christian Schulz und Peter Malfertheiner

Das Mikrobiom umfasst die Gesamtheit der Mikrobiota (Bakterien, Pilze, Viren und Archaeen) und ihrer Stoffwechselprodukte auf Genebene. Unter dem Begriff Mikrobiota wird die Gemeinschaft sämtlicher Mikroorganismen in einem definierten Lebensraum zusammengefasst. Das Mikrobiom ist integraler anatomisch-physiologischer Bestandteil unseres Körpers. Die Haut und sämtliche inneren miteinander kommunizierenden luminalen Oberflächen (oropharyngeal, bronchial, gastrointestinal) unserer Organe sind von einer reichhaltigen und diversifizierten Gemeinschaft von Mikrobiota besiedelt. Eine herausgehobene Bedeutung fällt dem gastrointestinalen Mikrobiom zu, das auf vielfältige Weise in entscheidende physiologische Abläufe zur Erhaltung unserer Gesundheit eingebunden ist.

Die ausgewogene und vielfältige Zusammensetzung der gastrointestinalen Mikrobiota ist von entscheidender Bedeutung für die Integrität der Schleimhautbarriere, die Modulation des Immunsystems und den Schutz vor pathogenen Keimen. Darüber hinaus bilden die Mikrobiota des Gastrointestinaltrakts wichtige Stoffe, die sowohl organspezifische als auch systemisch-metabolische Funktionen erfüllen. Zur Erhaltung eines gesunden „eubiotischen" Mikrobioms sind gesunde und ausgewogene Ernährung sowie ein gesunder Lebensstil von entscheidender Bedeutung. Wenn es zu einer Entgleisung in der balancierten Zusammensetzung des gastrointestinalen Mikrobioms kommt – als „Dysbiose" bezeichneter Zustand – prädisponiert dies für Erkrankungen. Die infolge von Erkrankungen häufig notwendig werdende Einnahme von Medikamenten führt ebenfalls häufig zu einer Dysbiose. Kenntnisse zur Einordnung der Rolle der gastrointestinalen Mikrobiota bei organspezifischen und systemischen Erkrankungen sind unumgänglich, um das Potenzial

C. Schulz (✉) · P. Malfertheiner
Medizinische Klinik und Poliklinik II, LMU-Klinikum, München, München, Deutschland
e-mail: Chr.Schulz@med.uni-muenchen.de; peter.malfertheiner@med.ovgu.de

© Der/die Autor(en), exklusiv lizenziert an Springer-Verlag GmbH, DE, ein Teil
von Springer Nature 2024
C. Schulz, P. Malfertheiner (Hrsg.), *Gastrointestinales Mikrobiom*,
https://doi.org/10.1007/978-3-662-68455-9_1

von hilfreichen Mikrobiominterventionen einzuschätzen. Zur Wiederherstellung eines gesunden eubiotischen Mikrobioms sind gezielte Maßnahmen die gezielte diätetische Maßnahmen und den Einsatz selektionierter Pro- und Präbiotika einschliessen. In besonderen Fällen wird auch die Übertragung eines gesunden Mikrobioms über Transfer von Fäzes (Stuhltransplantation) gesunder Spender therapeutisch genutzt.

Der Fortschritt auf dem Gebiet des Mikrobioms sowohl im Bereich der Grundlagenforschung als auch in der Übertragung dieses Wissens auf klinische Forschung und Anwendung ist atemberaubend. Dies hat uns veranlasst, renommierte und erfahrene Wissenschaftler und Kliniker für dieses Buch anzufragen um Aspekte zu Grundlagen und Organbezogenheit des Mikrobioms in ihren jeweiligen Spezialgebieten darzulegen. Wir sind allen Autoren zu herzlichem Dank verpflichtet.

Es ist uns ein Anliegen, mit diesem Buch alle diejenigen zu erreichen, die sich orientierend einen Einblick in die Grundlagen und in den gegenwärtigen Kenntnisstand des gastrointestinalen Mikrobioms mit seinen vielseitigen Einflüssen in humanmedizinische Bereiche verschaffen möchten.

Mensch und Bakterien – Abriss einer gemeinsamen Evolution

Frank Maixner

Inhaltsverzeichnis

Literatur 10

Das menschliche Mikrobiom umfasst alle Mikroorganismen, einschließlich Bakterien, Viren, Pilzen und anderen Mikroben, die unseren Körper besiedeln. Diese „mikrobiellen Mitbewohner" sind an verschiedenen Stellen unseres Körpers zu finden, unter anderem auf der Haut, im Mund, im Darm, in den Fortpflanzungsorganen und in den Atemwegen (Berg et al. 2020). In den letzten zwei Jahrzehnten haben zahlreiche Studien dazu beigetragen, die Struktur, Funktion und Vielfalt des menschlichen Mikrobioms besser zu verstehen (Huttenhower et al. 2012; Pasolli et al. 2019; Mousa et al. 2022). Die dabei gewonnenen Erkenntnisse zeigen auf, dass das Mikrobiom ein komplexes und dynamisches System ist, das eine entscheidende Rolle in der menschlichen Gesundheit spielt (Gilbert et al. 2018). Das Mikrobiom kann auf vielfältige Weise miteinander und mit unserem Körper interagieren und uns unter anderem bei der Verdauung helfen, unser Immunsystem modulieren und wichtige Vitamine und andere Stoffe produzieren (Alexander und Turnbaugh 2020; Leeming et al. 2021). Gegenwärtig geht man davon aus, dass ein Ungleichgewicht im menschlichen Mikrobiom, auch als Dysbiose bezeichnet, zu einer Vielzahl von Erkrankungen wie z. B. Fettleibigkeit, Autoimmunerkrankungen und bestimmten Krebsarten beitragen kann (Belizário und Faintuch 2018; Vijay und Valdes 2022; Natalini et al. 2023). Nur durch ein besseres Verständnis des Mikrobioms und seiner Wechselwirkungen

F. Maixner (✉)
Eurac Research, Institut für Mumienforschung, Bozen, Italien
e-mail: frank.maixner@eurac.edu

mit dem menschlichen Körper kann es zu neuen Ansätzen für die Behandlung und Prävention dieser Erkrankungen kommen (Gilbert et al. 2018). Dabei ist bekannt, dass mehrere
Faktoren die Zusammensetzung des menschlichen Mikrobioms beeinflussen können –
unter anderem die Ernährung (Asnicar et al. 2021), Antibiotikabehandlung (Ramirez et al.
2020), die Art der Geburt (Bokulich et al. 2016) oder sogar zwischenmenschliche Be-
ziehungen (Valles-Colomer et al. 2023). Der Großteil der Variationen im menschlichen
Mikrobiom und sein Einfluss auf Gesundheit und Krankheit ist jedoch bisher unerforscht
(Shanahan et al. 2023).

Für ein umfassendes Verständnis unseres Mikrobioms und der Entwicklung verschiedener Bakterienarten im Wechselspiel mit unserem Köper bedarf es einer evolutionä-
ren Betrachtungsweise (Davenport et al. 2017; Amato et al. 2019). Die Evolution des
Menschen und die seines Mikrobioms sind eng miteinander verwoben. Die ersten modernen Menschen verließen Afrika vor ca. 194.000 bis 90.000 Jahren und verbreiteten sich im
Laufe der Zeit auf die verschiedenen Kontinente (Grun et al. 2005; Hershkovitz et al.
2018). Dabei haben sich der Mensch und sein Mikrobiom genetisch an die neuen lokalen
Umgebungen angepasst. Besonders durch neu erschlossene Nahrungsquellen und ver-
änderte Umweltfaktoren kam es zu charakteristischen geografischen Veränderungen im
Mikrobiom.

Diese sogenannte „Ko-Diversifizierung" zwischen dem menschlichen Wirt und seinem
Mikrobiom lässt sich am besten am Beispiel vom Magenkeim *Helicobacter pylori* beschreiben. Die globale Verbreitung des Erregers stimmt sehr gut mit den bekannten
menschlichen Wanderrouten überein (Moodley und Linz 2009). Es wichtig zu wissen,
dass das Bakterium den Menschen vermutlich schon seit über 100.000 Jahren begleitet
und sich zusammen mit dem modernen Menschen über den gesamten Erdball ausgebreitet
hat. Dabei erfolgt die Übertragung des *Helicobacter* überwiegend im familiären Umfeld,
im Wesentlichen durch den engen Kontakt der Mütter zu ihren Kindern. Daher finden sich
heute in den verschiedenen Gegenden der Welt Stämme dieses Bakteriums, die geo-
grafisch genau zugeordnet werden können. Diese werden also in europäische, afrikani-
sche, asiatische usw. Stämme zusammengefasst. Interessanterweise ist *H. pylori* nicht das
einzige Bakterium, das sein geografisches Muster mit seinem menschlichen Wirt teilt. In
einer neuen Studie wurden weitere Darmmikroben entdeckt, die eine parallele Evolutionsgeschichte mit ihren menschlichen Wirten teilen. Die dabei gewonnenen Erkenntnisse
deuten darauf hin, dass die Ko-Diversifizierung hauptsächlich bei Mikroben stattfindet,
die in der menschlichen Darmumgebung vorkommen (Suzuki et al. 2022).

Die anfänglich langsame Anpassung zwischen dem Mikrobiom und uns Menschen war
in den letzten 10.000 Jahren extremen Veränderungen unterworfen (Gillings und Paulsen
2014; Gillings et al. 2015). Dabei hatten vermutlich zwei Großereignisse in der jüngeren
Menschheitsgeschichte einen tiefgreifenden Einfluss auf unser Mikrobiom (Abb. 2.1). Es
begann vor ca. 12.000 Jahren während der neolithischen Revolution mit dem Übergang
von einer Jäger- und Sammlerkultur zu einer bäuerlich geprägten Siedlungsweise (Fowler

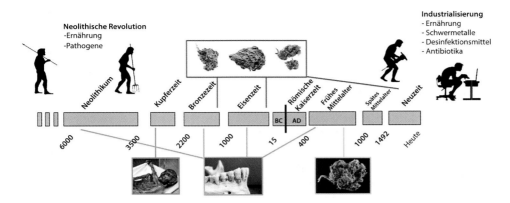

Abb. 2.1   Die Evolutionsgeschichte unseres Mikrobioms

et al. 2015). Die Jäger- und Sammlerkultur war sehr mobil, und ihre Ernährungsstrategie beruhte auf der Jagd, dem Fischfang und der Suche nach Wildpflanzen (Cummings et al. 2014). Im Gegensatz dazu begannen die Ackerbauern, in Siedlungen zu leben und Pflanzen und Tiere für die Ernährung zu züchten. Die dauerhaft sesshafte Lebensweise, die durch Ackerbau und Landwirtschaft unterstützt wurde, führte einerseits zu einem Bevölkerungswachstum und bedeutenden technologischen Fortschritten (z. B. bei der Werkzeugherstellung) (Fowler et al. 2015). Andererseits förderte die überwiegend kohlenhydratreiche Ernährung der neolithischen Bauern gesundheitliche Probleme wie die Entstehung von Karies (Nicklisch et al. 2022), und die höhere Menschendichte mit Kontakt zu domestizierten Tieren erhöhte die Wahrscheinlichkeit der Entstehung und Verbreitung von Infektionskrankheiten (Diamond 2002; Pearce-Duvet 2006; Key et al. 2020). Daher wird angenommen, dass die Ernährungsumstellung und die erhöhte Belastung durch Krankheitserreger während der neolithischen Revolution einen ersten großen Einfluss auf die Zusammensetzung unseres Mikrobioms hatten. Einen weitaus stärkeren Einfluss auf unser Mikrobiom hatten jedoch die Industrialisierung und die damit einhergehenden Veränderungen des Lebensstils und der Umwelt (Abb. 2.1). Der Industrialisierungsprozess führte in der sog. westlichen Welt zu wichtigen Veränderungen in der Ernährung, den Hygienepraktiken (Einsatz von Desinfektionsmittel), der Gesundheitsversorgung (einschließlich Antibiotika) und der Art und Weise, wie der Mensch die Umwelt ausbeutet (z. B. Schwermetallbelastung) (Gillings et al. 2015). Ein wesentliches Element der Industrialisierung in der westlichen Welt war die Umstellung der Ernährung von einer ballaststoff- und kohlenhydratreichen zu einer salz-, fett- und zuckerreichen und ballaststoffarmen Ernährung (Sonnenburg und Sonnenburg 2019a). Im Gegensatz dazu folgen die Bevölkerungen in der „nichtwestlichen Welt", die dem Industrialisierungsprozess weniger oder gar nicht unterworfen waren, einem traditionellen Lebensstil mit einer Ernährung reich an frischen, unprozessierten Lebensmitteln (Ballaststoffen, Gemüse, Obst).

▶   Zwei große Übergänge in der jüngeren Menschheitsgeschichte, die neolithische Re-
     volution und die Industrialisierung, und die damit einhergehenden Veränderungen
     hatten dabei vermutlich einen tiefgreifenden Einfluss auf unser Mikrobiom.

Zwei große Übergänge in der jüngeren Menschheitsgeschichte, die neolithische Revolution und die Industrialisierung, und die damit einhergehenden Veränderungen hatten
einen tiefgreifenden Einfluss auf unser Mikrobiom. Zahnstein- und Darminhaltsproben
aus dieser Zeitspanne ermöglichen es, das Mund- und Darmmikrobiom unserer Vorfahren
zu analysieren.

Dieser Übergang von der traditionellen zur industrialisierten Lebensweise scheint maßgeblich Einfluss auf unser Darmmikrobiom gehabt zu haben, indem er dessen Vielfalt verändert und das Wachstum bestimmter Mikrobengruppen gefördert hat. Mehrere Studien
zeigen unabhängig voneinander, dass sich das menschliche Darmmikrobiom aus westlichen Gesellschaften vom Darmmikrobiom traditioneller nichtwestlicher Bevölkerungen
in seiner Zusammensetzung unterscheidet (Yatsunenko et al. 2012; Sonnenburg et al.
2016; Smits et al. 2017; Sonnenburg und Sonnenburg 2019a, b). Interessanterweise mehren sich die Hinweise darauf, dass eine westliche Ernährung und ein moderner Lebensstil
im Allgemeinen zu einem Verlust der Vielfalt des Darmmikrobioms beitragen (Pasolli
et al. 2019; Sonnenburg und Sonnenburg 2019a).

Dabei stellt sich die Frage, inwieweit heutzutage das Darmmikrobiom traditioneller
nichtwestlicher Bevölkerungen dem Mikrobiom unserer Vorfahren ähnelt und wann es in
der Menschheitsgeschichte zu entscheidenden Veränderungen in der Zusammensetzung
unseres Mikrobioms gekommen ist. In den letzten Jahren haben wir begonnen, erste Ant-
worten auf diese Fragen zu sammeln, indem wir menschliche mumifizierte Stuhlproben
aus verschiedenen geografischen Regionen und Zeitepochen metagenomischen Analysen
unterzogen haben. Dieses organische archäologische Material enthält meist noch
DNS-Spuren des ursprünglichen intestinalen Mikrobioms und eignet sich daher hervorra-
gend, um Einblicke in die Darmbakteriengemeinschaft unserer vorindustriellen Vorfahren
zu erhalten.

Im Jahr 2010 haben wir an unserem Institut mit der metagenomischen Analyse archäo-
logischer Stuhlproben begonnen. Bei einer radiologischen Nachuntersuchung des Mannes aus dem Eis, einer 5300 Jahre alten Mumie, gefunden 1991 in den Ötztaler Alpen,
wurde sein noch vollständig gefüllter Magen identifiziert (Abb. 2.2). „Ötzi", der Mann
aus dem Eis, der Jahrtausende lang unter Schnee und Eis begraben war und dessen Gewebe, Organe und sogar seine Kleidung nahezu perfekt erhalten sind, bot uns die äußerst
seltene Gelegenheit, eine kupferzeitliche Mahlzeit zu rekonstruieren und nach Spuren der
ursprünglichen Darmbakteriengemeinschaft zu suchen. Dazu haben wir Magenmaterial
und Proben aus dem Darmtrakt einer eingehenden mikroskopischen und molekularen
Analyse unterzogen (Maixner et al. 2018). Durch die Kombination modernster molekularer Methoden und klassischer Mikroskopie konnten wir die letzte Mahlzeit des Mannes
aus dem Eis rekonstruieren und zeigen, dass er einen bemerkenswert hohen Fettanteil in
seiner Ernährung hatte, ergänzt durch Wildfleisch von Steinbock und Rothirsch, Getreide

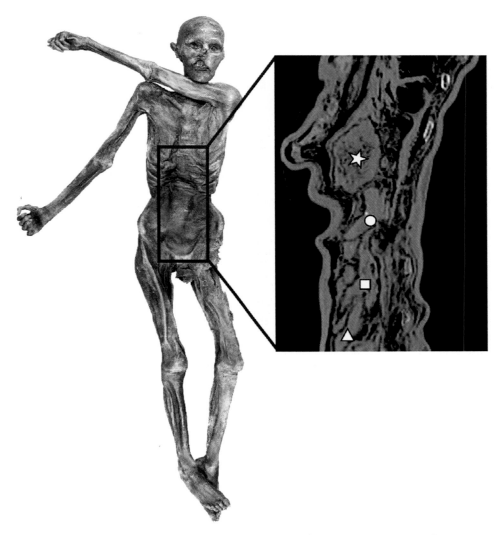

Abb. 2.2 Die in den italienischen Alpen entdeckte 5300 Jahre alte Gletschermumie Ötzi und ihr Verdauungstrakt (CT-Bild). Die Symbole zeigen die Proben an, die einer mikroskopischen und molekularen Ernährungs- und Mikrobiomanalyse unterzogen worden sind

aus Einkorn und Spuren eines giftigen Farnes. Vor allem die fettreiche Ernährung macht angesichts der extremen alpinen Umgebung, in der der Mann aus dem Eis lebte und wo er gefunden wurde, durchaus Sinn. Die hoch gelegene und kalte Umgebung stellt eine besondere Herausforderung für die menschliche Physiologie dar und erfordert eine optimale Nährstoffversorgung, um einen schnellen Energieverlust zu vermeiden. Der Mann aus dem Eis war sich offenbar darüber im Klaren, dass Fett eine hervorragende Energiequelle darstellt.

▶ Es mehren sich dir Hinweise darauf, dass eine westliche Ernährung und ein moderner Lebensstil im Allgemeinen zu einem Verlust der Vielfalt des Darmmikrobioms beitragen.

Unsere metagenomische Studie lieferte nicht nur einzigartige Einblicke in die Ernährungsgewohnheiten eines kupferzeitlichen Individuums im Alpenraum, sondern enthüllte auch erste Spuren des Mikrobioms des Mannes aus dem Eis. Im Magenmaterial fanden wir neben dem bakteriellen Hintergrund auch Hinweise auf den Magenkeim *H. pylori*. Nachdem wir das genetische Material des gesamten Mageninhalts extrahiert hatten, konnten wir die einzelnen *Helicobacter*-DNS-Fragmente mit einer speziellen Methode herausfischen und somit ein 5300 Jahre altes *H. pylori*-Genom rekonstruieren (Maixner et al. 2016). Es stellte sich heraus, dass es sich bei dem uralten Magenbakterium um einen potenziell virulenten Bakterienstamm handelt, auf den das Immunsystem des Mannes aus dem Eis bereits reagiert hatte. Weitere populationsgenetische Analysen führten zu einem überraschenden Ergebnis. Wir hatten angenommen, dass wir beim Mann aus dem Eis denselben *Helicobacter*-Stamm finden würden, den auch die heutigen Europäer in sich tragen. Jedoch im Gegensatz zu unserer Vermutung trug der Mann aus dem Eis nicht einen europäischen Stamm in sich, sondern eine Variante, die heute vor allem in Zentral- und Südasien vorkommt. Bisher ging man davon aus, dass bereits die Menschen in der Steinzeit, die sesshaft wurden und Landwirtschaft betrieben, diesen europäischen *Helicobacter*-Stamm in sich trugen und nach Europa brachten. Der *Helicobacter*-Stamm des Mannes aus dem Eis lehrt uns jedoch nun, dass dies nicht der Fall war. Die Entstehung der *Helicobacter*-Stämme, die wir heute in Europa finden, fand wahrscheinlich erst nach der Zeit des Mannes aus dem Eis statt, was nochmals unterstreicht, dass die Siedlungsgeschichte Europas viel komplexer war, als bisher angenommen wurde.

Insbesondere die Untersuchung des Mikrobioms des Mannes aus dem Eis hat neue wissenschaftliche Wege eröffnet, die uns wichtige Erkenntnisse über die Zusammensetzung und mögliche Veränderungen der mikrobiellen Gemeinschaft in den letzten 5000 Jahren liefert. In einer aktuellen Studie konnten wir bereits erste Veränderungen in unserem Mikrobiom nachweisen, indem wir das Bakterium *Prevotella copri*, einen typischen Vertreter des menschlichen Darmmikrobioms, in Proben aus dem Darmtrakt der Mumie und präkolumbianischen Stuhlproben aus Mexiko untersuchten (Abb. 2.3) (Tett et al. 2019). Eine vergleichende Studie von modernen und antiken Stuhlproben ergab einen Verlust der Diversität des Bakteriums *P. copri* und seiner vier Stammvarianten in modernen westlichen Bevölkerungen, vermutlich aufgrund von Veränderungen in der Ernährung und der industrialisierten Lebensweise. Diese Studie liefert erste Hinweise darauf, dass sich die Vielfalt der Darmflora bei uns Menschen in den letzten Jahrtausenden verändert haben könnte, was möglicherweise zum Anstieg heutiger sogenannter Volkskrankheiten wie z. B. Asthma, Fettleibigkeit und Nahrungsmittelallergien beigetragen hat.

Abb. 2.3 Menschliche Stuhlproben aus einer Höhle in Mexiko aus der Zeit vor der Ankunft von Kolumbus in der Neuen Welt. Zusammen mit dem Darminhalt des Mannes aus dem Eis wurden diese Proben auf das Vorhandensein des Darmbakteriums *Prevotella copri* untersucht

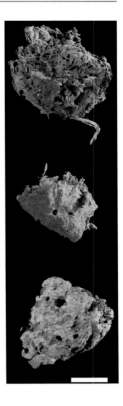

Fazit

Die Anwendung metagenomischer Analysen an antiken menschlichen Stuhlproben eröffnet Wissenschaftlern neue Möglichkeiten, einzigartigen evolutiven Forschungsfragen nachzugehen. Die Rekonstruktion antiker Krankheitserregergenome bietet zum Beispiel neue Einblicke in die Evolutionsgeschichte bakterieller Infektionserkrankungen. Die ersten metagenomischen Analysen an mumifizierten menschlichen Überresten wurden an Biopsien des Magen-Darm-Trakts des Mannes aus dem Eis, einer 5300 Jahre alten europäischen Mumie aus der Kupferzeit, durchgeführt. Mit Hilfe der metagenomischen Diagnostik und der gezielten Anreicherung genomischer DNS konnten wir das Vorhandensein von *H. pylori* nachweisen und sein vollständiges Genom rekonstruieren. Unsere Studie lieferte neben dem Hinweis auf eine mögliche Krankheitsmanifestation bei der Mumie auch interessante neue Details über die Herkunft des Magenerregers in Europa. Neben der *H. pylori*-DNS finden sich in den antiken Stuhlproben auch noch Spuren der ursprünglichen Darmbakteriengemeinschaft. Durch den Vergleich alter und moderner menschlicher Darmmikrobiome konnten wir erste Hinweise auf Veränderungen in der mikrobiellen Vielfalt des Darms während der letzten Jahrtausende feststellen.

Literatur

Alexander M, Turnbaugh PJ (2020) Deconstructing mechanisms of diet-microbiome-immune inter-actions. Immunity 53:264–276

Amato KR, Jeyakumar T, Poinar H, Gros P (2019) Shifting climates, foods, and diseases: The human microbiome through evolution. Bioessays 41:1900034

Asnicar F, Berry SE, Valdes AM, Nguyen LH, Piccinno G, Drew DA, Leeming E, Gibson R, Le Roy C, Khatib HA, Francis L, Mazidi M, Mompeo O, Valles-Colomer M, Tett A, Beghini F, Dubois L, Bazzani D, Thomas AM, Mirzayi C, Khleborodova A, Oh S, Hine R, Bonnett C, Capdevila J, Danzanvilliers S, Giordano F, Geistlinger L, Waldron L, Davies R, Hadjigeorgiou G, Wolf J, Ordovás JM, Gardner C, Franks PW, Chan AT, Huttenhower C, Spector TD, Segata N (2021) Microbiome connections with host metabolism and habitual diet from 1,098 deeply phenotyped individuals. Nat Med 27:321–332

Belizário JE, Faintuch J (2018) Microbiome and gut dysbiosis. In: Silvestre R, Torrado E (Hrsg) Metabolic Interaction in Infection. Springer International Publishing, Cham, S 459–476

Berg G, Rybakova D, Fischer D, Cernava T, Vergès M-CC, Charles T, Chen X, Cocolin L, Eversole K, Corral GH, Kazou M, Kinkel L, Lange L, Lima N, Loy A, Macklin JA, Maguin E, Mauchline T, McClure R, Mitter B, Ryan M, Sarand I, Smidt H, Schelkle B, Roume H, Kiran GS, Selvin J, Souza RSCd, van Overbeek L, Singh BK, Wagner M, Walsh A, Sessitsch A, Schloter M (2020) Microbiome definition re-visited: old concepts and new challenges. Microbiome 8:103

Bokulich NA, Chung J, Battaglia T, Henderson N, Jay M, Li H, Lieber AD, Wu F, Perez-Perez GI, Chen Y, Schweizer W, Zheng X, Contreras M, Dominguez-Bello MG, Blaser MJ (2016) Antibiotics, birth mode, and diet shape microbiome maturation during early life. Sci Transl Med 8:343ra382

Cummings V, Jordan P, Zvelebil M (2014) The Oxford handbook of the archaeology and anthropology of hunter-gatherers. Oxford University Press, Oxford

Davenport ER, Sanders JG, Song SJ, Amato KR, Clark AG, Knight R (2017) The human microbiome in evolution. BMC biology 15:127

Diamond J (2002) Evolution, consequences and future of plant and animal domestication. Nature 418:700–707

Fowler C, Harding J, Hofmann D (2015) The Oxford handbook of Neolithic Europe. Oxford University Press, Oxford

Gilbert JA, Blaser MJ, Caporaso JG, Jansson JK, Lynch SV, Knight R (2018) Current understanding of the human microbiome. Nature Medicine 24:392–400

Gillings MR, Paulsen IT (2014) Microbiology of the Anthropocene. Anthropocene 5:1–8

Gillings MR, Paulsen IT, Tetu SG (2015) Ecology and evolution of the human microbiota: fire, farming and antibiotics. Genes 6:841–857

Grun R, Stringer C, McDermott F, Nathan R, Porat N, Robertson S, Taylor L, Mortimer G, Eggins S, McCulloch M (2005) U-series and ESR analyses of bones and teeth relating to the human burials from Skhul. J Hum Evol 49:316–334

Hershkovitz I, Weber GW, Quam R, Duval M, Grun R, Kinsley L, Ayalon A, Bar-Matthews M, Valladas H, Mercier N, Arsuaga JL, Martinon-Torres M, Bermudez de Castro JM, Fornai C, Martin-Frances L, Sarig R, May H, Krenn VA, Slon V, Rodriguez L, Garcia R, Lorenzo C, Carretero JM, Frumkin A, Shahack-Gross R, Bar-Yosef Mayer DE, Cui Y, Wu X, Peled N, Groman-Yaroslavski I, Weissbrod L, Yeshurun R, Tsatskin A, Zaidner Y, Weinstein-Evron M (2018) The earliest modern humans outside Africa. Science 359:456–459

Huttenhower C, Gevers D, Knight R, Abubucker S, Badger JH, Chinwalla AT, Creasy HH, Earl AM, FitzGerald MG, Fulton RS, Giglio MG, Hallsworth-Pepin K, Lobos EA, Madupu R, Magrini V, Martin JC, Mitreva M, Muzny DM, Sodergren EJ, Versalovic J, Wollam AM, Worley KC, Wortman JR, Young SK, Zeng Q, Aagaard KM, Abolude OO, Allen-Vercoe E, Alm EJ, Alvarado L, Andersen GL, Anderson S, Appelbaum E, Arachchi HM, Armitage G, Arze CA, Ayvaz T, Baker CC, Begg L, Belachew T, Bhonagiri V, Bihan M, Blaser MJ, Bloom T, Bonazzi V, Paul Brooks J, Buck GA, Buhay CJ, Busam DA, Campbell JL, Canon SR, Cantarel BL, Chain PSG, Chen IMA, Chen L, Chhibba S, Chu K, Ciulla DM, Clemente JC, Clifton SW, Conlan S, Crabtree J, Cutting MA, Davidovics NJ, Davis CC, DeSantis TZ, Deal C, Delehaunty KD, Dewhirst FE, Deych E, Ding Y, Dooling DJ, Dugan SP, Michael Dunne W, Scott Durkin A, Edgar RC, Erlich RL, Farmer CN, Farrell RM, Faust K, Feldgarden M, Felix VM, Fisher S, Fodor AA, Forney LJ, Foster L, Di Francesco V, Friedman J, Friedrich DC, Fronick CC, Fulton LL, Gao H, Garcia N, Giannoukos G, Giblin C, Giovanni MY, Goldberg JM, Goll J, Gonzalez A, Griggs A, Gujja S, Kinder Haake S, Haas BJ, Hamilton HA, Harris EL, Hepburn TA, Herter B, Hoffmann DE, Holder ME, Howarth C, Huang KH, Huse SM, Izard J, Jansson JK, Jiang H, Jordan C, Joshi V, Katancik JA, Keitel WA, Kelley ST, Kells C, King NB, Knights D, Kong HH, Koren O, Koren S, Kota KC, Kovar CL, Kyrpides NC, La Rosa PS, Lee SL, Lemon KP, Lennon N, Lewis CM, Lewis L, Ley RE, Li K, Liolios K, Liu B, Liu Y, Lo C-C, Lozupone CA, Dwayne Lunsford R, Madden T, Mahurkar AA, Mannon PJ, Mardis ER, Markowitz VM, Mavromatis K, McCorrison JM, McDonald D, McEwen J, McGuire AL, McInnes P, Mehta T, Mihindukulasuriya KA, Miller JR, Minx PJ, Newsham I, Nusbaum C, O'Laughlin M, Orvis J, Pagani I, Palaniappan K, Patel SM, Pearson M, Peterson J, Podar M, Pohl C, Pollard KS, Pop M, Priest ME, Proctor LM, Qin X, Raes J, Ravel J, Reid JG, Rho M, Rhodes R, Riehle KP, Rivera MC, Rodriguez-Mueller B, Rogers Y-H, Ross MC, Russ C, Sanka RK, Sankar P, Fah Sathirapongsasuti J, Schloss JA, Schloss PD, Schmidt TM, Scholz M, Schriml L, Schubert AM, Segata N, Segre JA, Shannon WD, Sharp RR, Sharpton TJ, Shenoy N, Sheth NU, Simone GA, Singh I, Smillie CS, Sobel JD, Sommer DD, Spicer P, Sutton GG, Sykes SM, Tabbaa DG, Thiagarajan M, Tomlinson CM, Torralba M, Treangen TJ, Truty RM, Vishnivetskaya TA, Walker J, Wang L, Wang Z, Ward DV, Warren W, Watson MA, Wellington C, Wetterstrand KA, White JR, Wilczek-Boney K, Wu Y, Wylie KM, Wylie T, Yandava C, Ye L, Ye Y, Yooseph S, Youmans BP, Zhang L, Zhou Y, Zhu Y, Zoloth L, Zucker JD, Birren BW, Gibbs RA, Highlander SK, Methé BA, Nelson KE, Petrosino JF, Weinstock GM, Wilson RK, White O, The Human Microbiome Project C (2012) Structure, function and diversity of the healthy human microbiome. Nature 486:207–214

Key FM, Posth C, Esquivel-Gomez LR, Hübler R, Spyrou MA, Neumann GU, Furtwängler A, Sabin S, Burri M, Wissgott A, Lankapalli AK, Vågene ÅJ, Meyer M, Nagel S, Tukhbatova R, Khokhlov A, Chizhevsky A, Hansen S, Belinsky AB, Kalmykov A, Kantorovich AR, Maslov VE, Stockhammer PW, Vai S, Zavattaro M, Riga A, Caramelli D, Skeates R, Beckett J, Gradoli MG, Steuri N, Hafner A, Ramstein M, Siebke I, Lösch S, Erdal YS, Alikhan NF, Zhou Z, Achtman M, Bos K, Reinhold S, Haak W, Kühnert D, Herbig A, Krause J (2020) Emergence of human-adapted Salmonella enterica is linked to the Neolithization process. Nat Ecol Evol 4:324–333

Leeming ER, Louca P, Gibson R, Menni C, Spector TD, Le Roy CI (2021) The complexities of the diet-microbiome relationship: advances and perspectives. Genome Medicine 13:10

Maixner F, Krause-Kyora B, Turaev D, Herbig A, Hoopmann MR, Hallows JL, Kusebauch U, Vigl EE, Malfertheiner P, Megraud F, O'Sullivan N, Cipollini G, Coia V, Samadelli M, Engstrand L, Linz B, Moritz RL, Grimm R, Krause J, Nebel A, Moodley Y, Rattei T, Zink A (2016) The 5300-year-old Helicobacter pylori genome of the Iceman. Science 351:162–165

Maixner F, Turaev D, Cazenave-Gassiot A, Janko M, Krause-Kyora B, Hoopmann MR, Kusebauch U, Sartain M, Guerriero G, O'Sullivan N, Teasdale M, Cipollini G, Paladin A, Mattiangeli V, Samadelli M, Tecchiati U, Putzer A, Palazoglu M, Meissen J, Losch S, Rausch P, Baines JF, Kim BJ, An HJ, Gostner P, Egarter-Vigl E, Malfertheiner P, Keller A, Stark RW, Wenk M, Bishop D, Bradley DG, Fiehn O, Engstrand L, Moritz RL, Doble P, Franke A, Nebel A, Oeggl K, Rattei T, Grimm R, Zink A (2018) The iceman's last meal consisted of fat, wild meat, and cereals. Cur Biol 28:2348–2355.e2349

Moodley Y, Linz B (2009) Helicobacter pylori sequences reflect past human migrations. Genome Dyn 6:62–74

Mousa WK, Chehadeh F, Husband S (2022) Recent advances in understanding the structure and function of the human microbiome. Front Microbiol 13:825338

Natalini JG, Singh S, Segal LN (2023) The dynamic lung microbiome in health and disease. Nat Rev Microbiol 21:222–235

Nicklisch N, Oelze VM, Schierz O, Meller H, Alt KW (2022) A healthier smile in the past? Dental caries and diet in early neolithic farming communities from Central Germany. Nutrients 14:1831

Pasolli E, Asnicar F, Manara S, Zolfo M, Karcher N, Armanini F, Beghini F, Manghi P, Tett A, Ghensi P, Collado MC, Rice BL, DuLong C, Morgan XC, Golden CD, Quince C, Huttenhower C, Segata N (2019) Extensive unexplored human microbiome diversity revealed by over 150,000 genomes from metagenomes spanning age, geography, and lifestyle. Cell 176:649–662.e620

Pearce-Duvet JMC (2006) The origin of human pathogens: evaluating the role of agriculture and domestic animals in the evolution of human disease. Bio Rev 81:369–382

Ramirez J, Guarner F, Bustos Fernandez L, Maruy A, Sdepanian VL, Cohen H (2020) Antibiotics as major disruptors of Gut Microbiota. Front Cell Infect Microbiol 10:572912

Shanahan F, Ghosh TS, O'Toole PW (2023) Human microbiome variance is underestimated. Cur Opin Microbiol 73:102288

Smits SA, Leach J, Sonnenburg ED, Gonzalez CG, Lichtman JS, Reid G, Knight R, Manjurano A, Changalucha J, Elias JE, Dominguez-Bello MG, Sonnenburg JL (2017) Seasonal cycling in the gut microbiome of the Hadza hunter-gatherers of Tanzania. Science 357:802–806

Sonnenburg ED, Sonnenburg JL (2019a) The ancestral and industrialized gut microbiota and implications for human health. Nat Rev Microbiol 17:383–390

Sonnenburg ED, Smits SA, Tikhonov M, Higginbottom SK, Wingreen NS, Sonnenburg JL (2016) Diet-induced extinctions in the gut microbiota compound over generations. Nature 529:212–215

Sonnenburg JL, Sonnenburg ED (2019b) Vulnerability of the industrialized microbiota. Science 366:eaaw9255

Suzuki TA, Fitzstevens JL, Schmidt VT, Enav H, Huus KE, Mbong Ngwese M, Grießhammer A, Pfleiderer A, Adegbite BR, Zinsou JF, Esen M, Velavan TP, Adegnika AA, Song LH, Spector TD, Muehlbauer AL, Marchi N, Kang H, Maier L, Blekhman R, Ségurel L, Ko G, Youngblut ND, Kremsner P, Ley RE (2022) Codiversification of gut microbiota with humans. Science 377:1328–1332

Tett A, Huang KD, Asnicar F, Fehlner-Peach H, Pasolli E, Karcher N, Armanini F, Manghi P, Bonham K, Zolfo M, De Filippis F, Magnabosco C, Bonneau R, Lusingu J, Amuasi J, Reinhard K, Rattei T, Boulund F, Engstrand L, Zink A, Collado MC, Littman DR, Eibach D, Ercolini D, Rota-Stabelli O, Huttenhower C, Maixner F, Segata N (2019) The prevotella copri complex comprises four distinct clades underrepresented in westernized populations. Cell Host Microbe 26:666–679.e667

Valles-Colomer M, Blanco-Míguez A, Manghi P, Asnicar F, Dubois L, Golzato D, Armanini F, Cumbo F, Huang KD, Manara S, Masetti G, Pinto F, Piperni E, Punčochář M, Ricci L, Zolfo M,

Farrant O, Goncalves A, Selma-Royo M, Binetti AG, Becerra JE, Han B, Lusingu J, Amuasi J, Amoroso L, Visconti A, Steves CM, Falchi M, Filosi M, Tett A, Last A, Xu Q, Qin N, Qin H, May J, Eibach D, Corrias MV, Ponzoni M, Pasolli E, Spector TD, Domenici E, Collado MC, Segata N (2023) The person-to-person transmission landscape of the gut and oral microbiomes. Nature 614:125–135

Vijay A, Valdes AM (2022) Role of the gut microbiome in chronic diseases: a narrative review. Eur J Clin Nut 76:489–501

Yatsunenko T, Rey FE, Manary MJ, Trehan I, Dominguez-Bello MG, Contreras M, Magris M, Hidalgo G, Baldassano RN, Anokhin AP, Heath AC, Warner B, Reeder J, Kuczynski J, Caporaso JG, Lozupone CA, Lauber C, Clemente JC, Knights D, Knight R, Gordon JI (2012) Human gut microbiome viewed across age and geography. Nature 486:222–227

Entwicklungen in der Methodik zum Nachweis von Bakterien: Von der Kultur zur Sequenzierung

3

Klaus Neuhaus

Inhaltsvevrzeichnis

3.1   Die Entdeckung der Bakterien   15
3.2   Bakterien als Einheiten des Lebens   18
3.3   Die Einteilung der Bakterien nach ihren Eigenschaften – die phänotypische
        Phase der Mikrobiologie   19
3.4   Die Entwicklung der Genetik als Voraussetzung für die moderne Taxonomie   20
3.5   Das bakterielle Genom und Gene – die Einheiten der Vererbung führen
        zur verbesserten Taxonomie   21
3.6   Koexistenz zwischen genotypischer und phänotypischer Taxonomie   22
3.7   Neue Sequenzierungstechnologien verändern den Nachweis von Bakterien grundlegend   23
3.8   Massive parallele Sequenzierung für die bakterielle Identifizierung
        als Motor in der Mikrobiomforschung   25
3.9   Die Zukunft der Klassifizierung und Identifizierung   27
Literatur   29

3.1   Die Entdeckung der Bakterien

Die Entdeckung von Bakterien markiert einen entscheidenden Meilenstein in der Geschichte der Mikrobiologie und hatte tiefgreifende Auswirkungen auf das Verständnis von Krankheiten und Lebensprozessen. Zwar hatte man erkannt, dass bestimmte Bedingungen Krankheiten befördern, aber die Auslöser kannte man nicht. Die wichtigste Hypothese für

K. Neuhaus (✉)
Core Facility Microbiome, ZIEL – Institute for Food & Health,
Technische Universität München, Freising, Deutschland
e-mail: neuhaus@tum.de

viele Jahrhunderte war die Miasmentheorie. Miasmen sind „Ausdünstungen" oder einfach „schlechte Luft", welche für Krankheiten verantwortlich sein soll. Diese Theorie wurde bereits vom griechisch-römischen Arzt Galen (ca. 130–201 n. Chr.) vertreten und bestand bis ins 19. Jahrhundert. Heutzutage mag man die Miasmentheorie belächeln, aber Bakterien sind an Fäulnisprozessen beteiligt, die in der Tat schlechte Gerüche freisetzen. Der Geruch war sozusagen der erste indirekte Nachweis von Bakterien, ohne dass man von diesen wusste (Kannadan 2018). Erst ab dem 19. Jahrhundert begann man zu verstehen, dass „Keime" die Ursache von Krankheiten sind und nicht die ggf. von den Keimen produzierten Gerüche.

Die systematische Untersuchung von Mikroorganismen begann letztlich bereits im 17. Jahrhundert mit ihrer Entdeckung (siehe Tab. 3.1: Meilensteine). Der niederländische Mikroskopbauer Antoni van Leeuwenhoek konstruierte in den 1670er-Jahren bereits hoch entwickelte Lichtmikroskope, die es ihm ermöglichten, die winzigen Lebewesen zu beob-

Tab. 3.1 Meilensteine in der Erforschung von Mikroorganismen

Jahr	Meilenstein
Antike bis ca. 19. Jhd.	Bakterien sind unbekannt; der von ihnen verursachte Geruch („Miasma") wird als Krankheitsauslöser angesehen
12. September 1683	Erstmals beschreibt Antoni van Leeuwenhoek Bakterien unter dem Mikroskop
1835	Christian Gottfried Ehrenberg: Erstbeschreibung von *Bacillus subtilis*; damals als *Vibrio subtilis* aus Wasserproben ohne Anzucht
ab ca. 1840	Erste Reinkulturen und Untersuchungen von Bakterien (Louis Pasteur, Robert Koch, Julius Petri, Friedrich Loeffler u. v. a.)
1869	Friedrich Miescher beschreibt das „Nuclein" mit unbekannter Funktion
1872	Julius Ferdinand Cohn: Bakterien bilden verschiedene Arten
1876	Robert Koch: Lebenszyklus von Milzbrandbakterien; nur sie bilden im Gegensatz zu anderen Bakterien Sporen
1884	Robert Koch: Nur bestimmte Bakterien lösen eine bestimmte Krankheit aus
1887	Julius Petri (neben anderen) verbessert die Anzuchtschalen für Bakterien: die Petrischale. Er etabliert u. a. Agar als Geliermittel
1909	Phoebus Levene beschreibt die chemische Natur des „Nuclein" mit den Nukleinsäuren Adenin (A), Cytosin (C), Guanin (G) und Thymin (T)
1923	David Hendricks Bergey & Noel Myron Smith: Publikaton des *Bergey's Manual of Determinative Bacteriology*; hier werden Bakterien anhand ihres Phänotyps (beobachtbare Merkmale) in Arten eingeteilt
1928	Frederik Griffith: Erster Hinweis, dass phänotypische Merkmale zwischen Bakterien übertragen werden können. Das Agens bleibt unbekannt
ab 1940	Oswald Avery, Colin MacLeod und Maclyn McCarty: Nuclein (chemisch DNA) ist Träger der Erbinformation. DNA formt die Chromosomen mit Genen, die den Phänotyp wesentlich mitbestimmen
1953	James Watson und Francis Crick: DNA ist eine Doppelhelix
1975	Bacteriological Code: Festlegung, wie Bakterienarten benannt werden müssen

Tab. 3.1 (Fortsetzung)

Jahr	Meilenstein
1975–1977	Frederick Sanger publiziert Schlüsselmethode zur Sequenzierung der DNA: Sanger-Sequenzierung („erste Generation")
1975	Carl Woese und George Edward Fox: die kleine ribosomale RNA ist geeignet, die Abstammung von Bakterien zu beschreiben (Entdeckung der Archaea)
1979	Genbank: Die erste Gen-Datenbank startet in den USA
1981	The Prokaryotes: Standardwerk, ähnlich einer Enzyklopädie, über alle bekannten Bakterien
1983	Kary B. Mullis: PCR zum Amplifizieren von Genen, Voraussetzung für NGS (s.u.)
1984	9. Ausgabe des Bergey's Manual: Erstmalig werden zur Artbeschreibung von Bakterien auch genetische Merkmale eingeführt
bis Anfang 2000er	Noch immer Reinkultur zur Artbestimmung nötig (phänotypisch und/oder genotypisch). Ca. 65–35 % der Bakterien bleiben nicht kultivierbar. Phänotypische Schnellmethoden sind entwickelt und umfassen MALDI TOF-MS, FTIR, API, Serologie, neben weiteren. Genotypisch werden die 16S-rRNA oder andere Gene, z. T. in Kombination (MLST), zur Identifizierung verwendet
2005	*Next-generation sequencing* (NGS; „zweite Generation"; mit interner PCR): Zum ersten Mal können Tausende von Bakterien gleichzeitig in komplexen Mischungen (z. B. Stuhl) identifiziert werden: Das 454-Verfahren wird vorgestellt
2006	*Next-generation sequencing*: Solexa/Illumina-Verfahren wird vorgestellt
2009	Sequenzierung von DNA-Einzelmolekülen („dritte Generation"; ohne interne PCR): Sequel von PacBio wird vorgestellt
ca. 2010	Die Kultivierung bleibt Nadelöhr, viele Tausende unkultivierbare Bakterien wurden mittels 16S-rRNA-Gen-Sequenzierung oder Metagenom-Sequenzierung entdeckt
2012	*Culturomics* versucht die Kultivierungslücke durch Hochdurchsatz-Kultivierung zu schließen: Reinkulturen zur Artbeschreibung immer noch notwendig
2015	Sequenzierung durch Porendurchgang: MinIon von Oxford Technologies – ebenfalls „dritte Generation" 16S-rRNA-Gen-Sequenzierung oder Metagenomsequenzierung haben sich als Standards zur Identifizierung von Mischungen etabliert, phänotypische Methoden bleiben auf Reinkultur angewiesen; oft für z. B. medizinische Anwendungen oder in der Lebensmittelindustrie
2021	Peter Vandamme und Iain Sutcliffe schlagen vor: Artbeschreibungen mittels Genom, d. h. Sequenzierung (ohne Reinkultur), sei ausreichend, die phänotypische Beschreibung könne entfallen

achten. Leeuwenhoek untersuchte verschiedene Proben und bezeichnete die dabei entdeckten Mikroorganismen als „Animalcules". Obwohl er die genaue Natur dieser Organismen nicht verstand, legte er den Grundstein für die Erkenntnis, dass winzige Lebewesen existieren. Im Zahnbelag entdeckte er erstmals Bakterien, die er in einem Brief vom 12. September 1683 beschrieb und zeichnete (Abb. 3.1; Petri 1896). Damit war das Mikroskop lange Zeit das einzige Instrument, mit dem man Bakterien direkt nachweisen konnte.

Abb. 3.1 Bakterien, die Antoni van Leeuwenhoek unter dem Mikroskop in Zahnbelag 1683 entdeckte und zeichnete. (Petri 1896)

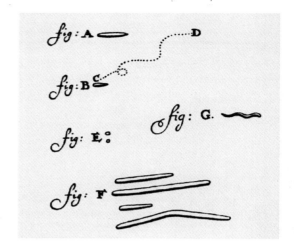

Aber auch das Mikroskop war nur ein unvollkommenes Gerät, um Bakterien weiter zu untersuchen. Bakterien sind klein, haben nur vergleichsweise wenig morphologische Formen (z. B. Bacillus, Coccus und Spirillus für stäbchenförmige, kugelförmige und spiralige Bakterien). Auch sind sie im Mikroskop vergleichsweise schlecht zu sehen, da ihre Dichte und ihr Brechungsindex dem des Wassers in erster Näherung entsprechen.

3.2 Bakterien als Einheiten des Lebens

Nach dem Nachweis von Bakterien im Mikroskop als erstem direkten Nachweis, entwickelte man Methoden zur Anzucht und Sichtbarmachung. Eine einzelne Zelle ist zwar klein, aber Bakterien bilden nach fortgeschrittener Zellteilung und Vermehrung Kolonien. Diese lassen sich auch mit dem unbewaffneten Auge einfach beobachten. Bis zu den Arbeiten von Julius Ferdinand Cohn (1828–1898) war die vorherrschende Ansicht, dass Bakterienformen sich je nach Umweltbedingungen ändern und ineinander übergehen können, es also eigentlich nur eine einzige Art von Bakterien gibt. Cohn konnte zeigen, dass auch Bakterien abgegrenzte Arten bilden, die nicht beliebig ineinander übergehen können (Drews 1999). Dieser Beobachtung lag der sog. Phänotyp zugrunde, d. h., bestimmte Bakterien haben bestimmte beobachtbare Eigenschaften, die nicht wahllos und austauschbar auftreten. Im Rahmen von Infektionskrankheiten konkretisierte der Arzt Robert Koch (1843–1910) diesen Befund. Er war der erste, der den Lebenszyklus des Milzbranderregers (*Bacillus anthracis*) aufklärte. Der Milzbranderreger kann resistente Sporen bilden, die unter Umständen weitere Tiere mit Milzbrand infizieren. Andere Bakterien konnten das aber nicht, denn Sporenbildung ist offenbar nur bestimmten Bakterien möglich. Später formulierte Koch die nach ihm und seinem Lehrer Jacob Henle (Henle 1840) benannten Henle-Kochschen Postulate, die sich letztlich in der Aussage zusammenfassen lassen, dass nur eine bestimmte Bakterienart eine bestimmte Krankheit auslöst (Evans 1976). Der Phänotyp (hier die Virulenz) ist an die Art der Bakterien gekoppelt.

3.3   Die Einteilung der Bakterien nach ihren Eigenschaften – die phänotypische Phase der Mikrobiologie

Wesentlich für die damaligen Arbeiten in der Bakteriologie war die Möglichkeit, Bakterien zu züchten und ihre Merkmale dabei zu beobachten. Ein wichtiges Hilfsmittel wurden die Petrischalen, benannt nach Julius Robert Petri (1852–1921), auch wenn andere Forscher schon ähnliche Ideen hatten (Shama 2019). Petrischalen wurden zuerst mit Gelatine oder Sand befüllt und erst später, nach Entdeckung des Agars, mit ebendiesem (Katz 2008). Agar hat den Vorteil, dass die allermeisten Bakterien diese Polymere nicht abbauen.

Die genaue Beschreibung der Eigenschaften von Bakterien ermöglichte eine erste Einteilung in wichtige taxonomische Gruppen. Für die Pflanzen- und Tierwelt hatte man sich auf die Taxonomie und Benennung nach Carl von Linné geeinigt. Auch unter den Bakteriologen entstand der Wunsch, die Benennung von bakteriellen Arten auf solide Fundamente zu stellen. Zwar gab es schon binäre Namen für erste Bakterienarten (z. B. *Bacillus subtilis* in 1835 von C.G. Ehrenberg), aber insgesamt war das System eher chaotisch. Aus diesem Grund wurde 1923 beispielsweise das „Bergey's Manual of Determinative Bacteriology" begründet. Das Werk wurde erstmals von David Hendricks Bergey und seinem Assistenten Noel Myron Smith veröffentlicht. Das Ziel bestand darin, eine systematische Klassifikation der damals bekannten Bakterienarten bereitzustellen. Die Klassifikation basierte auf morphologischen, physiologischen und biochemischen Merkmalen, die sich aus der mikroskopischen Beobachtung und der Testung von Eigenschaften der Bakterien ergaben. Die Bakterien wurden anhand ihrer Eigenschaften in taxonomische Gruppen eingeteilt und mit binären Namen versehen. Der Nachteil daran ist, dass immer eine Reinkultur vorliegen muss. Nur in Reinkulturen kann eine Eigenschaft (z. B.: Bakterium X ist in der Lage, den Stoff Y abzubauen, oder Bakterium Z ist in der Lage, auf dem Nähragar A zu wachsen) dem jeweiligen Organismus zugeordnet werden. In den folgenden Jahrzehnten wurden vom Bergey's Manual mehrere überarbeitete und erweiterte Ausgaben veröffentlicht, wobei das Werk ständig aktualisiert wurde, um die neuesten Fortschritte in der Bakteriologie zu reflektieren. Andere Werke kamen hinzu, wie z. B. 1975 der „Bacteriological Code", der bis heute festlegt, wie Bakterienarten benannt werden müssen (Arahal et al. 2023), und noch später Standardwerke wie „The Prokaryotes" – erstmalig 1981 veröffentlicht.

Zwar hatte man nun erkannt, dass bestimmte (meist stabile) Eigenschaften einen bestimmten Organismus auszeichnen, aber die dahinterliegende Natur dieser Eigenschaften war noch lange unklar. Der Begriff des „Phänotyps" bezieht sich dabei auf die beobachtbaren Merkmale oder Eigenschaften eines Organismus. Der Phänotyp ist das Ergebnis der Wechselwirkung zwischen den genetischen Informationen eines Organismus (Genotyp) und seiner Umwelt. Die genetischen Informationen sind die Grundlage für potenzielle Merkmale, die ein Organismus ausprägen kann. Diese Zusammenhänge waren in der Zeit, als z. B. das Bergey's Manual entstand, unbekannt.

▶   Der Begriff „Phänotyp" beschreibt die beobachtbaren Eigenschaften eines Organismus, die sich durch die Wechselwirkung der genetischen Informationen (Genotyp) mit seiner Umwelt ergeben.

3.4   Die Entwicklung der Genetik als Voraussetzung für die moderne Taxonomie

Im Jahr 1928 konnte Frederik Griffith zeigen, dass sich eine Eigenschaft eines Bakteriums mittels einer unbekannten Substanz auf ein anderes Bakterium übertragen ließ. Er hatte beobachtet, dass *Streptococcus pneumoniae* bei Mäusen nur dann Lungenentzündung hervorrief, wenn die Kolonien in einer Petrischale glatt erscheinen (S, für Englisch *smooth*) und nicht rau (R, für Englisch *rough*). Heute wissen wir, dass die Erreger in den S-Kolonien eine Kapsel tragen, aber in R-Kolonien nicht. Die Kapsel schützt die Bakterien vor dem Immunsystem der Mäuse, sodass diese Bakterien die Mäuse töten können. Griffith injizierte nun in Mäuse lebende Bakterien der R-Variante, zugleich aber abgetötete Bakterien der S-Variante. Erstaunlicherweise wurden die Mäuse krank und starben. Alle aus diesen Mäusen isolierten Kolonien waren S-Varianten. Griffith folgerte, dass die R-Zellen die Fähigkeit „S" aus den abgetöteten S-Zellen – wie auch immer – übernommen haben mussten (Griffith 1928).

Bereits ab ca. 1900 erforschte man intensiv die Zusammensetzung von Zellen auf molekularer Ebene. Zwar hatte Friedrich Miescher schon im Jahr 1869 eine Substanz namens Nuclein entdeckt, aber ihre Natur und ihr Nutzen blieben unklar. Der litauische Biochemiker Phoebus Levene (1869–1940) konnte zeigen, dass das „Nuclein" (später DNA genannt) im Wesentlichen vier verschiedene Bausteine enthält (Adenin, Cytosin, Guanin und Thymin; mit A, C, G und T abgekürzt). Aus der Arbeit vieler verschiedener Wissenschaftler der damaligen Zeit war aber bekannt, dass Proteine aus mehreren verschiedenen Aminosäuren aufgebaut sind. Heute kennen wir 20 sog. proteinogene Aminosäuren, also solche, die primär die Bausteine der Proteine sind. Man vermutete nun, dass eine Substanz, die so einfach aufgebaut ist wie das Nuclein (4 Bausteine), keine Erbinformationen tragen könne, sondern schrieb dies allein den komplexen Proteinen (20 Bausteine) zu. In den 1940er-Jahren führten aber Experimente von Oswald Avery, Colin MacLeod und Maclyn McCarty dazu, dass allein DNA als das Molekül identifiziert wurde, welches die genetische Information der Zellen trägt. Diese Pioniere zeigten anhand der Griffith-Versuche, dass nur die Übertragung von DNA von einer Bakterienzelle auf eine andere die genetischen Eigenschaften der Empfängerzelle verändern konnte (Dahm 2005). Weitere Schritte führten zur Aufklärung der DNA-Struktur als Doppelhelix (1953 durch James Watson und Francis Crick). Es zeigte sich, dass die meisten Bakterien ein größeres ringförmiges DNA-Molekül tragen, das sog. Chromosom. Wie so oft, gibt es in der Natur eine Reihe von Ausnahmen, die hier aber keine Rolle spielen. Mit der Entdeckung des Chromosoms konnte man den bakteriellen Phänotyp („was ist beobachtbar") letztlich auf Gene oder Gruppen von Genen (die gespeicherte Information) zurückführen. Voraussetzungen dazu waren, was uns heute selbstverständlich vorkommt, dass der genetische Code nahezu universal ist und dass Lebewesen eine im Prinzip ähnliche Ausstattung an bestimmten Genen tragen. Diese Befunde waren damals keineswegs ausgemacht. Zwar gibt es trotz des (fast) gleichen genetischen Codes und einer ähnlichen Grundausstattung an Genen keinen absoluten Zusammenhang zwischen dem Genotyp und dem Phänotyp, aber in erster Näherung zeigt ein Bakterium immer dann eine bestimmte Stoffwechselreaktion, wenn es ein bestimmtes Gen dazu trägt. Dieses Gen kodiert z. B. für ein Enzym, welches eine bestimmte Stoffwechselreaktion vermittelt. Auch komplexere Eigenschaften lassen sich teilweise so zuordnen. Findet man im Genom das Gen für den genetischen Hauptregulator der Sporenbildung namens *spo0A*, so liegt nahe, dass die betreffenden Bakterien Sporen bilden können, auch wenn die Sporenbildung selbst viele weitere Gene benötigt und sie nicht immer beobachtet werden kann (Fujita und Losick 2003).

3.5   Das bakterielle Genom und Gene – die Einheiten der Vererbung führen zur verbesserten Taxonomie

Die Fortschritte in der Molekularbiologie führten zur ersten Entwicklung einer Methode, um DNA zu sequenzieren, d. h. die Nukleotide der DNA in ihrer Abfolge zu ermitteln: die Sanger-Sequenzierungsmethode. Sie wurde in den 1970er-Jahren vorgestellt. Diese Methode erlaubte es erstmals, in größerem Stil die DNA von Bakterien gezielt zu untersuchen, und erste Datenbanken mit Gensequenzen wurden aufgebaut. Den Startpunkt setzte z. B. 1979 „GenBank" in den USA. Der Vergleich von Genen zwischen Bakterien wurde ab dieser Zeit eine wichtige Möglichkeit, jedes Bakterium taxonomisch genauer einzuordnen. Als besonders nützlich für diesen Zweck sollte sich schließlich das Gen für die kleine ribosomale Untereinheit erweisen. Die Ribosomen sind die Eiweißfabriken der Zellen. Ribosomen enthalten insbesondere auch Ribonukleinsäure-Moleküle. Diese ribosomalen Ribonukleinsäuren (rRNA) tragen aber keine „Gen-Botschaft" wie die chemisch verwandte Messenger-RNA (mRNA), sondern bilden Gerüststrukturen im Ribosom. Wie bereits oben erwähnt, wurde das Gen für die kleine ribosomale Untereinheit, die 16S-rRNA, bei Bakterien entscheidend wichtig, um eine taxonomische Einteilung in Arten, Gattungen und weitere taxonomische Ebenen vorzunehmen. Im Jahr 1977 publizierten Carl Woese und George Edward Fox einen Artikel, in dem sie neben Bakterien und Eukaryoten (das sind alle anderen Lebewesen einschließlich des Menschen) eine Gruppe von Einzellern postulierten, die Archaea (Woese 1994). Solche Fortschritte in der Einteilung der Lebewesen mittels genetischer Marker (welches Gen ist mit welcher Sequenz vorhanden) schlugen sich dann auch erstmalig 1984 in der 9. Ausgabe des Bergey's Manual nieder (nun unter dem Titel „Bergey's Manual of Systematic Bacteriology"). Ab dieser Ausgabe gab es einen Übergang von einer rein phänotypischen zu einer gemischten Klassifikation mittels Phänotyp und Genotyp. Auch die nachfolgenden Ausgaben des Manuals haben diese genotypische Perspektive weiter ausgebaut. Das Gen der 16S-rRNA erweist sich bis heute als wichtigstes Gen in diesem Zusammenhang. Ein Sequenzunterschied von mehr als 3 % ist ein Hinweis auf eine neue Art, und ein Unterschied von mehr als 5 % weist auf eine neue Gattung hin (Johnson et al. 2019).

▶   Das 16S-rRNA-Gen ist das wichtigste Gen zur taxonomischen Einteilung der Bakterien. Ihm ist der Siegeszug der bakteriellen Identifizierung durch Sequenzierung zu verdanken.

Diese Entwicklung, Bakterien anhand ihres Genotyps (oder Teilen davon) zu identifizieren, war ein wichtiger Schritt, der es später erlaubte, Bakterien mittels moderner und neuer Möglichkeiten auch in Mischkulturen zu identifizieren (s. u.). Denn trotz aller Fortschritte in der Sanger-Sequenzierung, der immer größeren Datenmengen in Genbanken und verbesserter Erkenntnisse des Zusammenhangs zwischen Phänotyp und Genotyp – eine Reinkultur war bis in die frühen 2000er-Jahre immer noch eine absolute Voraussetzung zur Identifizierung. Hatte man keine Reinkultur und sequenzierte nach Sanger, so war auch das Ergebnis eine Mischung von Sequenzen aus mehreren Bakterien und völlig unbrauchbar. Damit verschärfte sich auch das Problem der Identifizierung der vielen Bakterien, die sich nicht kultivieren lassen. Der Prozentsatz der kultivierbaren Bakterien liegt z. B. für den Darm bei 35–65 % und für marine Bakterien bei ca. 45 % (Lagkouvardos et al. 2017; Rodrigues und de Carvalho 2022). Logischerweise kann ein Phänotyp bei nichtkultivierbaren Bakterien nicht beobachtet werden, und sie können daher nicht als neue Arten beschrieben werden. Die Identifizierung muss dann auch immer vorläufig bleiben und das resultiert teilweise in taxonomischem Durcheinander.

3.6   Koexistenz zwischen genotypischer und phänotypischer Taxonomie

War eine Reinkultur einmal erreicht, so konnte man – statt der immer noch relativ aufwendigen Sanger-Sequenzierung – phänotypische Merkmale unter Umständen immer noch günstiger und einfacher ermitteln. Gerade im klinischen Bereich sind die meisten Krankheitserreger leicht als Reinkultur darstellbar, und sie können schnell phänotypisch identifiziert werden. Unter anderem darum wird die phänotypische Identifizierung aus solchen praktischen Gründen heraus bis heute mit Erfolg angewandt. Der zweite Grund liegt darin, dass der Phänotyp trotz aller Forschung nicht 1:1 aus dem Genotyp vorhergesagt werden kann. Beispielsweise könnte ein Gen vorhanden sein, aber möglicherweise ist das Gen defekt oder das Element zur Steuerung des Gens (der Promoter) ist defekt oder verhält sich bei verschiedenen Arten völlig unterschiedlich. Phänotypische Identifikationen umfassen beispielsweise Massenspektrometrie (Tsuchida und Nakayama 2022), die

FTIR-Spektroskopie (Zarnowiec et al. 2015), Analytical Profile Index (API) Tests (Smith et al. 1972) und serologische Tests (Andrade et al. 2023). Den ersten drei Methoden ist gemeinsam, dass immer eine zuvor erstellte Datenbank notwendig ist, um ein Bakterium zu identifizieren. Bei der Massenspektrometrie werden mit Laserbeschuss Zellfragmente hergestellt, die dann in ihrer Masse bzw. ihrer Flugzeit im Messgerät vermessen werden (sog. MALDI-TOF-MS; Feucherolles und Frache 2022). Die ermittelten Massen und Flugzeiten sind wie Fingerabdrücke für bestimmte Arten. Für FTIR-Spektroskopie werden Kolonien mittels Infrarotlicht durchstrahlt, und das Fourier-transformierte Absorptionsspektrum wird aufgezeichnet und ist ebenfalls wie ein Fingerabdruck nutzbar (Wenning et al. 2014). Für API Tests werden Bakterien mit bestimmten Nährstoffen oder Substanzen inkubiert. Eine positive Reaktion, d. h. der Nährstoff wird genutzt (= Wachstum ist möglich) oder die Testsubstanz wird zersetzt, wird mit einem passenden Indikator angezeigt. Meist werden zwischen 20 und 40 verschiedene Substanzen eingesetzt, um eine Genauigkeit ab 90 % für die Ermittlung von Arten zu erhalten (Snell und Lapage 1973; Bochner et al. 2001). Für serologische Tests, die in einer ganzen Bandbreite von Möglichkeiten daherkommen, werden Antikörper hergestellt, die bestimmte Bakteriengruppen binden und darüber erkennbar machen. Häufig dienen dies Tests zur Subtypisierung von Krankheitserregern einer Art (Mobed et al. 2019). Aber auch hier müssen die Bakterien bzw. deren Bestandteile zur Herstellung der Antikörper von zuvor identifizierten Arten stammen.

3.7 Neue Sequenzierungstechnologien verändern den Nachweis von Bakterien grundlegend

Die Einführung von sog. *next-generation sequencing* (NGS) in den frühen 2000ern markiert einen epochalen Umbruch in der Identifizierung von Bakterien. Zum ersten Mal ist es nicht mehr nötig, Reinkulturen von Bakterien anzulegen, sondern alle Bakterien ganzer Lebensgemeinschaften, wie z. B. hochkomplexe Mischungen von Darmbakterien im Stuhl, können zugleich erfasst und bestimmt werden. Neben Datenbanken mit Gendaten aller bisher beschriebenen Arten, die in den Jahren zuvor entwickelt wurden, benötigte dieser Umbruch als wichtigste Voraussetzung die Entdeckung und Entwicklung der Polymerase-Kettenreaktion (PCR). Hiermit kann im Reagenzglas DNA kopiert werden. Notwendig dazu sind 1) DNA als Ausgangsmaterial, 2) kurze DNA Stücke, die passend zu dem Abschnitt sind, welchen man vervielfältigen möchte, die sog. Primer. Weiterhin muss man 3) aktivierte Nukleotide hinzugeben, aus denen die neuen DNA-Kopien aufgebaut werden. Der Kopiervorgang selbst wird von einem Enzym bewerkstelligt, welches aus Bakterien gewonnen wird, 4) der DNA-Polymerase. Sie verwendet die bestehende DNA als Matrize und beginnt ab den Primern die DNA zu kopieren. Der Vorgang entspricht in wesentlichen Teilen dem DNA-Kopiervorgang, wie er in Zellen abläuft. Kary B. Mullis stellte die PCR erstmals 1983 vor (Mullis 1990). Die PCR ist die Grundlage für viele molekularbiologische Methoden inklusive der NGS. Die neuen, nach der Sanger-

Sequenzierung entwickelten NGS-Methoden kombinierten im Wesentlichen drei Ideen, um erfolgreich zu sein.

1. Mischungen von DNA-Molekülen, die man sequenzieren möchte, werden räumlich getrennt auf einer Unterlage fixiert (z. B. durch Anheftung auf einer Glasoberfläche in genügenden Abständen oder dergleichen).
2. Man lässt eine PCR ablaufen. Aber die DNA-Synthese läuft nicht einfach durch, wie bei einer normalen PCR, sondern sie wird nach jedem Schritt, d. h. nach jedem einzelnen Einbau eines weiteren Nukleotids in die neue DNA-Kopie, kurz angehalten.
3. Man entwickelte sensitive Nachweismethoden, die dann nach oder bei jedem PCR-Schritt feststellen konnten, welches Nukleotid genau in welchen DNA-Strang eingebaut wurde. Dies geschah entweder durch die Messung entstehender Sekundärprodukte (z. B. beim 454-Verfahren; mittlerweile eingestellt; Rothberg und Leamon 2008) oder durch die Messung von vorübergehend farbig markierten Nukleotiden mittels einer Mikroskopkamera (Illumina-Verfahren, ursprünglich als Solexa vermarktet; Balasubramanian 2015).

Diese Verfahren erlaubten es nun zum ersten Mal, in einem einzigen Sequenziergerät Millionen von DNA-Fragmenten gleichzeitig zu vergleichsweise geringen Kosten zu sequenzieren. Ein Nachteil der NGS ist, dass nur vergleichsweise kurze DNA-Abschnitte sequenziert werden können. Moderne Geräte von Illumina oder Aviti von Element Biosciences schaffen maximal 300 Nukleotide in eine Richtung, d. h. maximal 600 DNA-Basenpaare, wenn man von beiden Seiten eines DNA-Fragments anfängt. Häufig werden auch nur zweimal 150 Basenpaare der DNA sequenziert, welches die kostengünstigste Art ist. Möchte man mit solchen Geräten längere DNA-Abschnitte erhalten, so wird die DNA zuerst fragmentiert, dann massiv parallel sequenziert, und die Schnipsel werden anhand ihrer Sequenz wie ein Puzzle im Computer zusammengefügt (sog. *shotgun sequencing*). Kommen in einem Genom aber bestimmte Sequenzen mehrfach vor, dann weiß der Computer nicht, welche Fragmente wirklich aufeinander folgen und muss an dieser Stelle aufgeben. Es gibt auch andere Ansätze, die springende Gene verwenden, welche einen molekularen Barcode einfügen, der anzeigt, von welchem DNA-Molekül der Sequenzschnipsel ursprünglich herstammt (Abellan-Schneyder et al. 2021b).

Nach NGS wurden weitere Sequenziermethoden entwickelt, die man nun der dritten Generation zurechnet. Dabei wird die Sanger-Sequenzierung als die erste Generation betrachtet, und die NGS-Methoden gelten als zweite Generation. Die dritte Generation sind Einzelmolekülsequenzierer (Iizuka et al. 2022). Diese erlauben es, viel längere DNA-Stücke zu sequenzieren als zuvor. Das erste System wurde 2009 vorgestellt. Es wurde von PacBio kommerzialisiert, und ist heute unter dem Namen Sequel erhältlich. Letztlich basiert diese Sequenzierung immer noch auf der Idee, die zu sequenzierenden DNA-Moleküle zunächst räumlich zu trennen und die ablaufende PCR wie zuvor auf molekularer Ebene zu beobachten. Letzteres geschieht hier mittels Fluoreszenzfarbstoff-markierten Nukleotiden. Sobald das betreffende Nukleotid eingebaut wurde, leuchten die Reaktionsräume kurzzeitig unterschiedlich farbig (Eid et al. 2009). Die bisherigen NGS-Methoden mussten immer erst eine interne PCR vorschalten um ca. 1000 Kopien eines ursprünglichen DNA-Moleküls zu erhalten. Nur dann waren die Signale stark genug, um sie beobachten zu können. Das bisherige Vorgehen begrenzt die Länge auf besagte zweimal 300 Basenpaare, wegen unvermeidlicher Fehler während der Sequenzierung durch Synthese. Das Sequel-Gerät ist durch technische Fortschritte in der Tat in der Lage, einzelne DNA-Moleküle während ihrer Synthese zu beobachten. Er sequenziert im Durchschnitt 10.000 Nukleotide eines DNA-Fragments, bevor die Sequenzierung abbricht. Die nächste Sequenziermethode der dritten Generation, verfügbar ab 2015, verwendet molekulare Poren durch welche die DNA durchgezogen wird. Je nachdem, welches Nukleotid der DNA gerade in der Pore ist, ändert sich ein elektrischer Strom, der gleichzeitig durch die Pore geschickt wird. Die gemessene Stromänderung ist typisch für jedes der vier Nukleotide und lässt sich in die Sequenz der DNA rückübersetzen. Damit können noch längere DNA-Moleküle sequenziert werden. Bei dem MinION-System maximal 4 Mio. Nucleotide am Stück, aber typischerweise bis zu einigen 100.000 Nucleotiden (Mikheyev und Tin 2014).

3.8   Massive parallele Sequenzierung für die bakterielle Identifizierung als Motor in der Mikrobiomforschung

Zurzeit existieren im Grunde zwei Verfahren, um Bakterien aus einer Mikrobengemeinschaft mittels Sequenzierung zu identifizieren. Es wird eine Probe genommen (das kann eine Wasserprobe sein, eine Stuhlprobe, eine Lebensmittelprobe oder anderes). Die gesamte DNA der Probe wird isoliert, und sie bildet die Basis für die Identifizierung der darin vorhandenen Lebewesen.

Die erste Methode arbeitet *untargeted*, d. h. man sequenziert möglichst viel der gewonnenen DNA. Man erhält eine Mischung von DNA-Abschnitten aus allen Genomen jedes Lebewesens, welches zum Zeitpunkt der Probennahme vorhanden war. Deshalb spricht man vom sog. Metagenom. Die erhaltenen DNA-Sequenzen vergleicht man mit Gensequenzen, wie sie in Datenbanken gespeichert sind. Sind in der Datenbank sehr ähnliche oder gar gleiche Sequenzen vorhanden, so kann man schließen, dass in der Probe ebenfalls genau dieser (bereits bekannte) Organismus vorhanden war. Der Vorteil der Methode ist, dass man Informationen über „alle" vorhandenen Gene der Bakterien erhält (Pérez-Cobas et al. 2020). Für etwa 40–60 % der Gene kann man außerdem Vorhersagen machen, wozu diese Gene dienen, was wiederum Aussagen über die genetischen Möglichkeiten der ursprünglichen Lebensgemeinschaft zulässt (Vanni et al. 2022). Ein Nachteil ist, dass viele Bakterien eng mit eukaryotischen Wirtsorganismen zusammenleben. Nimmt man z. B. eine Gewebeprobe eines Patienten und versucht, die Bakterien darin mittels Metagenom-Sequenzierung zu ermitteln, dann wird man in der Regel > 95 % und oft deutlich mehr der DNA-Sequenzen vom Menschen finden und lediglich ein Bruchteil stammt dann von den Bakterien. Menschliche Zellen enthalten etwa 1000-mal mehr DNA als eine Bakterienzelle.

Eine zweite Möglichkeit, Bakterien zu identifizieren, ist ein gezieltes Vorgehen, *targeted*, wobei man sich auf ein bestimmtes Gen konzentriert. Das kann das 16S-rRNA-Gen sein, aber je nach Studie können andere Gene in Betracht kommen. Manche Bakterienarten bestimmter Gattungen lassen sich nur schlecht mit ihrer 16S-rRNA identifizieren, denn die 16S-rRNA-Sequenz ist unter ihnen zu ähnlich. Hier wird z. B. stattdessen oft das Gen für einen Teil der DNA-Polymerase, *rpoB*, verwendet (Adékambi et al. 2009). Die folgenden prinzipiellen Überlegungen gelten aber für alle genspezifischen Verfahren mittels PCR, auch wenn die 16S-rRNA-Gene das zurzeit wichtigste Zielgen sind. Mit Hilfe von universellen Primern (s. o., Anfangsstücke, an denen die Polymerase in der PCR beginnt) lassen sich im idealisierten Fall alle 16S-rRNA-Gene aller Bakterien einer Probe gleichermaßen kopieren. Diese durch eine PCR kopierte DNA nennt man Amplikons. Diese Amplikons werden sequenziert, und ihre Sequenz wird mit spezifischen Datenbanken für 16S-rRNA-Gene verglichen (Quast et al. 2012). In der PCR wird im Idealfall die relative Menge der verschiedenen Gene verschiedener Bakterien untereinander nicht verändert. Man erhält dann relative Häufigkeiten der Bakterienarten zueinander, die in Prozent oder Bruchteilen von allen Amplikons angegeben werden (z. B. hier für eine Diabetesstudie; Reitmeier et al. 2020).

Der größte Vorteil der 16S-rRNA-Gen-Amplikon-Sequenzierung dürfte der sein, dass Wirts-DNA nicht mit amplifiziert wird. Die Primer erkennen spezifisch das Zielgen, und Eukaryoten wie der Mensch enthalten keine 16S-rRNA-Gene. Dazu ist als weiterer Vorteil der günstigere Preis pro Probe zu nennen, da nur ein Bruchteil der DNA aus der Probe sequenziert werden muss und nicht das ganze Metagenom. Es gibt aber auch eine ganze Reihe von Nachteilen. Die DNA-Isolierung ist oft nicht in der Lage, die gesamte DNA einer Probe aus allen Lebewesen gleichermaßen herauszulösen. Manche Primer „erkennen" manche Bakterien nicht, und deren Gene werden nicht amplifiziert. Des Weiteren kommt es zu Artefakten in der PCR; häufig bilden sich chimäre Moleküle, bei denen die 16S-rRNA-Gene von zwei verschiedenen Arten stammen. Diese Artefakte müssen bioinformatisch erkannt und entfernt werden. All dies führt dazu, dass verschiedene Studien, auch wenn sie 16S-rRNA-Gen-Amplikon-Sequenzierung zur Identifizierung der Bakterien verwendet haben, kaum miteinander vergleichbare Ergebnisse produzieren. Das wird oft übersehen und hemmt den wissenschaftlichen Fortgang, der u. a. auf Wiederholbarkeit aller Experimente aufbaut (Abellan-Schneyder et al. 2021a). Des Weiteren kann aufgrund der Begrenzung der NGS-Methode meist nur ein kürzerer Abschnitt des 16S-rRNA-Gens sequenziert werden. Das gesamte Gen hat eigentlich eine Länge von ca. 1500 Basenpaaren, während wegen der Begrenzung der NGS-Methode nur 300–500 Basenpaare amplifiziert und sequenziert werden. Das schränkt die Identifizierung ein, und je nach verwendetem Abschnitt des 16S-rRNA-Gens können nur ca. 30–60 % der Bakterien auf Artebene, der Rest nur auf Gattungsebene identifiziert werden (Abellan-Schneyder et al. 2021a). Die MinION-Sequenzierung der kompletten 16S-Gene ist hier eine Möglichkeit der Abhilfe (Matsuo et al. 2021), aber auch ihre Ergebnisse sind nur schlecht mit Amplikon-Studien vergleichbar.

Trotz aller Schwierigkeiten haben die neuen Methoden der Identifizierung von komplexen Bakterienmischungen ohne vorige Anzucht direkt aus der Probe die moderne Mikrobiomforschung, auch die des Darms, erst ermöglicht. Plötzlich konnten mit vergleichsweise kleinem Aufwand Arten direkt erkannt und benannt werden. Dies spiegelt sich auch in den Publikationen wider, die mit Einführung der neuen Sequenziermethoden deutlich mehr werden und etwa ab dem Jahr 2010 jedes Jahr in großer und immer schneller zunehmender Zahl erscheinen (hier z. B. für das menschliche Darmmikrobiom; Bendriss et al. 2020). Die Herausforderung wird sein, die bisher gewonnenen, oft nur empirischen, Daten und Korrelationen in kausale Zusammenhänge bzw. Hypothesen einzufügen.

3.9   Die Zukunft der Klassifizierung und Identifizierung

Für alle genbasierten Identifizierungsstrategien ergibt sich nun ein weiteres Problem, welches zuvor so nicht auftrat. Plötzlich erscheinen massiv auch nichtkultivierbare Bakterien in den Ergebnissen. Findet man solche neuen, unbekannten Gensequenzen unkultivierbarer Bakterien, dann kann man bestenfalls auf nah verwandte Arten hinweisen, oder aber das Bakterium dahinter wird als „unbekannt" oder als „nichtkultiviert" bezeichnet. Neuere Algorithmen für 16S-rRNA-Gen-Identifizierung versuchen das Problem zu entschärfen (Kioukis et al. 2022), aber es verbleibt eine grundsätzliche Frage: Wie soll man mit nichtkultivierbaren Bakterienarten in Zukunft umgehen? Einige Wissenschaftler versuchen die Lücke der Kultivierbarkeit von Bakterien zu verringern, und sie haben semiautomatisierte Kultivierungspipelines aufgesetzt, mittels derer Bakterien im Hochdurchsatz – aber dann doch immer einzeln als Reinkultur – kultiviert und identifiziert werden können; *Culturomics* genannt (Quast et al. 2012). Man versucht hier mit möglichst unterschiedlichen Nährmedien zu arbeiten, ob nicht doch einige weitere Bakterien wachsen. Die Sequenzierung von Metagenomen und von 16S-rRNA-Gen-Amplikons aus allen möglichen Arten von Proben hat aber gezeigt, dass eine enorme Vielfalt an Bakterien noch darauf wartet, wissenschaftlich beschrieben zu werden. Es wird geschätzt, dass zurzeit etwa 30.000 bis 40.000 Bakterien wissenschaftlich beschrieben wurden und jedes Jahr einige Tausend neue Arten hinzukommen. Über die gesamte Artenzahl aller Bakterien ist man sich unsicher, aber es werden vermutlich mindestens Millionen bis vielleicht Trillionen sein (Amann und Rosselló-Móra 2016; Vitorino und Bessa 2018). Angesichts dessen diskutiert die Fachwelt einen weiteren Paradigmenwechsel, der sich bereits in der Geschichte der Identifizierung von Bakterien als Trend abgezeichnet hat. Vor der Entdeckung der DNA als Erbmolekül war man vollständig auf phänotypische Beschreibungen angewiesen: Wie sehen die Bakterien aus? Was können sie? Was enthalten sie für Substanzen? Wo leben sie oder können sie leben? Nach der Entdeckung der DNA hat man bereits einen ersten Wechsel vollzogen. Für die Artneubeschreibungen wurde ab den 1980er-Jahren ein polyphasischer Ansatz gewählt. Entgegen der Annahme vieler Wissenschaftler wurde dabei nicht genau festgelegt, welche spezifischen phänotypischen Merkmale beschrieben werden müssen, um eine neue Art von bekannten Arten abzugrenzen, denn die Forschungsfreiheit sollte hier nicht eingegrenzt werden. Wie dem auch sei, in Ergänzung zur phänotypischen Beschreibung wurden seitdem Gene und das Genom zur Abgrenzung von Arten mit herangezogen. Wie erwähnt ist das 16S-rRNA-Gen hierbei ein wichtiger genetischer Marker. Auch wird oft die Ähnlichkeit des gesamten Chromosoms zwischen Arten verglichen, lange Zeit im Reagenzglas mittels DNA-Hybridisierungen. Im Zeitalter der Sequenzierung kann man diese Art von Vergleich viel schneller, genauer und günstiger über die Average Nucleotide Identity in einem Computer bekommen, nachdem das Genom sequenziert wurde. Am Ende, trotz aller noch vorhandenen Unsicherheiten wie der Phänotyp vom Genotyp bestimmt wird, lassen sich sehr viele phänotypische Beobachtungen bereits gut auf den Genotyp zurückführen. Das veranlasste z. B. Peter Vandamme und Iain Sutcliffe in 2021 zu der Aussage: *A genome sequence suffices to prove that a strain represents a novel species or not* (Vandamme und Sutcliffe 2021). Also, ein Genom sei völlig ausreichend, um zu zeigen, ob ein bestimmtes Bakterium eine neue Art ist oder nicht. Die Autoren fordern dabei, die alten Zöpfe der phänotypischen Charakterisierung abzuschneiden. Es geht nicht darum, den Organismus lediglich reduktionistisch als Summe alle Gene in seinem Genom zu beschreiben. Lebende Organismen sind hochkomplexe Systeme, und die Beschreibung ihrer biologischen, physiologischen und ökologischen Eigenschaften erfordert eine integrierte Betrachtung mehrerer Ebenen, die über das Genom hinausgehen (Keller 2014). Zum Beispiel ist das Metabolom, also die Gesamtheit der Stoffwechselprodukte, nicht direkt aus dem Genom ableitbar. Auch die Interaktionen und die Genregulation, sowie der innere Aufbau der Zellen, lässt sich nicht aus dem Genom erschließen. Trotzdem würde der Vorschlag von Vandamme & Sutcliffe die vollständige Transformation der Artbeschreibung und Identifizierung ausgehend vom Phänotyp, welche vor über 100 Jahren startete, allein zum Genotyp beschließen. Angesichts der verbesserten und fortschreitenden Sequenzierungstechnologien und der Tatsache, dass Genome der Abgrenzung von Arten bereits vollständig Genüge tun, eine nachvollziehbare Forderung. Gute und schnelle phänotypische Identifizierungen werden im mikrobiologischen Alltag weiterhin ihren Platz behaupten, aber sie sind größtenteils an Reinkulturen gebunden oder können nur wenige Arten in Mischungen aufspüren, was ihr größter Nachteil ist. Versuche, auch komplexe Mischungen direkt phänotypisch zu charakterisieren, wie z. B. Stuhl mittels Massenspektrometrie, sind bislang von wenig Erfolg gekrönt (Feucherolles und Frache 2022; Wenning und Scherer 2013). An vollautomatischen Sequenziergeräten, die auch die DNA-Isolation und DNA-Aufbereitung übernehmen, wird bereits gearbeitet. Letztlich werden solche Geräte miniaturisierte Pipelines sein müssen, die alle Schritte in einer vertretbaren Zeit in einem Gerät abarbeiten können.

> ▶   In der Nachweisgeschichte der Bakterien ergab sich ein Wechsel von einer rein phänotypischen Beschreibung zu einer gemischten phänotypisch-genotypischen Beschreibung, die heute in der Forderung gipfelt, der Genotyp sei ausreichend.

Literatur

Abellan-Schneyder I, Matchado MS, Reitmeier S, Sommer A, Sewald Z, Baumbach J, List M, Neuhaus K (2021a) Primer, pipelines, parameters: issues in 16S rRNA gene sequencing. Msphere 6:e01202–e01220

Abellan-Schneyder I, Siebert A, Hofmann K, Wenning M, Neuhaus K (2021b) Full-length SSU rRNA gene sequencing allows species-level detection of bacteria, archaea, and yeasts present in milk. Microorganisms 9:1251

Adékambi T, Drancourt M, Raoult D (2009) The *rpoB* gene as a tool for clinical microbiologists. Trends Microbiol 17:37–45

Amann R, Rosselló-Móra R (2016) After all, only millions? mBio 7:10.1128.

Andrade RS, de Oliveira MM, de Sousa Bueno Filho JS, Ferreira F, Godfroid J, Lage AP, Dorneles EMS (2023) Accuracy of serological tests for bovine brucellosis: a systematic review and meta-analysis. Prev Vet Med 222:106079

Arahal DR, Bull CT, Busse H-J, Christensen H, Chuvochina M, Dedysh SN, Fournier P-E, Konstantinidis KT, Parker CT, Rossello-Mora R (2023) Guidelines for interpreting the international code of nomenclature of prokaryotes and for preparing a request for an opinion. Int J Syst Evol Microbiol 73:005782

Balasubramanian S (2015) Solexa sequencing: decoding genomes on a population scale. Clin Chem 61:21–24

Bendriss G, Al-Ali D, Shafiq A, Laswi I, Mhaimeed N, Salameh M, Burney Z, Pillai K, Chaari A, Zakaria D (2020) Targeting the gut microbiome: a brief report on the awareness, practice, and readiness to engage in clinical interventions in Qatar. Qatar Med J 2020:47

Bochner BR, Gadzinski P, Panomitros E (2001) Phenotype microarrays for high-throughput phenotypic testing and assay of gene function. Genome Res 11:1246–1255

Dahm R (2005) Friedrich Miescher and the discovery of DNA. Dev Biol 278:274–288

Drews G (1999) Ferdinand Cohn, a founder of modern microbiology. ASM News 65:547–553

Eid J, Fehr A, Gray J, Luong K, Lyle J, Otto G, Peluso P, Rank D, Baybayan P, Bettman B (2009) Real-time DNA sequencing from single polymerase molecules. Science 323:133–138

Evans AS (1976) Causation and disease: the Henle-Koch postulates revisited. Yale J Biol Med 49:175

Feucherolles M, Frache G (2022) MALDI mass spectrometry imaging: a potential game-changer in a modern microbiology. Cells 11:3900

Fujita M, Losick R (2003) The master regulator for entry into sporulation in *Bacillus subtilis* becomes a cell-specific transcription factor after asymmetric division. Genes Dev 17:1166–1174

Griffith F (1928) The significance of pneumococcal types. Epidemiol Inf 27:113–159

Henle J (1840) Pathologische Untersuchungen. Hirschwald, Berlin

Iizuka R, Yamazaki H, Uemura S (2022) Zero-mode waveguides and nanopore-based sequencing technologies accelerate single-molecule studies. Biophys Physicobiol 19:e190032

Johnson J, Spakowicz D, Hong B, Petersen L, Demkowicz P, Chen L, Leopold S, Hanson B, Agresta H, Gerstein M (2019) Evaluation of 16S rRNA gene sequencing for species and strain-level microbiome analysis. Nat Commun 10:5029

Kannadan A (2018) History of the miasma theory of disease. Essai 16:18

Katz DS (2008) The streak plate protocol. Microbe Library, American Society for Microbiology, Washington, DC, U.S.A

Keller EF (2014) From gene action to reactive genomes. J Physiol 592:2423–2429

Kioukis A, Pourjam M, Neuhaus K, Lagkouvardos I (2022) Taxonomy Informed Clustering, an optimized method for purer and more informative clusters in diversity analysis and microbiome data processing. Front Bioinform 2

Lagkouvardos I, Overmann J, Clavel T (2017) Cultured microbes represent a substantial fraction of the human and mouse gut microbiota. Gut Microbes 8:493–503

Matsuo Y, Komiya S, Yasumizu Y, Yasuoka Y, Mizushima K, Takagi T, Kryukov K, Fukuda A, Morimoto Y, Naito Y (2021) Full-length 16S rRNA gene amplicon analysis of human gut microbiota using MinION™ nanopore sequencing confers species-level resolution. BMC Microbiol 21:1–13

Mikheyev AS, Tin MM (2014) A first look at the Oxford Nanopore MinION sequencer. Mol Ecol Res 14:1097–1102

Mobed A, Baradaran B, de la Guardia M, Agazadeh M, Hasanzadeh M, Rezaee MA, Mosafer J, Mokhtarzadeh A, Hamblin MR (2019) Advances in detection of fastidious bacteria: from microscopic observation to molecular biosensors. TrAC Trends Anal Chem 113:157–171

Mullis KB (1990) The unusual origin of the polymerase chain reaction. Sci American 262:56–65

Pérez-Cobas AE, Gomez-Valero L, Buchrieser C (2020) Metagenomic approaches in microbial ecology: an update on whole-genome and marker gene sequencing analyses. Microb Genom 6:e000409

Petri RJ (1896) Das Mikroskop, von seinen Anfängen bis zur jetzigen Vervolkommnung für alle Freunde dieses Instruments. Schoetz, Verlag von Richard Schoetz, Berlin

Quast C, Pruesse E, Yilmaz P, Gerken J, Schweer T, Yarza P, Peplies J, Glöckner FO (2012) The SILVA ribosomal RNA gene database project: improved data processing and web-based tools. Nucleic Acids Res 41:D590–D596

Reitmeier S, Kiessling S, Clavel T, List M, Almeida EL, Ghosh TS, Neuhaus K, Grallert H, Linseisen J, Skurk T, Brandl B, Breuninger TA, Troll M, Rathmann W, Linkohr B, Hauner H, Laudes M, Franke A, Le Roy CI, Bell JT, Spector T, Baumbach J, O'Toole PW, Peters A, Haller D (2020) Arrhythmic gut microbiome signatures predict risk of type 2 diabetes. Cell Host & Microbe 28:258–272

Rodrigues CJ, de Carvalho CC (2022) Cultivating marine bacteria under laboratory conditions: overcoming the "unculturable" dogma. Front Bioeng Biotechnol 10:964589

Rothberg JM, Leamon JH (2008) The development and impact of 454 sequencing. Nat Biotechnol 26:1117–1124

Shama G (2019) The "Petri" dish: a case of simultaneous invention in bacteriology. Endeavour 43:11–16

Smith P, Tomfohrde K, Rhoden D, Balows A (1972) API system: a multitube micromethod for identification of Enterobacteriaceae. Appl Microbiol 24:449–452

Snell J, Lapage S (1973) Carbon source utilization tests as an aid to the classification of nonfermenting gram-negative bacteria. Microbiology 74:9–20

Tsuchida S, Nakayama T (2022) MALDI-based mass spectrometry in clinical testing: Focus on bacterial identification. Appl Sci 12:2814

Vandamme P, Sutcliffe I (2021) Out with the old and in with the new: time to rethink twentieth century chemotaxonomic practices in bacterial taxonomy. Int J Syst Evol Microbiol 71:005127

Vanni C, Schechter MS, Acinas SG, Barberán A, Buttigieg PL, Casamayor EO, Delmont TO, Duarte CM, Eren AM, Finn RD (2022) Unifying the known and unknown microbial coding sequence space. Elife 11:e67667

Vitorino LC, Bessa LA (2018) Microbial diversity: the gap between the estimated and the known. Diversity 10:46

Wenning M, Scherer S (2013) Identification of microorganisms by FTIR spectroscopy: perspectives and limitations of the method. Appl Microbiol Biotechnol 97:7111–7120

Wenning M, Breitenwieser F, Konrad R, Huber I, Busch U, Scherer S (2014) Identification and differentiation of food-related bacteria: A comparison of FTIR spectroscopy and MALDI-TOF mass spectrometry. J Microbiol Methods 103:44–52

Woese CR (1994) There must be a prokaryote somewhere: microbiology's search for itself. Microbiol Rev 58:1–9

Zarnowiec P, Lechowicz L, Czerwonka G, Kaca W (2015) Fourier transform infrared spectroscopy (FTIR) as a tool for the identification and differentiation of pathogenic bacteria. Curr Med Chem 22:1710–1718

Methoden der Bioinformatik

4

Nadine Koch

Inhaltsverzeichnis

4.1 Mikrobiomsequenzierung 33
    4.1.1 16S rRNA-Markergensequenzierung 34
    4.1.2 Die Sequenzierung auf dem MiSeq 35
    4.1.3 Verarbeitung der Sequenzdaten 36
4.2 Erstellung einer ASV-Tabelle 37
    4.2.1 Statistische Datenanalyse der Sequenzierdaten 40
4.3 Differenzielle Abundanzanalyse 43
Literatur 44

4.1 Mikrobiomsequenzierung

Grundsätzlich werden zwei Arten der Mikrobiomsequenzierung unterschieden: die Markergen- und die Metagenomsequenzierung. Bei der Markergensequenzierung wird ein Gen, bzw. ein bestimmtes Fragment dieses Gens, sequenziert, wodurch sich Aussagen über die Zusammensetzung der mikrobiellen Gemeinschaft treffen lassen. Bei Bakterien haben sich das 16S rRNA-Gen, bei Pilzen hingegen die ITS-Sequenzen („internal transcribed spacer") als Marker etabliert. Der Vorteil der Markergensequenzierung ist, dass viele Proben gleichzeitig sequenziert werden können, was enorm Kosten und Zeit einspart. Auch Proben, die nur sehr geringe Mengen Bakterien bzw. Pilze enthalten, können analysiert werden, sofern die entsprechenden Gensequenzen zuvor mittels PCR ampli-

N. Koch (✉)
Medizinische Klinik und Poliklinik II, Klinikum der Universität München,
München, Deutschland
e-mail: Nadine.Koch@med.uni-muenchen.de

fiziert werden. Die Auswertung der Daten ist vergleichsweise einfach. Bei der Metagenomsequenzierung wird die Gesamtheit der in der jeweiligen Probe enthaltenen mikrobiellen DNA sequenziert und später zu vollständigen Genomen zusammengesetzt. Der
Vorteil hierbei ist, dass man neben den taxonomischen auch Informationen über das genetisch determinierte biochemische Potenzial der Prokaryoten bekommt. Der Nachteil ist,
dass diese Art der Sequenzierung deutlich aufwendiger und teurer ist, sowie einen höheren
Anteil bioinformatischer Fähigkeiten erfordert im Vergleich der dazu deutlich simpleren
Markergensequenzierung.

Die Art der Sequenzierung, die durchgeführt werden soll, ist entscheidend dafür, welche Sequenzierplattform verwendet werden sollte. Die Plattformen unterscheiden sich vor
allem hinsichtlich der DNA-Länge, die sequenziert werden kann, sowie der Größe der er-
zielbaren Datenmenge. Für die explorative Datenanalyse bakterieller Gemeinschaften hat
sich die Markergensequenzierung auf dem MiSeq der Firma Illumina etabliert, auf die im
Folgenden näher eingegangen wird.

4.1.1   16S rRNA-Markergensequenzierung

Bevor Carl Woese 1977 die charakteristischen Eigenschaften des 16S rRNA-Gens beschrieb und damit ein neues Feld etablierte, wurden Bakterien vor allem aufgrund ihrer
morphologischen und biochemischen Eigenschaften klassifiziert. Das 16S rRNA-Gen kodiert die kleine Untereinheit (30S) des prokaryotischen Ribosoms. Die Besonderheit dieses Gens liegt dabei zum einen in der absoluten Notwendigkeit jedes Bakteriums, dieses
Gen zu besitzen, und zum anderen in dem Fakt, dass das Gen einem geringen, evolutionä-
ren Druck unterliegt Für die taxonomische Charakterisierung macht man sich zum Vorteil,
dass das 16S rRNA-Gen neben den konservierten Bereichen neun variable Regionen enthält (siehe Abb. 4.1). Das Gen ist durchschnittlich etwa 1550 Basenpaare lang, wobei es
deutliche Längenunterschiede zwischen verschiedenen Prokaryoten gibt. Durch die Verwendung der vollen Genlänge kann mit hoher Wahrscheinlichkeit die Bakterienart bestimmt werden. Auf den meisten NGS („next generation sequencing")-Plattformen werden jedoch nur Fragmente sequenziert; die aktuellste Version des Illumina MiSeq erzeugt
Sequenzlängen von etwa 300 Basen. Entsprechend sind die verwendeten Primer so konzi-
piert, dass sie in den konservierten Bereichen des 16S rRNA-Gens binden und eine oder
zwei variable Regionen abdecken (siehe Abb. 4.1). Die am häufigsten verwendeten Primer-
paare für die Sequenzierung bakterieller Gemeinschaften umfassen die variablen Regionen V1-V2 (Primer 27F und 338R) bzw. V4 (Primer F515 und R806). Beide variablen Regionen haben Vor- und Nachteile, wobei es keine variablen Regionen gibt, die eine Klassifizierung aller Sequenzier-Reads bis zur Bestimmung der bakteriellen Art ermöglichen.
Daher hängt die Entscheidung, welche variable Region verwendet werden soll, von den
Bakterien ab, die in den Proben zu erwarten sind. Eine gute Übersichtsarbeit zu diesem
Thema gibt es von Abellan-Schneyder et al. (2021).

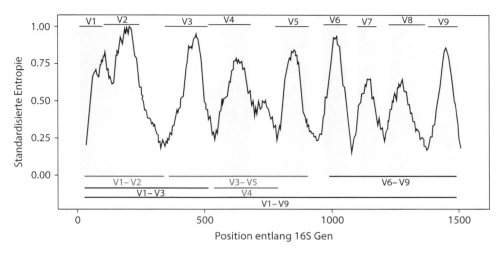

Abb. 4.1 Schematische Darstellung des 16S rRNA-Gens. Die variablen Regionen V1-V9 sind mit grauen Kästen hinterlegt, wobei für jede Region die Entropie (nach Shannon) angegeben ist (y-Achse), was die Heterogenität der Regionen darstellt. Häufig in der Literatur verwendete Teilsequenzen der Markergensequenzierung sind als braune Linien abgebildet. (Nach Johnson, J. S., Spakowicz, D. J., Hong, B. Y., Petersen, L. M., Demkowicz, P., Chen, L., … & Weinstock, G. M. (2019). Evaluation of 16S rRNA gene sequencing for species and strain-level microbiome analysis. Nature communications, 10(1), 5029. Das Original wurde unter CCBY4.0 veröffentlicht)

4.1.2   Die Sequenzierung auf dem MiSeq

Vor jeder Sequenzierung werden die Proben normalisiert; da die Genfragmente in etwa die gleiche Länge aufweisen, werden alle Proben im gleichen Verhältnis basierend auf ihrer DNA-Konzentration zusammengeführt. Für das „Dual Index"-System des MiSeqs werden definierte Primersequenzen (Barcodes) sowohl am 3'- als auch am 5'-Ende der 16S rRNA-Genfragmente ligiert. Hierdurch lassen sich die im Sequenziergerät gemeinsam generierten Sequenzen eindeutig den ursprünglichen Proben zuordnen. Bei dem MiSeq sind die komplementären Sequenzen der Barcodes in definierter Menge auf einer sogenannten Flowcell gebunden. Die Proben können nur sequenziert werden, wenn sie an der Flowcell binden können. Alle Fragmente auf der Flowcell werden mittels klonaler Amplifikation vervielfältigt, bevor die tatsächliche Sequenzierung stattfindet. Durch die definierte Anzahl an Barcodes, die auf der Flowcell vorgegeben sind, ist das Ergebnis aus der Sequen-zierung immer als semi-quantitativ zu betrachten.

Final gibt das Gerät sogenannte .fastq-Dateien aus. Diese Dateien sind textbasiert und enthalten den Namen der Probe, die entsprechende Sequenz, sowie Angaben zur Qualität der angegebenen Sequenz (siehe Abb. 4.2). Sofern man sich für das „paired-end sequencing", also die Sequenzierung sowohl des kodierenden, als auch des komplementären Stranges entschieden hat, bekommt man für jede Probe entsprechend zwei Dateien. Diese sind in der Regel mit „R1" und „R2" benannt.

@M00214:271:000000000-AD717:1:1101:20774:2450

GATGAACGCTGGCGGCGTGCCTAATACATGCAAGTAGAACGCTGAAGCTT...

+

GFGFGGGEFECCF6FFEGECD9@EFFGGGDFGGAFFGAFG>FGG@FFGG...

Abb. 4.2 Beispielhafter Aufbau einer .fastq-Sequenz. Die erste Zeile startet immer mit @ und beinhaltet neben dem Namen auch Informationen über die Flowcell. Die zweite Zeile enthält die DNA-Sequenz. Die dritte Zeile ist immer ein Pluszeichen, gefolgt von der vierten Zeile, die Angaben zu der Qualität macht

Tab. 4.1 Schematische Darstellung einer Abundanz-Tabelle, in der die Reads pro Sequenz pro Probe abgebildet sind

	Probe 1	Probe 2	Probe 3	...
Sequenz 1	9683	13406	3285	...
Sequenz 2	5938	2005	8827	...
Sequenz 3	4998	7492	6845	...
...	...	...	...	...

4.1.3 Verarbeitung der Sequenzdaten

Jede .fastq-Datei enthält mehrere Tausend Sequenzen. Diese werden für jede Probe so aufgearbeitet, dass man final eine Tabelle mit der Häufigkeitsverteilung jeder gefundenen Sequenz in jeder Probe erhält (siehe Tab. 4.1). Es hat sich bis heute kein Goldstandard für die Verarbeitung der Daten etabliert, allerdings gibt es prinzipiell zwei verschiedene Möglichkeiten, die Sequenzen zu gruppieren („clustern"):

Den etwas älteren Ansatz der „operational taxonomic units" (OTUs) und den etwas neueren Ansatz der „amplicon sequence variants" (ASV). Bei der OTU-Methode werden die repräsentativen Sequenzen aus den am häufigsten über alle Proben vorkommenden Sequenzen *de novo* gebildet. Sequenzen mit einer Identität von 97 % bzw. 99 % werden entsprechend geclustert. Man spricht auch von „binning", also dem Gruppieren verschiedener Sequenzen zu einer Konsensussequenz (siehe Abb. 4.3). Das Clustern mit 97 % hat den Nachteil, dass mehrere ähnliche Arten zusammen gruppiert werden und man entsprechend eine schlechtere Auflösung der Taxonomie erhält. Auf der anderen Seite kann das Clustern mit einer Sequenzidentität von 99 % (oder höher) dazu führen, dass man Sequenzierfehler als Art klassifiziert und dadurch eine Inflation in der Diversität erhält. Die am häufigsten verwendete Open-Source-Software für die Generierung von OTUs ist „mothur" (Schloss et al. 2009, 2020).

Abb. 4.3 Schematische Darstellung des Gruppierens verschiedener, aber ähnlicher Sequenzen zu einer Konsensussequenz („binning") der OTU-Methode. Die sich jeweils unterscheidende Base der Sequenzen ist unterstrichen

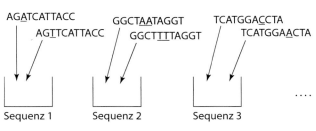

Bei der ASV-Methode hingegen handelt es sich bei den generierten Sequenzen um „exakte Sequenzen", die ohne Clustering oder Referenzsequenzen erzeugt wurden. Deshalb können nicht nur weitere Proben hinzugefügt bzw. entfernt werden, sondern es ist auch möglich, verschiedene Studien besser miteinander zu vergleichen. Auf die ASV-Methode wird im folgenden Kapitel näher eingegangen.

Beide Methoden können zu einer stark erhöhten Anzahl von Sequenzen pro Probe führen, da fast alle Bakterien mehrere Kopien des 16S rRNA-Gens besitzen, die sich häufig leicht in ihrer Sequenz voneinander unterscheiden. Bei der ASV-Methode wäre jede Kopie eine eigene Sequenz, wohingegen bei der OTU-Methode durch den Clustering-Ansatz die verschiedenen Kopien wahrscheinlich der gleichen Konsensussequenz zugeordnet werden (Schloss 2021). Unter Umständen werden aber bei letzterem Verfahren Arten mit sehr ähnlicher 16S rRNA Gensequenz, wie bspw. *Staphylococcus caprae* und *Staphylococcus capitis,* auch zu einer Konsensussequenz zusammengeführt. Gute Übersichtsarbeiten zu dem Thema gibt es von Straub et al. (2020) und Caruso et al. (2019).

4.2   Erstellung einer ASV-Tabelle

Neben dem Vorteil, dass bei der ASV-Methode die Ergebnisse zwischen verschiedenen Experimenten besser miteinander verglichen werden können und die Generierung der ASVs deutlich weniger Rechenleistung erfordert im Vergleich zu der OTU-Methode, kann die komplette Erstellung der ASVs sowie der weiteren statistischen Auswertung über die Open-Source-Software R abgewickelt werden.

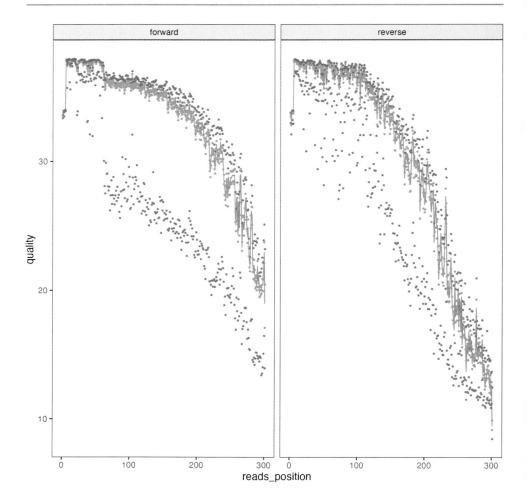

Die .fastq-Daten können direkt in R geladen und mit dem R-Paket „DADA2" (Callahan et al. 2016) zu ASVs verarbeitet werden. Der erste Schritt beinhaltet die Qualitätskontrolle. Man sollte sich die durchschnittlichen Qualitätswerte aller Proben getrennt für den Vorwärts- und den Rückwärtsprimer ansehen. Bei der Illumina-Sequenzierung ist die Qualität für die Rückwärtsprimer immer schlechter, als für die Vorwärtsprimer. Generell ist es empfehlenswert, die Sequenzen auf eine Länge zu kürzen, dass die durchschnittliche Qualität pro Base über 30 liegt (siehe Abb. angehängt). Allerdings müssen die jeweiligen Längen des kodierenden und des komplementären Stranges immer noch mit mindestens 20–30 Basen überlappen (die Länge hängt von der gewählten variablen Region ab). Sofern die für die PCR verwendeten 16S rRNA-Primer noch am Anfang der Sequenzen enthalten sind, sollten sie im gleichen Schritt von den Sequenzen entfernt werden. Im zweiten Schritt werden durch maschinelles Lernen die Fehlerraten berechnet. Entsprechend des errechneten Fehlerschwellen-wertes werden Sequenzen herausgefiltert, die unter diesen Wert fallen. Aus allen in einer Probe enthaltenen Sequenzen werden eindeutige ASVs bestimmt. Im Anschluss wird die ASV-Tabelle erstellt, in der die Anzahl jeder Sequenz zu jeder Probe dargestellt ist (siehe Tab. 4.1). Da es sich um exakte Sequenzen handelt, ist es vergleichsweise einfach, chimäre Sequenzen zu identifizieren und zu entfernen, sofern die Hälften mit zwei anderen häufiger vorkommenden Sequenzen übereinstimmen. Diese Chimären sollten entfernt werden. Der letzte Schritt beinhaltet die taxonomische Klassifizierung der einzelnen identifizierten ASVs. Hierfür wird eine Referenzdatenbank benutzt. Etabliert haben sich RDP (Cole et al. 2014) und SILVA (Quast et al. 2012).

Es ist bekannt, dass es durch das „Metabarcoding", also die Kombination vieler Proben mit ähnlichen Barcodes in einen Sequenzierlauf, zu sogenanntem „Index-hopping" kommt (Guenay-Greunke et al. 2021): Hierbei führt die Nutzung vieler, ähnlicher Primer zu Fehlzuordnungen einzelner Sequenzen zu anderen Proben. Idealerweise enthält der Sequenzierlauf eine Positivkontrolle. An diesem Punkt sollte überprüft werden, ob die Häufigkeit und die Taxonomie mit der theoretischen Zusammensetzung der Kontrolle übereinstimmen. Bevor weitere Filterschritte eingeleitet werden, sollte ein weiteres R-Paket namens „phyloseq" (McMurdie und Holmes 2013) benutzt werden, um die verschiedenen Datensätze – die ASV-Tabelle, die Taxonomie, die Sequenzinformationen sowie die Metadaten — miteinander zu koppeln. Der Vorteil des erstellten „phyloseq-Objektes" ist, dass alle Datensätze gleichzeitig aktualisiert werden, sofern Änderungen vorgenommen werden. Da Extraktions-Kits nicht kontaminationsfrei sind werden (Glassing et al. 2016; Salter et al. 2014; Evans et al. 2003) und zum anderen durch die Probenverarbeitung unerwünscht Prokaryonten-DNA eingeführt werden kann, sollten immer Negativkontrollen angefertigt werden. Ein weiteres R-Paket („decontam"; Davis et al. 2018) kann genutzt werden, um entsprechende Kontaminanten zu finden. Rein statistisch sollte die Häufigkeit „echter" Sequenzen unabhängig von der DNA-Konzentration der Proben sein. Die Häufigkeit von Kontaminationssequenzen sollte umgekehrt proportional zur DNA-Konzentration sein, da die Kontamination einen größeren Anteil an der Gesamt-DNA in Proben mit insgesamt sehr geringen DNA-Konzentrationen ausmacht. Entsprechend identifizierte Kontaminationssequenzen sollten herausgefiltert werden. Darüber hinaus ist es empfehlenswert, wenig abundante Sequenzen herauszufiltern, um die Anzahl an fragwürdigen Sequenzen zu minimieren. Reitmeier et al. (2021) konnten zeigen, dass eine Filtergrenze von 0,1–0,3 % relativer Abundanz die Anzahl echter Sequenzen in den Proben deutlich erhöht. Sofern als Domäne Eukaryota klassifiziert wurden, sollten diese ebenfalls entfernt werden. Überlegenswert ist es auch, auf Phylum-Ebene nicht klassifizierte Sequenzen zu entfernen, sowie Mitochondrien.

Einzelne Schritte zur Erstellung einer finalen ASV-Tabelle

1. Längenfilterung aufgrund der Qualität
2. Berechnung der Fehlerraten; Zuweisung eindeutiger Sequenzen zu „wahren" ASVs
3. Zusammenfügen der zusammengehörenden Konsensus- und Komplementär-
   sequenzen
4. Erstellen der ASV-Tabelle
5. Entfernen von chimären Sequenzen
6. Zuordnung der Taxonomie
7. Filterschritte
   a. Abgleich mit Negativkontrollen
   b. Schwellenwertfilter
   c. Taxonomie-basiertes Filtern

4.2.1 Statistische Datenanalyse der Sequenzierdaten

Explorative Datenanalyse

Nachdem die finale Tabelle mit ASVs, Sequenzen, Taxonomie und Anzahl an Reads pro Probe erstellt ist, folgt die explorative oder auch deskriptive Datenanalyse. Über so-genannte „rarefaction curves" lässt sich ermitteln, wie viele Reads pro Probe mindestens benötigt werden, um die Diversität der Proben abzubilden. Grundsätzlich gilt: mehr Reads sind besser. Unter Umständen zeigt sich hier, ob bestimmte Proben erneut sequenziert werden müssen, um über den Schwellenwert der minimalen Sequenziertiefe (minimale Anzahl an Reads) zu kommen. Darüber hinaus lassen sich Aussagen über die Variabilitäten der intra-Gruppen (α-Diversität, auch „Artenvielfalt") und der inter-Gruppen (β-Diversität) treffen. Die Diversitätsindizes sind besonders sensitiv gegenüber unter-schiedlichen Sequenziertiefen zwischen den verschiedenen Proben, den verschiedenen Filterschritten und der Normalisierung. Diversität lässt sich am besten beschreiben aus der Kombination der reinen Anzahl an Arten sowie dem Maß der Ungleichverteilung der Arten (Äquität). Für Proben mit geringer Sequenziertiefe zeigt sich, dass die Diversität in linearem Zusammenhang zur Anzahl der Reads steht. Entsprechend hat es sich etabliert, die ASVs auf die Probe mit den geringsten Reads zu normalisieren (Cameron et al. 2021). Hat exemplarisch die Probe mit der niedrigsten Sequenziertiefe insgesamt 11.468 Reads, dann werden aus allen anderen Proben Zufallsstichproben der gleichen Größe gebildet („rarefaction"). Hierbei zeigt sich auch die Schwierigkeit, die Diversitätsindizes zwischen verschiedenen Studien miteinander zu vergleichen. Durch die Zufallsstichproben gehen zwangsläufig Informationen verloren, weshalb man diese Daten ausschließlich für die Di-versitätsindizes verwendet, aber nicht für weitere statistische Analysen (McMurdie und Holmes 2014). Eine gute Übersicht über die phylogenetischen Diversitäts-Indizes wurde von Tucker et al. (2017) publiziert.

Es gibt eine Vielzahl an Diversitätsindizes, aber klassischerweise werden die folgenden verwendet (Tab. 4.2)

1. Die „species richness" (Artenvielfalt) ist die Anzahl an ASVs/Arten, die in der jeweiligen Probe gefunden wurden.
2. Indizes für die „evenness" (Äquität), die beschreibt, wie gleichmäßig die einzelnen gefundenen Arten sich über alle Arten verteilen, sprich: Kommen alle Arten in etwa gleich häufig vor oder gibt es ein Ungleichgewicht im Sinne von wenigen dominanten Arten. Häufig wird der Pielou's Evenness Index verwendet.
3. Indizes, die sowohl die Anzahl an Arten sowie die Äquität in Betracht ziehen, werden am häufigsten verwendet. Beispiele hierfür sind der Simpson's Diversity Index und der Shannon-Index. Darüber hinaus gibt es auch Indizes, die die Phylogenie mit in Betracht ziehen, die eine bessere Interpretation der biologischen Diversität liefern, wie bspw. Faith's phylogenetic diversity.

Tab. 4.2 Übersicht über die am häufigsten verwendeten Diversitätsindizes

Index	Kurzbeschreibung	Zahlenbereich	Nachteile
Species richness	Summe aller in der Probe enthaltenen Arten	(min– max)	Stark beeinflusst von der Stichprobengröße (Reads)!
Simpson's Diversity Index	Gibt die Wahrscheinlichkeit an, dass zwei zufällig gezogene Stichproben zur gleichen Art gehören Achtung: Häufig wird der Inverse Simpson Index verwendet (Umkehr der Zahleninterpretation)!	0–1, unbegrenzte Diversität – keine Diversität	Die Gesamtzahl der Arten hat einen geringen Einfluss auf den Index
Shannon-Index	Verwendet das Konzept der Unsicherheit; bei geringer Diversität ist die Unsicherheit gering, die Art der zufällig gezogenen Stichprobe zu kennen. Bei großer Diversität ist die Unsicherheit, eine bestimmte Art aus der Stichprobe zu ziehen, groß	0–∞, je niedriger der Wert, desto niedriger die Diversität	Der Index ist nicht linear, was die Interpretation des Zahlenwertes schwieriger macht Achtung: es wird nicht immer die Basis e verwendet, sondern häufig auch $\log_2$ oder $\log_{10}$, was die Vergleichbarkeit erschwert!
Pielou's Evenness Index	Wird berechnet aus dem Shannon-Index dividiert durch die logarithmierte species richness	0–1, absolutes Ungleichgewicht – max. Äquität (alle Arten gleich abundant)	Mit steigender Anzahl an Arten nimmt die Variation der evenness tendenziell ab

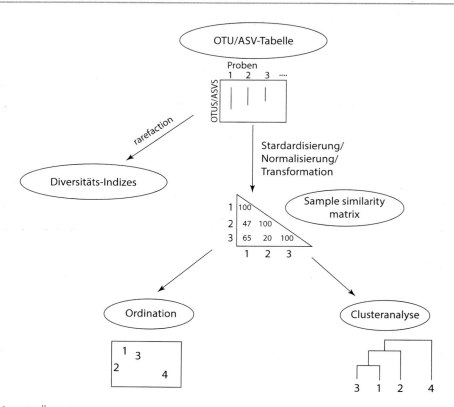

Abb. 4.4 Übersicht über die einzelnen Schritte der explorativen Datenanalyse

Die Grundlage für alle β-Diversitätsauswertungen ist die sogenannte „sample simila-rity matrix", in der die Ähnlichkeit jeder Probe zu jeder anderen Probe berechnet wird (siehe Abb. 4.4). Ausschlaggebend hierfür ist die Wahl des entsprechenden Ähnlichkeits-maßes: Aufgrund der Schwierigkeit, dass Mikrobiomdatensätze sehr viele Nullen ent-halten, eignen sich nur bestimmte Ähnlichkeitsmaße. Etabliert haben sich der Bray-Curtis coefficient sowie UniFrac, wobei letzteres auch die Phylogenie mit einbezieht. Auf Basis der sample similarity matrix kann eine Ordination erfolgen. Diese dient im Prinzip der Dimensionsreduktion von n-Dimensionen (Anzahl der ASVs/Arten) auf zwei bzw. drei Dimensionen, um Unterschiede zwischen den Proben zu visualisieren. Für die Ordination basierend auf der indirekten Gradientenanalyse kommen zwei Optionen in Betracht: (i) nMDS (non-metric multidimen-sional scaling), wobei die Ordination auf dem Rangplatz aller Proben basiert (weshalb dies eine nicht-metrische Darstellung ist) sowie (ii) PCoA (principal coordinate analysis), die Eigenwerte und Eigenvektoren nutzt, um metrische Unterschiede darzustellen. Eine weitere Darstellungsmöglichkeit ist die Clusteranalyse, die in einem Dendrogramm (i.d.R. hierarchischagglomerativ) resultiert.

4.3   Differenzielle Abundanzanalyse

Basierend auf *a priori* definierten Faktoren kann statistisch getestet werden, ob signifikante Unterschiede zwischen den verschiedenen Gruppen bestehen. Hierzu eignen sich bspw. ANOSIM („analysis of similarities") und PERMANOVA („permutational ANOVA"), da es sich bei Mikrobiomdaten immer um nichtparametrische, multivariate Daten handelt. Beide Tests basieren auf der sample similarity matrix. Mittels ANOSIM wird getestet, ob die Rangplätze zwischen den Gruppen größer sind, als innerhalb der Gruppen. Neben einem p-Wert erhält man auch eine R-Statistik; ist diese nah an Null, dann ist der Unterschied vernachlässigbar. Je näher die R-Statistik an 1 ist, desto robuster sind die Unterschiede zwischen den Gruppen. PERMANOVA testet, ob sich die Zentroide oder die Varianzen zwischen den Gruppen unterscheiden. Zusätzlich zum p-Wert wird eine pseudo-F Statistik berechnet, die als Effektmaß betrachtet werden kann. Hierbei gilt: je höher der Wert, desto größer die Unterschiede zwischen den Gruppen. Beide Tests sind sensitiv gegenüber nicht balancierten Designs sowie Unterschieden in der Streuung (Varianz) innerhalb der Gruppen. Anderson und Walsh (2013) konnten zeigen, dass PERMANOVA im Allgemeinen robuster für ökologische Daten ist, im Vergleich zu ANOSIM. Eine gute Übersichtsarbeit zu den beschriebenen Tests wurde von Somerfield et al. (2021) publiziert.

Wenn Unterschiede zwischen den Gruppen basierend auf *a priori* definierten Faktoren gefunden werden, schließt sich die Frage an, aufgrund welcher Arten sich die Proben voneinander unterscheiden. Auch hier gibt es mehrere Ansätze: In den Anfängen der Mikrobiomanalyse wurden vor allem nichtparametrische Tests für unabhängige Stichproben verwendet, wie der Mann-Whitney-U-Test bei dem Vergleich zwischen zweier Gruppen, bzw. der Kruskal-Wallis-Test bei dem Vergleich mehrerer Gruppen, gefolgt von einem post-hoc Test wie dem Dunn's Test. Bei dieser Art multipler Vergleiche muss immer auch eine Fehlerkorrektur („FDR", false discovery rate) wie beispielsweise die Korrektur nach Benjamini und Hochberg erfolgen, um eine Inflation falsch-positiver Ergebnisse zu vermeiden. Es ist bekannt, dass diese Methoden häufig unter Überdispersion leiden, das heißt, dass die empirisch ermittelte Datenvarianz größer ist als im theoretischen Modell. Aus diesem Grund wurden Ansätze entwickelt, die Überdispersion durch Modellierung besser kontrollieren, wie bspw. „DESeq2" (Love et al. 2014), und damit auch zu robusteren Ergebnissen führen. Diese Herangehensweisen wurden in den letzten Jahren zunehmend kritisiert, da die verwendeten Sequenziergeräte immer in der Gesamtzahl an Reads begrenzt sind, die sie maximal erreichen können. Entsprechend ist die Stichprobe, die man final erhält, eine willkürliche Stichprobe fester Größe an relativer Abundanz an Sequenzen, die dem getesteten Ökosystem zugrunde liegen. Daten, die aus Proportionen bzw. Verhältnissen bestehen (hier: relative Abundanzen), werden als Kompositionsdaten („compositional data") bezeichnet. Diese Daten enthalten Informationen über das Verhältnis zwischen den Teilen, nicht aber absolute Werte. Um dem Ansatz der Kompositionsdaten zu folgen, müssen die Daten zunächst so transformiert werden, dass Anteile („ratios") zwischen allen Sequenzen aller Proben errechnet werden. Hierfür eignet sich die clr (centred log-ratio)-

Transformation. Für die differenzielle Abundanzanalyse kann bspw. das R-Paket „ALDEx2" (Fernandes et al. 2013, 2014) verwendet werden. Eine hervorragende Übersichtsarbeit zu verschiedenen Ansätzen der differenzielle Abundanzanalyse wurde von Nearing et al. (2022) publiziert. Zu beachten ist, dass sich bei dem Ansatz der Kompositionsdaten auch die explorative Datenanalyse ändert: Normalisierung, Ähnlichkeitsmaße und Ordination basieren auf anderen Ansätzen bzw. Algorithmen, die Schritte bleiben allerdings identisch (Gloor et al. 2017).

Fazit

Die Mikrobiomanalytik ist ein großes, neues Forschungsfeld mit vielen Möglichkeiten, birgt aber auch nach über 10 Jahren intensiver Forschung weiter Raum für Optimierung. Das Ergebnis, das man am Ende erhält, ist abhängig von einer Anzahl an Variablen wie der Probensammlung, der Probenlagerung und -aufarbeitung sowie der bioinformatischen und statistischen Auswertung. Gute wissenschaftliche Praxis schließt daher die Angaben über verwendete Kontrollen, Versionen von R-Paketen/Software sowie gesetzter Grenz- und Schwellenwerte mit ein (Mirzayi et al. 2021). Eine sehr detaillierte Übersichtsarbeit, die die wichtigsten Punkte von der Probengewinnung bis zur differenziellen Abundanzanalyse umfasst, wurde von Hugerth und Andersson 2017 publiziert und ist ein guter Start in die Welt der Mikrobiomanalytik.

Literatur

Abellan-Schneyder I, Matchado MS, Reitmeier S, Sommer A, Sewald Z, Baumbach J et al (2021) Primer, pipelines, parameters: issues in 16S rRNA gene sequencing. Msphere 6(1):e01202–e01220

Anderson MJ, Walsh DC (2013) PERMANOVA, ANOSIM, and the Mantel test in the face of heterogeneous dispersions: what null hypothesis are you testing? Ecol Mono 83(4):557–574

Callahan BJ, McMurdie PJ, Rosen MJ, Han AW, Johnson AJA, Holmes SP (2016) DADA2: high-resolution sample inference from Illumina amplicon data. Nat Methods 13(7):581–583

Cameron ES, Schmidt PJ, Tremblay BJM et al (2021) Enhancing diversity analysis by repeatedly rarefying next generation sequencing data describing microbial communities. Sci Rep 11, 22302. https://doi.org/10.1038/s41598-021-01636-1

Caruso V, Song X, Asquith M, Karstens L (2019) Performance of microbiome sequence inference methods in environments with varying biomass. MSystems 4(1):e00163–e00118

Cole JR, Wang Q, Fish JA, Chai B, McGarrell DM, Sun Y et al (2014) Ribosomal database project: data and tools for high throughput rRNA analysis. Nucl Acids Res 42(D1):D633–D642

Davis NM, Proctor DM, Holmes SP, Relman DA, Callahan BJ (2018) Simple statistical identification and removal of contaminant sequences in marker-gene and metagenomics data. Microbiome 6:1–14

Evans GE, Murdoch DR, Anderson TP, Potter HC, George PM, Chambers ST (2003) Contamination of Qiagen DNA extraction kits with Legionella DNA. J Clin Microbiol 41(7):3452

Fernandes AD, Macklaim JM, Linn TG, Reid G, Gloor GB (2013) ANOVA-like differential expression (ALDEx) analysis for mixed population RNA-Seq. PLoS one 8(7):e67019

Fernandes AD, Reid JN, Macklaim JM, McMurrough TA, Edgell DR, Gloor GB (2014) Unifying the analysis of high-throughput sequencing datasets: characterizing RNA-seq, 16S rRNA gene sequencing and selective growth experiments by compositional data analysis. Microbiome 2:1–13

Glassing A, Dowd SE, Galandiuk S, Davis B, Chiodini RJ (2016) Inherent bacterial DNA contamination of extraction and sequencing reagents may affect interpretation of microbiota in low bacterial biomass samples. Gut Pathogens 8:1–12

Gloor GB, Macklaim JM, Pawlowsky-Glahn V, Egozcue JJ (2017) Microbiome datasets are compositional: and this is not optional. Front Microbiol 8:2224

Guenay-Greunke Y, Bohan DA, Traugott M, Wallinger C (2021) Handling of targeted amplicon sequencing data focusing on index hopping and demultiplexing using a nested metabarcoding approach in ecology. Sci Rep 11(1):19510

Hugerth LW, Andersson AF (2017) Analysing microbial community composition through amplicon sequencing: from sampling to hypothesis testing. Front Microbiol 8:1561

Love MI, Huber W, Anders S (2014) Moderated estimation of fold change and dispersion for RNA-seq data with DESeq2. Genome Biol 15(12):1–21

McMurdie PJ, Holmes S (2013) phyloseq: an R package for reproducible interactive analysis and graphics of microbiome census data. PLoS one 8(4):e61217

McMurdie PJ, Holmes S (2014) Waste not, want not: why rarefying microbiome data is inadmissible. PLoS Comput Biol 10(4):e1003531

Mirzayi C, Renson A, Genomic Standards Consortium, Massive Analysis and Quality Control Society Furlanello Cesare 31 Sansone Susanna-Assunta 84, Zohra F, Elsafoury S et al (2021) Reporting guidelines for human microbiome research: the STORMS checklist. Nat Med 27(11):1885–1892

Nearing JT, Douglas GM, Hayes MG, MacDonald J, Desai DK, Allward N et al (2022) Microbiome differential abundance methods produce different results across 38 datasets. Nat Comm 13(1):342

Quast C, Pruesse E, Yilmaz P, Gerken J, Schweer T, Yarza P et al (2012) The SILVA ribosomal RNA gene database project: improved data processing and web-based tools. Nucl Acids Res 41(D1):D590–D596

Reitmeier S, Hitch TC, Treichel N, Fikas N, Hausmann B, Ramer-Tait AE et al (2021) Handling of spurious sequences affects the outcome of high-throughput 16S rRNA gene amplicon profiling. ISME Comm 1(1):31

Salter SJ, Cox MJ, Turek EM, Calus ST, Cookson WO, Moffatt MF et al (2014) Reagent and laboratory contamination can critically impact sequence-based microbiome analyses. BMC Biol 12:1–12

Schloss PD (2020) Reintroducing mothur: 10 years later. Appl Envir Microbiol 86(2):e02343–e02319

Schloss PD (2021) Amplicon sequence variants artificially split bacterial genomes into separate clusters. Msphere 6(4):e00191–e00121

Schloss PD, Westcott SL, Ryabin T, Hall JR, Hartmann M, Hollister EB et al (2009) Introducing mothur: open-source, platform-independent, community-supported software for describing and comparing microbial communities. Appl Envir Microbiol 75(23):7537–7541

Somerfield PJ, Clarke KR, Gorley RN (2021) Analysis of similarities (ANOSIM) for 2-way layouts using a generalised ANOSIM statistic, with comparative notes on Permutational Multivariate Analysis of Variance (PERMANOVA). Austral Ecol 46(6):911–926

Straub D, Blackwell N, Langarica-Fuentes A, Peltzer A, Nahnsen S, Kleindienst S (2020) Interpretations of environmental microbial community studies are biased by the selected 16S rRNA (gene) amplicon sequencing pipeline. Front Microbiol 11:550420

Tucker CM, Cadotte MW, Carvalho SB, Davies TJ, Ferrier S, Fritz SA et al (2017) A guide to phylogenetic metrics for conservation, community ecology and macroecology. Biol Rev 92(2):698–715

Implantation des Mikrobioms beim Kind

5

Simon Weidlich

Inhaltsverzeichnis

5.1 Befruchtung und embryonale Entwicklung 47
5.2 Geburt 49
5.3 Stillen 50
5.4 Weitere Entwicklung des kindlichen Mikrobioms 51
5.5 Moderne Störfaktoren des Mikrobioms 52
5.6 Ausblick 53
Literatur 54

5.1 Befruchtung und embryonale Entwicklung

Bei manchen Insektenarten besiedeln Bakterien bereits die Eier, sodass das Individuum schon beim Schlüpfen besiedelt ist. Dahingegen findet die Befruchtung von Säugetieren in einem Uterus statt, welcher von einem Immunsystem geschützt wird. Allerdings verdichten sich die Hinweise, dass die intrauterine Umgebung nicht, wie früher angenommen, ste-

S. Weidlich (✉)
Klinik und Poliklinik für Innere Medizin II, Klinikum rechts der Isar,
TUM Universitätsklinikum, München, Deutschland
e-mail: Simon.Weidlich@mri.tum.de

ril ist, und dass ein maternaler-fetaler Mikrobiomtransfer bereits in der Schwangerschaft stattfindet (Perez-Muñoz et al. 2017; Milani et al. 2017). Möglicherweise gelangen bakterielle Keime der Zervix mit Eindringen des Spermiums bei der Befruchtung, während der Einnistung oder der frühen embryonalen Entwicklung in Kontakt mit dem frühen Leben. Es wurden DNA-Fragmente in der Plazenta gefunden – was entweder durch bakterielle Besiedelung oder Translokation der DNA-Fragmente über das mütterliche Blut zu erklären sein kann. In unkomplizierten Schwangerschaften ist das Fruchtwasser steril, also ohne kulturelles Wachstum. Studien mit kindlichem Mekonium weisen aber ebenso darauf hin, dass eine Besiedelung bereits in utero geschehen könnte (Walker et al. 2017). Dennoch fehlt der direkte Beweis eines Transfers des vitalen mütterlichen Mikrobioms auf das ungeborene Leben. Es besteht weiterhin eine kontroverse Debatte, inwieweit bereits intrauterin die Implantation des kindlichen Mikrobioms beginnt (Blaser und Dominguez-Bello 2016).

Tierversuche konnten zeigen, dass eine keimfreie Schwangerschaft möglich ist. Dennoch ist sowohl das intestinale als auch das vaginale Mikrobiom der Mutter essenziell für eine gesunde Entwicklung des Fötus. Indirekt wird der Fötus vom mütterlichen Mikrobiom durch Immunreaktionen der Mutter sowie von mikrobiellen Metaboliten, welche die Plazentaschranke überwinden, und auch durch Faktoren wie beispielsweise Stress, Diät oder neuroendokrine Exposition, welche epigenetische Programmierungen hervorrufen, beeinflusst. Diese Faktoren beeinflussen umgekehrt auch wieder das mütterliche Mikrobiom, sodass sich dieses in Darm und Vagina im Laufe der Schwangerschaft ändert. Möglicherweise ermöglicht dies dem Fetus, effizienter Energieträger aus dem maternalen Blut zu akquirieren. Butyrat-produzierende Bakterien könnten an der Entstehung einer Immuntoleranz der Mutter beteiligt sein. Die Zusammensetzung und Entwicklung des kindlichen Mikrobioms wird durch viele pränatale Faktoren beeinflusst: die mütterliche Diät, Übergewicht, Raucherstatus und der Einsatz von Antibiotika während der Schwangerschaft (Vandenplas et al. 2020) (Abb. 5.1).

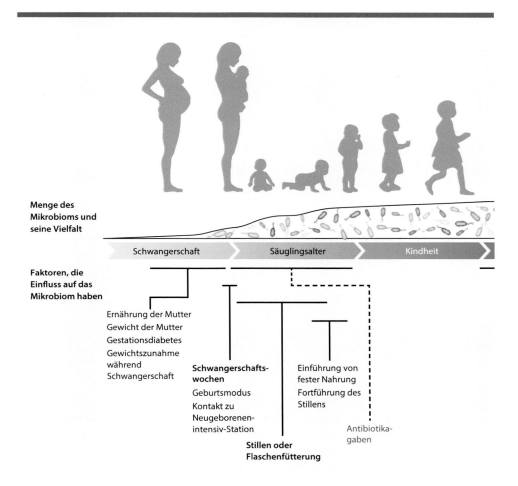

Abb. 5.1 Pränatale Faktoren: Plazenta, Ernährung, Gewicht(szunahme) der Mutter, Antibiotika-gebrauch. Neonatale Faktoren: Geburtsmodus, Schwangerschaftsalter, peripartaler Antibiotika-gebrauch. Postnatale Faktoren: Ernährung (Muttermilch versus Flaschennahrung), geografische Lage, Familienmitglieder, Host-Interaktion, Beginn von Beikost. (Aus Claßen und Enninger 2018)

▶   Ob die Implantation des kindlichen Mikrobioms bereits während der Schwanger-schaft beginnt, bleibt derzeit kontrovers diskutiert.

5.2   Geburt

Das Einsetzen der Wehen und der Geburtsvorgang sind die erste aktive Konfrontation des Kindes mit dem komplexen vaginalen Mikrobiom und gelten als der ursprüngliche Mechanismus des intergenerationellen Austauschs des Mikrobioms bei Säugetieren. Während einige Wirbeltiere wie Vögel und Reptilien ihre Eier durch einen einzigen Kanal – die Kloake – legen, haben Säugetiere mit einer Plazenta getrennte Ostien für Reproduktion (Vagina) und die Exkretion von Fäkalien (Rektum) und Urin (Urethra). Allerdings ist der Geburtskanal dem Rektum und nicht der Urethra zugewandt. Dies ermöglicht nach Reißen der chorioamniotischen Membran einen Kontakt mit dem mütterlichen Mikrobiom des Darmes und der Vagina. Haut und Mund des Neugeborenen werden von mütterlichen Inokula (d. h. die zur Weitergabe bestimmte „Impfkultur") bedeckt, und Bestandteile des mütterlichen Mikrobioms werden vom Säugling geschluckt. Welche Rolle bzw. zu welchem Zeitpunkt das väterliche und ggf. geschwisterliche Mikrobiom eine Rolle spielen, ist bisher nicht komplett verstanden. Allerdings verändern Kaiserschnitt oder der Gebrauch von Antibiotika während einer vaginalen Geburt die bakterielle Kolonisation des Neugeborenen (Stearns et al. 2017). Kinder, die durch einen Kaiserschnitt geboren wurden, haben im Alter von vier Monaten eine niedrigere Diversität ihres intestinalen Mikrobioms (Azad et al. 2013).

▶ Mit Einsetzen der Wehen und der Geburt beginnt der Transfer des mütterlichen Mikrobioms auf das Kind. Der peripartale Einsatz von Antibiotika sowie der Geburtsmodus des Kindes haben Auswirkungen auf die Entwicklung des kindlichen Mikrobioms.

5.3 Stillen

Definitionsgemäß entwickeln sich Säugetiere über eine Plazenta, werden durch den Geburtskanal geboren und trinken während des anfänglichen Entwicklungsfensters mütterliche Milch. Versuche mit keimfreien Mäusen, Hühnern und Schweinen haben zwar gezeigt, dass sich Tiere ohne Mikrobiom entwickeln können, aber abnormale Phänotypen aufweisen. Es wird daher davon ausgegangen, dass das Mikrobiom maßgeblich für eine gesunde Entwicklung ist. Anfängliche neonatale Bakterien stimulieren die Entwicklung von Immun- und Nervensystem sowie von Metabolismus und Hormonsystem (Smith et al. 2014). Unter natürlichen Bedingungen entwickeln sich sowohl der Säugling als auch das Mikrobiom unter den nutritiven, immunologischen, hormonellen und präbiotischen Einflüssen der maternalen Milch. Unter der Geburt erworbene Milchsäurebakterien verdauen Laktose, während andere Bakterien weitere für das Neugeborene unverdauliche Substrate verarbeiten, u. a. menschliche Milch-Oligosaccharide (human milk oligosaccharides, HMOs). Gewisse Polymorphismen (z. B. im Fucose-Transferase-Gen FUT2) sind mit selektiven Effekten von HMOs auf die Zusammensetzung des kindlichen Mikrobioms assoziiert und bringen eine erhöhte Anfälligkeit für später im Leben auftretende Autoimmunerkrankungen mit sich (Turroni et al. 2020). Stillen mit Muttermilch bringt die balancierteste Entwicklung des kindlichen Mikrobioms mit sich, was zu einem großen Teil durch den hohen Anteil an Oligosacchariden erklärt wird. Interessanterweise beinhaltet Muttermilch auch Harnstoff und Oxalat, zwei Endprodukte im menschlichen Metabolismus.

Einzelne Mikroben nutzen Moleküle wie Kohlenstoff und Stickstoff als Energiequelle. In der Milch enthaltene Glykane beeinflussen das kindliche Mikrobiom und die mikrobielle Zusammensetzung der Milch, insbesondere zugunsten von *Bifidobacterium* species (Zivkovic et al. 2011). Der Entwicklungsfortschritt der sensorischen und motorischen Fähigkeiten des Säuglings während der reinen Ernährungsphase mit Milch ist bemerkenswert. Ein Verständnis dieser Periode, der Funktion von Milchglykanen und deren Auswirkung auf die Selektion gewisser Mikroben ist ein Schlüssel zum Verständnis der menschlichen Entwicklung. Neben HMOs enthält Muttermilch auch probiotische Bakterien, deren klinische Signifikanz allerdings noch unklar ist.

Verglichen mit Muttermilch ist der Gehalt an Oligosacchariden in Kuhmilch 100 bis 1000-fach niedriger (Seppo et al. 2017). Babymilchpulver verändert das Mikrobiom des Babys (Pannaraj et al. 2017), und selbst eine Ernährung per Flasche mit aufgewärmter Muttermilch statt direktem Stillen scheint Effekte auf die Entwicklung des kindlichen Mikrobioms zu haben. Dies wird durch mögliches Einfrieren und erneutes Auftauen der Muttermilch erklärt. Es ist auch nicht auszuschließen, dass ein reduzierter Haut-zu-Haut und Mund-zu-Brust-Kontakt (und damit Kontakt des Kindes mit dem mütterlichen Hautmikrobiom) bei Ernährung des Säuglings mit der Flasche und Verzicht auf Stillen hier eine Rolle spielt, wenngleich dies kaum untersucht ist.

▶ Die Zusammensetzung der mütterlichen Milch trägt zur Entwicklung des kindlichen Mikrobioms bei.

5.4 Weitere Entwicklung des kindlichen Mikrobioms

Die weitere Entwicklung des Mikrobioms im Kind unterliegt dynamischen Veränderungen. Direkt nach der Geburt scheint sich die kindliche α-Diversität als Maß für die Artenvielfalt der im Darm lebenden Mikroben unter dem Selektionsdruck der beschränkten Substrate der Muttermilch zu reduzieren. Im Alter von einer Woche hat das Mikrobiom des Darmes bereits eine ähnliche Zusammensetzung wie im Alter von einem Monat (Hill et al. 2017). In den ersten sechs Lebensmonaten begünstigt beispielsweise von Darmmikroben produziertes Butyrat die periphere regulatorische T-Zell-Entwicklung (Arpaia et al. 2013). Bakterielle Moleküle wie kurzkettige Fettsäuren induzieren mukosaassoziiertes lymphatisches Gewebe im Darm über Toll-like Rezeptoren und formen die intestinale Th-Zellvermittelte Immunität (Kamada und Núñez 2014). Auch Umweltfaktoren haben Einfluss auf die weitere Entwicklung des kindlichen Mikrobioms. Neugeborene mit Geschwistern haben eine höhere Besiedelung mit *Bifidobacterium catenulatum*, und Mädchen haben mehr *B. fragilis* und *Lactobacillus supp.* (Martin et al. 2016). Schließlich haben auch der Besitz von Haustieren oder ein Leben auf dem Land oder in der Stadt Auswirkung auf die Zusammensetzung des Mikrobioms. Es gibt Hinweise, dass Stillen über einen längeren Zeitraum mit niedrigerem Risiko für späteres Übergewicht assoziiert ist (Harder et al. 2005). Darmbakterien können entweder die epitheliale Mukosa oder Nahrungspartikel besiedeln oder sich frei in der flüssigen Phase bewegen. Nach der Phase der ausschließlichen Ernährung mit Milch und mit Beginn des Zahnens ist der kindliche gastrointestinale Trakt gereift, und die Nahrung erreicht auch postresorptive Darmareale mit neuen Substraten. Dadurch verändern sich die Bedingungen mit der Folge relevanter metabolischer Veränderungen im Enddarm. Die mikrobielle Diversität des Darmes steigt etwa bis zum Alter von drei Jahren an (Yatsunenko et al. 2012). Neue feste Nahrung beinhaltet Stoffe wie z. B. Zellwand-Polysaccharide, welche nicht im proximalen Dünndarm aufgenommen werden können und von Bakterien im Dickdarm fermentiert werden. Endprodukte wie kurzkettige Fettsäuren modulieren den Metabolismus und das Immunsystem des Wirtes. Butyrat z. B. hat günstige Effekte und ist Energiequelle für Epithelzellen des Kolons, hält die epitheliale Integrität des Darmes aufrecht, unterstützt die Differenzierung von regulatorischen T-Zellen und stimuliert antientzündliche Immunantworten. Butyrat und Acetat regulieren das Sättigungsgefühl, wobei letzteres Übergewicht begünstigt. Es konnte gezeigt werden, dass eine hohe Abundanz von *Bacteroides* und *Firmicutes* und eine niedrige Abundanz mit azetogenen und methanogenen Keimen mit reduziertem Gewichtsverlust assoziiert ist.

5.5   Moderne Störfaktoren des Mikrobioms

Die Entwicklung einer industriellen und urbanisierten Gesellschaft hat enorme Veränderungen im Lebensstil bedingt. Diese Veränderungen sind komplex und beinhalten u. a. Städteplanung, Architektur, Bebauungsdichte, eine Isolierung der Gebäude von der Umwelt, Belüftung, Ernährung, Bekleidung, Sport, Kosmetikartikel und den Gebrauch von Medikamenten. Urbanisierung ist neben einem erhöhten Risiko für immunologische und metabolische Erkrankungen wie beispielsweise Übergewicht, Typ 1-Diabetes, Verhaltensstörungen, Asthma und chronisch-entzündlichen Darmerkrankungen auch mit einer reduzierten Diversität des Darmmikrobioms assoziiert (Yatsunenko et al. 2012). Der Einfluss von Umweltfaktoren auf das Mikrobiom ist substanziell. Die prä- und postnatale Gabe von Antibiotika, aber auch der Gebrauch von Kosmetikartikeln und die Antibiotikagabe in der Tierzucht lösen einen Selektionsdruck auf das intestinale Mikrobiom aus. Es bestehen bewiesenermaßen Zusammenhänge zwischen veränderter Zusammensetzung des Mikrobioms und erhöhtem Krankheitsrisiko. Kaiserschnitt und frühe prä- und postnatale Exposition mit Antibiotika sind mit einem Risiko für späteres Übergewicht assoziiert (Blustein und Liu 2015). Ein Mangel an Exposition mit dem mütterlichen Mikrobiom, wie es beim Kaiserschnitt der Fall ist, führt zu einer veränderten Zusammensetzung des kindlichen Mikrobioms (Dominguez-Bello et al. 2010; Bokulich et al. 2016). Während Kinder, die vaginal entbunden wurden, eine durch die vaginale Flora beeinflusste Besiedelung mit *Lactobacillus*, *Prevotella* und *Sneathia spp* aufweisen, ist die Kolonisation von Kindern nach Kaiserschnitt vom Mikrobiom der mütterlichen Hautflora, d. h. von *Staphylococcus*, *Corynebacterium* und *Propionibacterium spp*, beeinflusst. Durch Kaiserschnitt entbundene Kinder sind anfälliger für Allergien und Asthma. Ein Schlüssel zum

Verständnis der Ätiologie von chronischen Immunerkrankungen liegt darin, die Funktion des kindlichen Mikrobioms besser zu entdecken. Sicherlich liegen hierin frühe Möglichkeiten der Prävention. Eine reduzierte Diversität des intestinalen Mikrobioms geht mit verminderter Resilienz und reduzierten Abwehrmöglichkeiten gegen Pathogene einher. Zwar ist in urbanen Gebieten durch Hygienemaßnahmen und Impfungen die Notwendigkeit zur Abwehr durch reduzierte Besiedelung mit Pathogenen weniger bedeutsam als in früheren Zeiten – dennoch bleibt der Aspekt einer hierdurch bedingten veränderten Zusammensetzung des Mikrobioms, insbesondere des kindlichen Mikrobioms, relevant.

▶ Störfaktoren und Veränderungen in der Entwicklung des Mikrobioms stellen einen Risikofaktor für spätere atopische und immunologische Erkrankungen sowie für die Entwicklung von Adipositas und psychischen Erkrankungen dar.

5.6 Ausblick

Denkt man an mögliche therapeutische Möglichkeiten in Bezug auf das kindliche Mikrobiom, stellt sich zunächst die Frage der Definition des „gesunden" Mikrobioms. Individuen unterscheiden sich erheblich in der taxonomischen Zusammensetzung ihres Mikrobioms; im Laufe der Zeit ändert sich auch die Zusammensetzung innerhalb eines Individuums. Ist die „normale" Zusammensetzung auch zwingend die „gesunde"? Ist das kindliche Mikrobiom das optimale oder das einer 20-jährigen Person? Es konnten drei Enterotypen des menschlichen intestinalen Mikrobioms ausgemacht werden (prävalent *Bacteroides*, *Prevotella* oder *Ruminococcus*) (Arumugam et al. 2011). Eine hohe interindividuelle Diversität reduziert die Vergleichbarkeit von mikrobiellen Gemeinschaften. Es sind daher prospektive Studien nötig. Eine Studie an gesunden Kindern in verschiedenen Gebieten Asiens zeigte substanzielle Unterschiede in der Zusammensetzung des Mikrobioms mit einem klaren Nord-Süd-Gefälle und wies zudem Zusammenhänge mit unterschiedlichen Leveln sozioökonomischer Modernisierung auf (Nakayama et al. 2015). Ebenso wenig wissen wir heute, welches die Key Features eines gesunden Mikrobioms sind, über die deskriptive Zusammensetzung in gewissen Körperlokalisationen hinweg. Daher sind bisher nur wenige therapeutische Ansätze zur Restitution des kindlichen Mikrobioms untersucht. Könnte eine Wiederherstellung des kindlichen Mikrobioms nach Kaiserschnitt durch Exposition des Säuglings mit mütterlichem Vaginalsekret ein Ansatz sein (Dominguez-Bello et al. 2016)? Ein weiterer Gegenstand der Forschung ist ein besseres Verständnis prä- und probiotischer Funktionen der mütterlichen Milch und das Herstellen synthetischer Muttermilch. Eine Herausforderung, welche sich hierbei stellt, ist ein wechselnder zirkadianer Rhythmus in den Konzentrationen der HMOs sowie der zusätzlichen Bestandteile wie Hormone, Zellen und Antikörper. Zuletzt wurde kommerziell eine künstliche Milch mit Zusatz von N-Acetyl-D-Neuramin-Säure angeboten (Röhrig et al. 2017). Ein orales synbiotisches Präparat aus *Lactobacillus plantarum* und Fructooligosacchariden hat zu einer Reduktion neonataler Septitiden bei ländlichen indischen Neugeborenen geführt (Panigrahi et al. 2017). Ein besseres Verständnis der Koevoluation von Milchglykanen, dem Immunsystem und dem Darmmikrobiom könnte die Gesundheitssituation von Kindern deutlich verbessern, insbesondere unter reduzierten sozioökonomischen Bedingungen.

Fazit

Die Implantation des kindlichen Mikrobioms ist ein Prozess, der sich über die Schwangerschaft, die Geburt, das Stillen und den Beginn der Beikost hinzieht und durch viele Faktoren (vaginale Geburt versus Kaiserschnitt, Gebrauch von Antibiotika, Ernährung) beeinflusst wird. Das von Bifidobakterien dominierte kindliche Mikrobiom hat einen großen Einfluss auf die Entwicklung des Immunsystems und des Metabolismus. Veränderungen im Mikrobiom erhöhen das Risiko für spätere chronische Erkrankungen.

Literatur

Arpaia N, Campbell C, Fan X, Dikiy S, van der Veeken J, deRoos P, Liu H, Cross JR, Pfeffer K, Coffer PJ, Rudensky AY (2013) Metabolites produced by commensal bacteria promote peripheral regulatory T-cell generation. Nature 504(7480):451–455

Arumugam M, Raes J, Pelletier E, Le Paslier D, Yamada T, Mende DR, et al (2011) Enterotypes of the human gut microbiome. Nature 473(7346):174–80

Azad MB, Konya T, Maughan H, Guttman DS, Field CJ, Chari RS, Sears MR, Becker AB, Scott JA, Kozyrskyj AL (2013) Gut microbiota of healthy Canadian infants: profiles by mode of delivery and infant diet at 4 months. Cmaj 185(5):385–394

Blaser MJ, Dominguez-Bello MG (2016) The human microbiome before birth. Cell Host Microbe 20(5):558–560

Blustein J, Liu J (2015) Time to consider the risks of caesarean delivery for long term child health. Bmj 350:h2410

Bokulich NA, Chung J, Battaglia T, Henderson N, Jay M, Li H, Lieber AD, Wu F, Perez-Perez GI, Chen Y, Schweizer W, Zheng X, Contreras M, Dominguez-Bello MG, Blaser MJ (2016) Antibiotics, birth mode, and diet shape microbiome maturation during early life. Sci Transl Med 8(343):343ra382

Claßen M, Enninger A (2018) „Darmbakterien beeinflussen Krankheitsrisiken." Pädiatrie, Ausgabe 6/2018. Springer, Berlin

Dominguez-Bello MG, Costello EK, Contreras M, Magris M, Hidalgo G, Fierer N, Knight R (2010) Delivery mode shapes the acquisition and structure of the initial microbiota across multiple body habitats in newborns. Proc Natl Acad Sci U S A 107(26):11971–11975

Dominguez-Bello MG, De Jesus-Laboy KM, Shen N, Cox LM, Amir A, Gonzalez A, Bokulich NA, Song SJ, Hoashi M, Rivera-Vinas JI, Mendez K, Knight R, Clemente JC (2016) Partial restoration of the microbiota of cesarean-born infants via vaginal microbial transfer. Nat Med 22(3):250–253

Harder T, Bergmann R, Kallischnigg G, Plagemann A (2005) Duration of breastfeeding and risk of overweight: a meta-analysis. Am J Epidemiol 162(5):397–403

Hill CJ, Lynch DB, Murphy K, Ulaszewska M, Jeffery IB, O'Shea CA, Watkins C, Dempsey E, Mattivi F, Tuohy K, Ross RP, Ryan CA, Toole PWO, Stanton C (2017) Evolution of gut microbiota composition from birth to 24 weeks in the INFANTMET Cohort. Microbiome 5(1):4

Kamada N, Núñez G (2014) Regulation of the immune system by the resident intestinal bacteria. Gastroenterology 146(6):1477–1488

Martin R, Makino H, Cetinyurek Yavuz A, Ben-Amor K, Roelofs M, Ishikawa E, Kubota H, Swinkels S, Sakai T, Oishi K, Kushiro A, Knol J (2016) Early-life events, including mode of delivery and type of feeding, siblings and gender, shape the developing Gut Microbiota. PLoS One 11(6):e0158498

Milani C, Duranti S, Bottacini F, Casey E, Turroni F, Mahony J, Belzer C, Delgado Palacio S, Arboleya Montes S, Mancabelli L, Lugli GA, Rodriguez JM, Bode L, de Vos W, Gueimonde M, Margolles A, van Sinderen D, Ventura M (2017) The first microbial colonizers of the human Gut: composition, activities, and health implications of the infant Gut Microbiota. Microbiol Mol Biol Rev 81(4):e00036–e00017

Nakayama J, Watanabe K, Jiang J, Matsuda K, Chao SH, Haryono P, La-Ongkham O, Sarwoko MA, Sujaya IN, Zhao L, Chen KT, Chen YP, Chiu HH, Hidaka T, Huang NX, Kiyohara C, Kurakawa T, Sakamoto N, Sonomoto K, Tashiro K, Tsuji H, Chen MJ, Leelavatcharamas V, Liao CC, Nitisinprasert S, Rahayu ES, Ren FZ, Tsai YC, Lee YK (2015) Diversity in gut bacterial community of school-age children in Asia. Sci Rep 5:8397

Panigrahi P, Parida S, Nanda NC, Satpathy R, Pradhan L, Chandel DS, Baccaglini L, Mohapatra A, Mohapatra SS, Misra PR, Chaudhry R, Chen HH, Johnson JA, Morris JG, Paneth N, Gewolb IH (2017) A randomized synbiotic trial to prevent sepsis among infants in rural India. Nature 548(7668):407–412

Pannaraj PS, Li F, Cerini C, Bender JM, Yang S, Rollie A, Adisetiyo H, Zabih S, Lincez PJ, Bittinger K, Bailey A, Bushman FD, Sleasman JW, Aldrovandi GM (2017) Association between breast milk bacterial communities and establishment and development of the infant Gut Microbiome. JAMA Pediatr 171(7):647–654

Perez-Muñoz ME, Arrieta MC, Ramer-Tait AE, Walter J (2017) A critical assessment of the „sterile womb" and „in utero colonization" hypotheses: implications for research on the pioneer infant microbiome. Microbiome 5(1):48

Röhrig CH, Choi SS, Baldwin N (2017) The nutritional role of free sialic acid, a human milk monosaccharide, and its application as a functional food ingredient. Crit Rev Food Sci Nutr 57(5):1017–1038

Seppo AE, Autran CA, Bode L, Järvinen KM (2017) Human milk oligosaccharides and development of cow's milk allergy in infants. J Allergy Clin Immunol 139(2):708–711.e705

Smith CL, Dickinson P, Forster T, Craigon M, Ross A, Khondoker MR, France R, Ivens A, Lynn DJ, Orme J, Jackson A, Lacaze P, Flanagan KL, Stenson BJ, Ghazal P (2014) Identification of a human neonatal immune-metabolic network associated with bacterial infection. Nat Commun 5:4649

Stearns JC, Simioni J, Gunn E, McDonald H, Holloway AC, Thabane L, Mousseau A, Schertzer JD, Ratcliffe EM, Rossi L, Surette MG, Morrison KM, Hutton EK (2017) Intrapartum antibiotics for GBS prophylaxis alter colonization patterns in the early infant gut microbiome of low risk infants. Sci Rep 7(1):16527

Turroni F, Milani C, Duranti S, Lugli GA, Bernasconi S, Margolles A, Di Pierro F, van Sinderen D, Ventura M (2020) The infant gut microbiome as a microbial organ influencing host well-being. Ital J Pediatr 46(1):16

Vandenplas Y, Carnielli VP, Ksiazyk J, Luna MS, Migacheva N, Mosselmans JM, Picaud JC, Possner M, Singhal A, Wabitsch M (2020) Factors affecting early-life intestinal microbiota development. Nutrition 78:110812

Walker RW, Clemente JC, Peter I, Loos RJF (2017) The prenatal gut microbiome: are we colonized
    with bacteria in utero? Pediatr Obes 12 Suppl 1(Suppl 1):3–17
Yatsunenko T, Rey FE, Manary MJ, Trehan I, Dominguez-Bello MG, Contreras M, Magris M, Hi-
    dalgo G, Baldassano RN, Anokhin AP, Heath AC, Warner B, Reeder J, Kuczynski J, Caporaso
    JG, Lozupone CA, Lauber C, Clemente JC, Knights D, Knight R, Gordon JI (2012) Human gut
    microbiome viewed across age and geography. Nature 486(7402):222–227
Zivkovic AM, German JB, Lebrilla CB, Mills DA (2011) Human milk glycobiome and its impact on
    the infant gastrointestinal microbiota. Proc Natl Acad Sci U S A 108 Suppl 1(Suppl 1):4653–4658

Mikrobiota im Verlauf des Alterns

6

Kerstin Schütte und Bianca Simon

Inhaltsverzeichnis

6.1 Einleitung 58
6.2 Kennzeichen des Alterungsprozesses 58
6.3 Veränderungen in der Mikrobiomkomposition während des Alterungsprozesses
und ihre Einflussfaktoren 59
6.4 Assoziationen zwischen altersassoziierten Erkrankungen und veränderter
Mikrobiomkomposition 63
6.5 Das „ideale Mikrobiom" der Hundertjährigen? 64
6.6 Optionen für Interventionen – was ist evidenzbasiert? 65
Literatur 68

K. Schütte (✉)
Klinik für Innere Medizin und Gastroenterologie, Niels-Stensen-Kliniken Marienhospital
Osnabrück, Osnabrück, Deutschland

Klinik für Gastroenterologie, Hepatologie, Infektiologie und Endokrinologie,
Medizinische Hochschule Hannover (MHH), Hannover, Deutschland
e-mail: kerstin.schuette@niels-stensen-kliniken.de

B. Simon
Klinik für Innere Medizin und Gastroenterologie, Niels-Stensen-Kliniken Marienhospital
Osnabrück, Osnabrück, Deutschland
e-mail: bianca.s@t-sim.de

► Das intestinale Mikrobiom hat auf vielfältige Art einen entscheidenden Einfluss auf die Gesundheit des Menschen. Es verändert sich während der verschiedenen Lebensphasen des Menschen signifikant. Für zahlreiche (altersassoziierte) Erkrankungen wurden in den letzten Jahren Assoziationen mit einer veränderten intestinalen Mikrobiomkomposition detektiert, wobei der Beleg einer Kausalität in vielen Fällen aussteht.

6.1 Einleitung

Altern als natürlicher Bestandteil des Lebenszyklus des Menschen hat interindividuell unterschiedliche Phänotypen und führt in unterschiedlicher Ausprägung und Geschwindigkeit zur Abnahme physiologischer Funktionen und vermehrter Anfälligkeit für Krankheiten.

► Als Ziel eines „erfolgreichen Alterungsprozesses" wird dabei im Allgemeinen das Erreichen eines hohen Lebensalters bei guter Gesundheit und Zufriedenheit verstanden (Palmore 1979).

Das intestinale Mikrobiom hat auf vielfältige Art einen entscheidenden Einfluss auf die Gesundheit des Menschen. Es verändert sich während der verschiedenen Lebensphasen des Menschen signifikant. Für zahlreiche (altersassoziierte) Erkrankungen wurden in den letzten Jahren Assoziationen mit einer veränderten intestinalen Mikrobiomkomposition detektiert, wobei der Beleg einer Kausalität in vielen Fällen aussteht.

6.2 Kennzeichen des Alterungsprozesses

Der Alterungsprozess ist komplex, genetisch determiniert und durch zahlreiche externe Faktoren moduliert. Hierzu gehören neben Aspekten des Lebensstils wie physischer und intellektueller Aktivität, sozialer Einbettung des alternden Menschen und Ernährung auch Veränderungen auf molekularer und zellulärer Ebene, zelluläre Seneszenz und Immunoseneszenz einschließend. Im Jahr 2013 hat eine internationale Arbeitsgruppe erstmals die Kennzeichen des Alterungsprozesses in einem Modell zusammengefasst, das seither stetig weiterentwickelt wurde (Lopez-Otin et al. 2013). Im initialen Modell wurden als die neun Charakteristika des Alterungsprozesses auf molekularer, zellulärer und systemischer Ebene genomische Instabilität, Telomerenverkürzung, epigenetische Veränderungen, Verlust der Proteostase, dysregulierte Nährstoffsignale, mitochondriale Dysfunktion, zelluläre Seneszenz, Stammzellerschöpfung und veränderte interzelluläre Kommunikation genannt. Zehn Jahre nach Erscheinen dieser Arbeit wurde dieses Modell überarbeitet und ergänzt: so werden nun auch eine eingeschränkte Makroautophagie, chronische Inflammation und Dysbiose als Kennzeichen genannt, die sich zeitabhängig parallel zum Alterungsprozess manifestieren, den Alterungsprozess beschleunigen können, aber auch durch therapeutische Interventionen den Alterungsprozess verlangsamen, anhalten oder umkehren können (Lopez-Otin et al. 2023). Dabei sind die Kennzeichen des Alterungsprozesses nicht unabhängig voneinander zu verstehen, sondern beeinflussen sich gegenseitig auf vielfältige Art und Weise.

Dasselbe gilt für die ebenfalls charakterisierten Kennzeichen von Gesundheit, die für einen erfolgreichen Alterungsprozess ebenfalls von hoher Bedeutung sind. Hier werden acht Kennzeichen in den drei Kategorien „Erhalt der Homöostase", „Antwort auf Stress" und „räumliche Kompartimentierung" benannt (Lopez-Otin und Kroemer 2021). Die Integrität der körpereigenen Barrieren ist eines der genannten Kennzeichen, und hier ist die intestinale Barriere, die die größte Kontaktfläche zur Außenwelt darstellt, von herausragender Bedeutung. An ihr findet die wesentliche Interaktion mit dem intestinalen Mikrobiom statt. Bereits zu Beginn des 20. Jahrhunderts postulierte Elias Metchnikoff, dass der Alterungsprozess und die mit ihm verbundenen Prozesse eine Konsequenz einer systemischen Entzündungsreaktion in Folge gesteigerter intestinaler Permeabilität und daraus resultierender Translokation bakterieller Bestandteile in die systemische Zirkulation sind (Thevaranjan et al. 2017) und empfahl den Konsum von Joghurt, um das intestinale Mikrobiom positiv zu beeinflussen.

▶ Der Alterungsprozess ist u. a. durch eine sterile niedriggradige systemische Entzündungsreaktion (sog. Inflammaging) gekennzeichnet, die sich nicht nur in systemisch erhöhten Konzentrationen proinflammatorischer Zytokine ausdrückt, sondern auch zu entzündungsdominierten Erkrankungen wie z. B. Atherosklerose, Neuroinflammation und Arthritis führen kann. Dabei wird postuliert, dass das sog. Inflammaging auch als ein adaptiver Prozess verstanden werden kann, der eine anti-inflammatorische Antwort auf die altersassoziierte proinflammatorische Umwelt triggern kann (Santoro et al. 2021). Zunehmende Evidenz belegt die hohe Bedeutung der Kommunikation des intestinalen Mikrobioms mit der intestinalen Mukosa und dem systemischen Immunsystem für den Alterungsprozess und altersassoziierte Erkrankungen (Haran und McCormick 2021).

6.3 Veränderungen in der Mikrobiomkomposition während des Alterungsprozesses und ihre Einflussfaktoren

Im Laufe der Lebensspanne verändert sich die Komposition des intestinalen Mikrobioms kontinuierlich. Dabei unterliegen diese Veränderungen vielfältigen Einflussfaktoren (Abb. 6.1).

Bei Neugeborenen wird die Komposition des „Gründermikrobioms" wesentlich durch den Modus der Geburt (vaginal vs. Kaiserschnitt) beeinflusst. Bei Neugeborenen, die vaginal entbunden wurden, ist das Mikrobiom initial dominiert durch *Lactobacillus* und *Prevotella* spp., die im Geburtskanal von der Mutter übertragen wurden, während eine

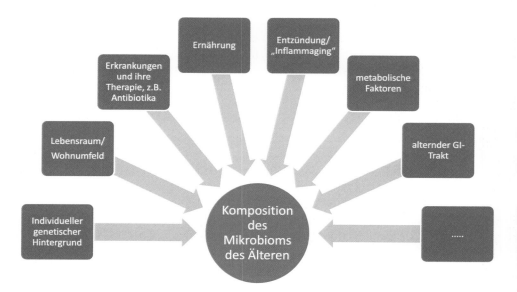

Abb. 6.1 Einflussfaktoren auf die Mikrobiomkomposition während des Alterns

Hautflora mit *Staphylococcus, Corynebacterium und Propionibacterium spp.* bei Kindern gefunden wird, die über einen Kaiserschnitt entbunden wurden. Untersuchungen zum genetischen Einfluss auf das Gründermikrobiom an ein- und zweieiigen Zwillingen sind in ihren Ergebnissen zum Teil widersprüchlich (Haran und McCormick 2021). Während lange Zeit angenommen wurde, dass die intrauterine Umwelt steril ist, zeigen jüngere Untersuchungen, dass sowohl in der Placenta gesunder Mütter als auch in der Amnionflüssigkeit und im Mekonium bakterielle Spezies vorhanden sind (Lynch und Pedersen 2016). Mit dem Ende der Stillzeit beginnt das kindliche Mikrobiom sich dem erwachsenen anzunähern, wobei die bakterielle Diversität und die funktionelle Kapazität stetig und rasch zunehmen. Zwischen dem 1. und dem 5. Lebensjahr verlangsamt sich die Geschwindigkeit der Diversitätszunahme, sodass die bakterielle Diversität des intestinalen Mikrobioms bei Kindern geringer als bei Erwachsenen bleibt. In der Präadoleszenz ist die Zahl der bakteriellen Taxa und der funktionellen Gene im Darmmikrobiom der eines Erwachsenen ähnlich, wobei sich aber die Taxae und Funktionen unterscheiden. Kinder weisen eine höhere Anzahl an *Anaerovorax, Bifidobacterium, Faecalibacterium* und *Lachnospiraceae* sowie eine höhere metabolische Kapazität für die in die Vitamin B12- und Folsäure-Synthese involvierten Stoffwechselwege auf als Erwachsene (Lynch und Pedersen 2016). Die Art der Ernährung, akute Erkrankungen und die Einnahme von Antibiotika gehören auch bereits im Kindesalter zu den Faktoren, die Einfluss auf die Komposition des intestinalen Mikrobioms nehmen (Ottman et al. 2012; Lynch und Pedersen 2016). Die an das erwachsene Mikrobiom angleichende Transformation geschieht parallel zur immunologischen, metabolischen und kognitiven Entwicklung des Kindes und trägt mutmaßlich signifikant zu einer physiologischen Entwicklung bei (Blaser 2014). Bereits mit der Geburt beginnt ein Wechselspiel von Einflüssen zwischen dem Wirt und seinem Mikrobiom, mit bilateralen Einflüssen nicht nur auf das Immunsystem, sondern auf multiple Organsysteme, die Leber, den Magen-Darm-Trakt, die Muskulatur und das Gehirn einschließend, sodass in Summe zahlreiche metabolische Achsen zwischen Mensch und Mikrobiom entstehen (Nicholson et al. 2012).

Die Phyla *Firmicutes* und *Bacteroides* dominieren das auf dieser Ebene relativ stabile intestinale Mikrobiom des Erwachsenen, wobei es interindividuell signifikante Unterschiede auf Speziesebene gibt und die individuelle Mikrobiomkomposition einzigartig ist (Lynch und Pedersen 2016). Es wird postuliert, dass ein Kernmikrobiom während des Erwachsenenalters stabil ist und nur Komponenten des Mikrobioms dynamisch und biologisch und metabolisch flexibel sind und auf Störungen von außen mit Veränderungen in der Komposition reagieren (Nicholson et al. 2012).

▶   Es liegen wenige Studien zu den Veränderungen in der Mikrobiomkomposition des gesunden alten Menschen vor, insbesondere fehlen longitudinale Studien an gut charakterisierten Kohorten älterer Gesunder über einen langen Zeitraum, auch wenn einige Studien kurzfristige Veränderungen im Stuhlmikrobiom älterer Menschen untersucht haben.

Eine Subanalyse aus der ELDERMET-Kohorte zeigt, dass Individuen mit geringerer Diversität empfänglicher für kurzfristige Veränderungen in der fäkalen Mikrobiomkomposition sind (Jeffery et al. 2016).

Auch bis in das hohe Erwachsenenalter scheint die Komposition des fäkalen Mikrobioms jedoch im Kern stabil. Im Seniorenalter nimmt die Diversität des intestinalen Mikrobioms wiederum ab, wobei es zu Verschiebungen in den dominanten Spezies und Veränderungen in den so abgebildeten Stoffwechselwegen kommt (Haran und McCormick 2021). Auch während dieser Phase ist der Einfluss externer Faktoren wie z. B. geografisches und soziales Umfeld, Ernährung, Medikation und bestehende Erkrankungen immens (Haran und McCormick 2021), sodass es schwierig ist, die vorliegenden Daten im Hinblick auf das Ausmaß des Einflusses des Alterungsprozesses per se zu interpretieren. Das Kernmikrobiom des älteren Menschen (> 65 Jahre) unterscheidet sich in Studien jedoch signifikant von dem jüngerer Menschen (Claesson et al. 2011). Die Studienergebnisse im Hinblick auf die beobachteten Veränderungen in der Komposition des Mikrobioms sind jedoch nicht konsistent, sondern unterscheiden sich auf Genus-Niveau. Auf der Phylum-Ebene beschreiben die meisten Studien eine Zunahme an Proteobacterien in zunehmendem Alter sowie eine Prädominanz von Bacteroidetes in Relation zu *Firmicutes*, während diese Relation bei jüngeren Erwachsenen umgekehrt ist (Kong et al. 2019; Haran und McCormick 2021). Auf der Speziesebene wird vor allem eine Reduktion der Anaerobier bei älteren Erwachsenen berichtet, zu denen z. B. *Faecalibacterium prausnitzii*, *Clostridium Cluster XIVa* und *Actinobacteria* gehören, ebenso wie das Mucin-degradierende Bakterium *Akkermansia muciniphila* und *Ruminococcus bromii*, das eine saccharolytische Schlüsselrolle innehat (Haran und McCormick 2021). Auf der metagenomischen Ebene ist der Alterungsprozess durch eine Abnahme des saccharolytischen Potenzials im Allgemeinen mit Reduktion der Gene für die Produktion von kurzkettigen Fettsäuren charakterisiert, während Gene mit proteolytischen Funktionen in größerer Häufigkeit als bei jüngeren Menschen nachgewiesen werden (Rampelli et al. 2013). Neben den taxonomischen Veränderungen im Alter kommt es zu weiteren Veränderungen im metabolischen Potenzial des Darmmikrobioms mit Reduktion auch der Kapazitäten für die Synthese essenzieller Aminosäuren und von Vitaminen (Haran und McCormick 2021). Basierend auf mehr als 4000 metagenomischen Profilen einer Kohorte zwischen dem 18. und 90. Lebensjahr konnte unter Anwendung von neuronalen Netzwerken ein Modell entwickelt werden, mit dem anhand des taxonomischen Mikrobiomprofils das Alter eines Individuums recht genau bestimmt werden kann (Galkin et al. 2020). Die altersassoziierten Veränderungen in der Mikrobiomkomposition sind im Tiermodell mit einer gesteigerten intestinalen Permeabilität, erhöhten systemischen Konzentrationen bakterieller Zellwandbestandteile, messbarer TNF-alpha-abhängiger systemischer Entzündungsreaktion und Makrophagen-Dysfunktion assoziiert (Thevaranjan et al. 2017; DeJong et al. 2020).

▶   Unterschiede zwischen dem mukosalen und dem luminalen intestinalen Mikrobiom sind von Bedeutung. Es konnte gezeigt werden, dass altersabhängige Unterschiede in der Mikrobiomkomposition in der intestinalen Mukosa ausgeprägter sind als im Darmlumen anhand der Stuhlanalyse gezeigt (Schutte et al. 2021).

Die Physiologie des Gastrointestinaltraktes unterliegt in allen Abschnitten signifikanten Adaptationen während des Alterungsprozesses, und auch diese Veränderungen sind potenzielle Einflussfaktoren auf das intestinale Mikrobiom.

In Bezug auf die Mundhöhle sind vor allem Veränderungen im Zahnstatus mit möglicher Einschränkung des Kauens, Veränderungen im Geschmackssinn, Mundtrockenheit und Abnahme des Speichelflusses erwähnenswert. In Studien werden Schluckprobleme bei bis zu 30 % der über 65-Jährigen berichtet. Auch bei gesunden Älteren sind im Vergleich zu jüngeren Individuen Appetit und Hungergefühl vermindert. Ebenso verringert sich die ösophageale Funktion mit einer Verschlechterung der ösophagealen Clearance, u. a. durch verminderte Peristaltik und eine Zunahme nicht propulsiver Kontraktionen. Eine verlängerte orozökale und colonische Transitzeit bei gesunden Älteren im Vergleich zu jüngeren Individuen ist gezeigt. All diese Faktoren beeinflussen möglicherweise die Auswahl der Nahrung und die Nährstoffverwertung und haben so direkt oder indirekt möglichen weiteren Einfluss auf die Mikrobiomkomposition (Jeffery et al. 2016; An et al. 2018).

6.4 Assoziationen zwischen altersassoziierten Erkrankungen und veränderter Mikrobiomkomposition

Zahlreiche Faktoren können mit zunehmendem Alter zu einem Verlust von Funktionalität und Autonomie beitragen. Dazu gehören u. a. Mangelernährung und Sarkopenie, Gebrechlichkeit (Frailty), Krebserkrankungen, chronisch entzündliche Erkrankungen, neurodegenerative Erkrankungen und psychiatrische Erkrankungen, die als Faktoren komplex miteinander interagieren können.

Unter „Frailty" wird dabei ein geriatrisches Syndrom verstanden, das durch eine erhöhte Anfälligkeit gegenüber exogenen Stressoren bzw. eine eingeschränkte Fähigkeit zur Erholung von exogenen Stressoren gekennzeichnet ist und aus einem Zusammenspiel von physiologischen Alterungsprozessen und pathologischen Folgen entstehen kann (Clegg et al. 2013). In Studien ist etwa ein Viertel der über 85-Jährigen von Frailty mit daraus resultierendem erhöhten Risiko für Stürze, Pflegebedürftigkeit und Tod betroffen.

Darüber hinaus zeigt eine gepoolte Analyse mit 4500 älteren Menschen aus 12 Ländern in einem mittleren Alter von 82,3 Jahren, die mithilfe des MiniNutritionalAssessments (MNA) untersucht wurden, bei 22,8 % eine Mangelernährung, wobei die Prävalenz bei Menschen in stationären Pflegeeinrichtungen signifikant höher war als bei selbstständig lebenden (Kaiser et al. 2010). Eine unzureichende Zufuhr von Makro- und Mikronutrienten oder aber eine unausgewogene Ernährung haben direkten Einfluss auf die Komposition der intestinalen Mikrobiota. Ebenso resultiert aus einer Mangelernährung häufig eine verminderte physische Aktivität. Alle Faktoren können zur Entstehung einer Sarkopenie beitragen, für deren Entstehung die sog. Darm-Muskel-Achse in den letzten Jahren zunehmend in den Fokus rückt (Abb. 6.2).

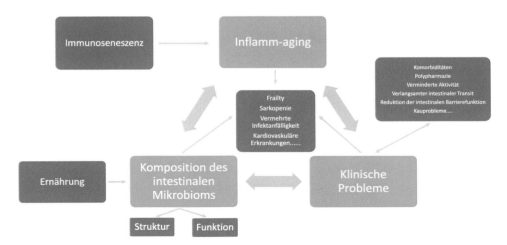

Abb. 6.2 Kernfaktoren im Zusammenspiel zwischen dem intestinalen Mikrobiom und altersassoziierten Erkrankungen

Bereits vor mehr als zehn Jahren konnte an Daten aus der ELDERMET-Kohorte gezeigt werden, dass sich die Komposition des fäkalen Mikrobioms älterer Menschen nicht nur in Abhängigkeit von der Wohnsituation (selbstständig vs. Pflegeheim vs. Krankenhaus) und dem Ernährungsmuster, sondern auch in Abhängigkeit vom funktionalen Status signifikant unterscheidet (Claesson et al. 2012). Eine Untersuchung an im Altenheim lebenden Individuen jenseits des 65. Lebensjahres zeigt eine Abnahme der Butyrat-produzierenden Spezies zugunsten dysbiotisch geclaimter Organismen mit zunehmender Frailty. In einer weiteren Analyse wurde bei als „frail" eingestuften Individuen eine Zunahme der *Enterobacteriaceae* bei gleichzeitiger Abnahme der Konzentrationen von *Lactobacilli* und *F. prausnitzii* sowie eine abnehmende Bacteroides/Prevotella-Ratio gezeigt (Chew et al. 2022). Eine Querschnittsstudie an mehr als 700 weiblichen Zwillingen zeigte ähnliche Ergebnisse mit einer negativen Assoziation der Diversität des intestinalen Mikrobioms im Stuhl mit einem erhöhten Frailty-Index. Bei Individuen mit hohem Frailty-Index zeigten sich ebenso reduzierte Konzentrationen an SFCA-produzierenden Spezies mit antiinflammatorischen Eigenschaften wie z. B. *Faecalibacterium prausnitzii*, sowie höhere Anteile an proinflammatorischen Mitgliedern der Familie der *Enterobacteriaceae* (D'Amico et al. 2023). Ebenso stellte sich in einer über 4 Monate geführten Longitudinalstudie einer kleinen Kohorte älterer Menschen in einem Altenheim dar, dass mit zunehmender Frailty die Anzahl Butyrat-produzierender Organismen abnahm, während gleichzeitig die Lipopolysaccharid- und Peptidoglykan-Synthese sowie der Sphingolipid-Metabolismus zunahmen (D'Amico et al. 2023).

6.5   Das „ideale Mikrobiom" der Hundertjährigen?

▶   Menschen, die das hundertste oder sogar das hundertzehnte Lebensjahr (sog. „supercentenarian") überschritten haben, wurden in Studien als ein Modell für erfolgreich alternde Menschen herangezogen, weil sie es geschafft haben, ein extremes Lebensalter zu erreichen, ohne schwer oder chronisch erkrankt zu sein bzw. an einer solchen Erkrankung verstorben zu sein. Deren Mikrobiom scheint jedoch einem profunden und adaptiven Remodeling zu unterliegen (Santoro et al. 2018).

In einer Studie aus Norditalien zeigt ein Vergleich ihrer fäkalen Mikrobiomkomposition mit jüngeren Individuen (jüngere Erwachsene, Menschen zwischen dem 65. und 75. Lebensjahr und solchen zwischen dem 100. und 110. Lebensjahr) ein stabiles, aber in der Größe abnehmendes Kernmikrobiom. In allen untersuchten Altersgruppen wird das fäkale Mikrobiom von 3 Familien dominiert – *Ruminococcaceae*, *Lachnospiraceae* und *Bacteroidaceae* – deren kumulative Abundanz aber mit zunehmendem Alter abnimmt. Insbesondere nimmt in dieser Untersuchung die Menge an *Coprococcus, Roseburia und Faecalibacterium,* die zu den Familien *Lachnospiraceae* und *Ruminococcaceae* gehören, mit zunehmendem Alter ab. Parallel werden vermehrt Subfraktionen von Mikrobiota akquiriert, die anscheinend ein gesundes Altern unterstützen, wie z. B. *Akkermansia,*

Bifidobacterium und *Christensenellaceae* (Biagi et al. 2016). Eine ähnliche Analyse aus China bestätigt diese Ergebnisse im Wesentlichen. Hier wurden über 90-Jährige mit jüngeren Erwachsenen im Hinblick auf die Komposition ihres fäkalen Mikrobioms untersucht. Die ältere Gruppe zeichnete sich sowohl durch eine höhere „Richness", also Anzahl an Taxa, als auch eine höhere Shannon-Diversität aus (Kong et al. 2016). Mit dem Ziel, eine Mikrobiomsignatur zu beschreiben, die geeignet ist, das Mikrobiom sehr alter Menschen von der Vergleichsgruppe zu trennen, wurden ein Ranking der hierfür relevantesten operativen taxonomischen Einheiten (OTU) durchgeführt und auch die Daten der italienischen Kohorte reanalysiert. Mutmaßlich bedingt durch geografische, genetische, diätetische und methodische Faktoren zeigten sich signifikante Unterschiede zwischen den analysierten chinesischen und italienischen sehr alten Menschen, mit allerdings signifikanter Schnittmenge in den Taxa, die charakteristisch für eine lange Lebenszeit waren. Hierzu gehören die Taxa *Clostridium Cluster XIVa, Ruminococcaceae, Akkermansia* und *Christensenellaceae,* denen nutzbringende Eigenschaften zugeschrieben werden (Kong et al. 2016).

6.6   Optionen für Interventionen – was ist evidenzbasiert?

Es erscheint attraktiv, durch therapeutische Interventionen in die intestinale Mikrobiomkomposition einzugreifen, um altersassoziierte Veränderungen und Erkrankungen zu verhindern und so einen Beitrag zu einem „erfolgreichen Altern" zu leisten. Ob allerdings eine „Verjüngung" der Mikrobiomkomposition oder eine andere Art der gezielten Intervention optimal ist, wird kontrovers diskutiert (Wilmanski et al. 2022).

Lebensstilinterventionen, diätetische Maßnahmen, Einsatz von „functional food", Therapien mit Prä-, Pro-, Syn- oder Postbiotika, antibiotische Therapien oder der fäkale Mikrobiota-Transfer (FMT) bieten eine Vielzahl therapeutischer Optionen und sind zum Teil mit Bezug auf ein „gesundes Altern" in Studien adressiert.

Im Tiermodell am afrikanischen Prachtgrundkärpfling konnte gezeigt werden, dass der Transfer intestinalen Mikrobioms von einem jüngeren Spender- auf ein älteres Tier seine Lebensdauer signifikant verlängern kann (Aleman und Valenzano 2019). Im Mausmodell konnte die orale Gabe von *Akkermansia muciniphilia* durch eine verminderte Frailty, höhere Skelettmuskelmasse und größere Kraft zu einem gesunden Altern beitragen (Shin et al. 2021).

Interventionsstudien mit dem Ziel der Allgemeinzustandsverbesserung an älteren Individuen setzen meist Gemische probiotischer Bakterien ein, die häufig Bifidobakterien und/oder Lactobacilli beinhalten oder präbiotische Galakto-Oligosaccharide. Dabei zeigen diese Studien, dass es möglich ist, durch eine solche Intervention Einfluss auf die Komposition des intestinalen Mikrobioms zu nehmen und dass eine solche Intervention sicher ist. Dennoch muss der Effekt einer solchen Intervention noch in großen Studien belegt werden (Haran und McCormick 2021).

►   Die besten Daten für einen positiven Einfluss auf ein gesundes Altern liegen derzeit
       für physische Aktivität und aus dem Bereich der Ernährungsmedizin vor.

In großen Kohortenstudien konnte gezeigt werden, dass bestimmte Ernährungsmuster
mit einem verringerten Risiko für Frailty und/oder altersassoziierte Erkrankungen korrelieren. Eine Metaanalyse aus 12 Kohortenstudien mit fast 90.000 Teilnehmern belegt eine
inverse Assoziation (relatives Risiko von 0,66 (95 % KI 0,55–0,78)) mit Frailty für eine
mediterrane Diät reich an Früchten, Gemüse, Getreide, Hülsenfrüchten, Nüssen, Fisch
und Olivenöl und geringem oder moderatem Konsum von Milchprodukten, rotem oder
prozessiertem Fleisch und Wein (Poursalehi et al. 2023).
       Zunehmende Aufmerksamkeit erfährt auch die sog. MIND-Diät (Mediterranean-
Dietary Approaches to Stop Hypertension Intervention for Neurodegenerative Delay), die
ein pflanzenbasiertes Ernährungsmuster mit besonderer Betonung von zehn Nahrungsbestandteilen propagiert, für die ein positiver Einfluss auf die Hirnfunktion angenommen
wird (grünes Blattgemüse, anderes Gemüse, Beeren, frischer Fisch, Geflügel, Bohnen,
Vollkorn, Nüsse, Wein, Olivenöl), und Verzicht auf fünf Nahrungskomponenten reich an
tierischem und gesättigtem Fett (Butter und Margarine, Käse, rotes Fleisch, Gebäck und
Süßigkeiten, frittierte Speisen). Dieses Ernährungsmuster ist in Studien mit einer besseren
kognitiven Funktion assoziiert (Huang et al. 2023).
       Die sog. DASH (Dietary Approaches to Stop Hypertension)-Diät mit Betonung des
Konsums von Früchten, Gemüse, fettfreien oder fettarmen Milchprodukten, Vollkorn,
Nüssen und Hülsenfrüchten mit eingeschänktem Verzehr von gesättigten Fetten, Cholesterin, rotem und prozessiertem Fleisch, Süßigkeiten, Zuckerzusätzen, Salz und gesüßten
Getränken wird vor allem von internationalen Fachgesellschaften für Diabetes und Herz-
erkrankungen empfohlen und hat in zahlreichen Studien zu einer Verringerung des kardiovaskulären Risikos geführt (Chiavaroli et al. 2019).
       In der europäischen multinationalen NU-AGE-Interventions-Studie wurde schließlich
auch die Verknüpfung zwischen Ernährung, gesundem Alter und der Komposition des intestinalen Mikrobioms hergestellt. Studienziel war es, den Effekt einer 12-monatigen mediterranen Kost in einer Kohorte von mehr als 1200 älteren Menschen (65–79 Jahre) zu
untersuchen. Die Gesamtstudie zeigte eine signifikante Assoziation dieser Ernährungs-
form mit verbesserter kognitiver Leistungsfähigkeit, verminderter Abnahme der Knochen-
masse, verbesserter Funktion des angeborenen Immunsystems sowie verbessertem Blut-
druck. Eine Subanalyse des fäkalen Mikrobioms von mehr als 600 Studienteilnehmern
zeigt eine Zunahme von Taxa, für die als Produzenten kurzkettiger Fettsäuren oder antiinflammatorischer Potenziale positive Effekte auf die Gesundheit beobachtet wurden, wie
z. B. *Faecalibacterium prausnitzii*, *Roseburia*, *Eubacterium* und *Prevotella copri*. Die
Untersuchung der mikrobiellen metabolischen Profile erbrachte u. a. eine verminderte
Produktion von sekundären Gallensäuren, P-Cresolen und Ethanol bei gesteigerter Synthese kurzkettiger Fettsäuren (Ghosh et al. 2020).

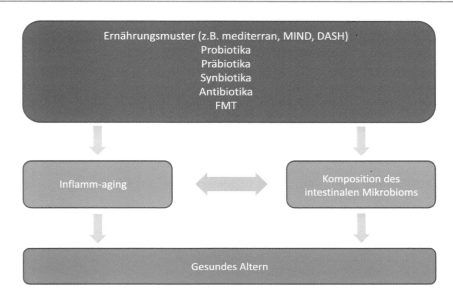

Abb. 6.3 Potenzielle Optionen für Interventionen mit dem Ziel eines gesunden Alterns

▶   Damit wurde gezeigt, dass es möglich ist, durch eine Veränderung der Ernährungsmuster die intestinale mikrobielle Gemeinschaft zu modulieren und so Einfluss auf
ein gesundes Altern zu nehmen (Abb. 6.3).

Fazit
Die Komposition der gastrointestinalen Mikrobiota verändert sich im Laufe des
Alterungsprozesses unter dem Einfluss von exogenen und endogenen Faktoren ste-
tig. Altersabhängige Veränderungen wie Sarkopenie, Frailty, Immunoseneszenz
sowie zahlreiche chronische Erkrankungen sind mit einer veränderten intestinalen
Mikrobiomkomposition assoziiert, kausale Zusammenhänge werden postuliert.
Interventionen wie die Umstellung des Ernährungsmusters, der Einsatz von Prä- und
Probiotika oder der fäkale Mikrobiota-Transfer haben das Potenzial, die Komposition des intestinalen Mikrobioms signifikant zu verändern und so den Alterungsprozess positiv zu beeinflussen.

Literatur

Aleman FDD, Valenzano DR (2019) Microbiome evolution during host aging. PLoS Pathog 15(7):e1007727

An R, Wilms E, Masclee AAM, Smidt H, Zoetendal EG, Jonkers D (2018) Age-dependent changes in GI physiology and microbiota: time to reconsider? Gut 67(12):2213–2222

Biagi E, Franceschi C, Rampelli S, Severgnini M, Ostan R, Turroni S, Consolandi C, Quercia S, Scurti M, Monti D, Capri M, Brigidi P, Candela M (2016) Gut microbiota and extreme longevity. Curr Biol 26(11):1480–1485

Blaser MJ (2014) The microbiome revolution. J Clin Invest 124(10):4162–4165

Chew W, Lim YP, Lim WS, Chambers ES, Frost G, Wong SH, Ali Y (2022) Gut-muscle crosstalk. A perspective on influence of microbes on muscle function. Front Med (Lausanne) 9:1065365

Chiavaroli L, Viguiliouk E, Nishi SK, Blanco Mejia S, Rahelic D, Kahleova H, Salas-Salvado J, Kendall CW, Sievenpiper JL (2019) DASH dietary pattern and cardiometabolic outcomes: an umbrella review of systematic reviews and meta-analyses. Nutrients 11(2):338

Claesson MJ, Cusack S, O'Sullivan O, Greene-Diniz R, de Weerd H, Flannery E, Marchesi JR, Falush D, Dinan T, Fitzgerald G, Stanton C, van Sinderen D, O'Connor M, Harnedy N, O'Connor K, Henry C, O'Mahony D, Fitzgerald AP, Shanahan F, Twomey C, Hill C, Ross RP, O'Toole PW (2011) Composition, variability, and temporal stability of the intestinal microbiota of the elderly. Proc Natl Acad Sci U S A 108 Suppl 1(Suppl 1):4586–4591

Claesson MJ, Jeffery IB, Conde S, Power SE, O'Connor EM, Cusack S, Harris HM, Coakley M, Lakshminarayanan B, O'Sullivan O, Fitzgerald GF, Deane J, O'Connor M, Harnedy N, O'Connor K, O'Mahony D, van Sinderen D, Wallace M, Brennan L, Stanton C, Marchesi JR, Fitzgerald AP, Shanahan F, Hill C, Ross RP, O'Toole PW (2012) Gut microbiota composition correlates with diet and health in the elderly. Nature 488(7410):178–184

Clegg A, Young J, Iliffe S, Rikkert MO, Rockwood K (2013) Frailty in elderly people. Lancet 381(9868):752–762

D'Amico F, Barone M, Brigidi P, Turroni S (2023) Gut microbiota in relation to frailty and clinical outcomes. Curr Opin Clin Nutr Metab Care 26(3):219–225

DeJong EN, Surette MG, Bowdish DME (2020) The Gut microbiota and unhealthy aging: disentangling cause from consequence. Cell Host Microbe 28(2):180–189

Galkin F, Mamoshina P, Aliper A, Putin E, Moskalev V, Gladyshev VN, Zhavoronkov A (2020) Human Gut Microbiome aging clock based on taxonomic profiling and deep learning. iScience 23(6):101199

Ghosh TS, Rampelli S, Jeffery IB, Santoro A, Neto M, Capri M, Giampieri E, Jennings A, Candela M, Turroni S, Zoetendal EG, Hermes GDA, Elodie C, Meunier N, Brugere CM, Pujos-Guillot E, Berendsen AM, De Groot L, Feskins EJM, Kaluza J, Pietruszka B, Bielak MJ, Comte B, Maijo-Ferre M, Nicoletti C, De Vos WM, Fairweather-Tait S, Cassidy A, Brigidi P, Franceschi C, O'Toole PW (2020) Mediterranean diet intervention alters the gut microbiome in older people reducing frailty and improving health status: the NU-AGE 1-year dietary intervention across five European countries. Gut 69(7):1218–1228

Haran JP, McCormick BA (2021) Aging, frailty, and the microbiome-how dysbiosis influences human aging and disease. Gastroenterology 160(2):507–523

Huang L, Tao Y, Chen H, Chen X, Shen J, Zhao C, Xu X, He M, Zhu D, Zhang R, Yang M, Zheng Y, Yuan C (2023) Mediterranean-Dietary Approaches to Stop Hypertension Intervention for Neurodegenerative Delay (MIND) diet and cognitive function and its decline: a prospective study and meta-analysis of cohort studies. Am J Clin Nutr. 118:174–182

Jeffery IB, Lynch DB, O'Toole PW (2016) Composition and temporal stability of the gut microbiota in older persons. ISME J 10(1):170–182

Kaiser MJ, Bauer JM, Ramsch C, Uter W, Guigoz Y, Cederholm T, Thomas DR, Anthony PS, Charlton KE, Maggio M, Tsai AC, Vellas B, Sieber CC, G. Mini Nutritional Assessment International (2010) Frequency of malnutrition in older adults: a multinational perspective using the mini nutritional assessment. J Am Geriatr Soc 58(9):1734–1738

Kong F, Hua Y, Zeng B, Ning R, Li Y, Zhao J (2016) Gut microbiota signatures of longevity. Curr Biol 26(18):R832–R833

Kong F, Deng F, Li Y, Zhao J (2019) Identification of gut microbiome signatures associated with longevity provides a promising modulation target for healthy aging. Gut Microbes 10(2):210–215

Lopez-Otin C, Kroemer G (2021) Hallmarks of health. Cell 184(7):1929–1939

Lopez-Otin C, Blasco MA, Partridge L, Serrano M, Kroemer G (2013) The hallmarks of aging. Cell 153(6):1194–1217

Lopez-Otin C, Blasco MA, Partridge L, Serrano M, Kroemer G (2023) Hallmarks of aging: an expanding universe. Cell 186(2):243–278

Lynch SV, Pedersen O (2016) The human intestinal microbiome in health and disease. N Engl J Med 375(24):2369–2379

Nicholson JK, Holmes E, Kinross J, Burcelin R, Gibson G, Jia W, Pettersson S (2012) Host-gut microbiota metabolic interactions. Science 336(6086):1262–1267

Ottman N, Smidt H, de Vos WM, Belzer C (2012) The function of our microbiota: who is out there and what do they do? Front Cell Infect Microbiol 2:104

Palmore E (1979) Predictors of successful aging. Gerontologist 19(5 Pt 1):427–431

Poursalehi D, Lotfi K, Saneei P (2023) Adherence to the Mediterranean diet and risk of frailty and pre-frailty in elderly adults: a systematic review and dose-response meta-analysis with GRADE assessment. Ageing Res Rev 87:101903

Rampelli S, Candela M, Turroni S, Biagi E, Collino S, Franceschi C, O'Toole PW, Brigidi P (2013) Functional metagenomic profiling of intestinal microbiome in extreme ageing. Aging (Albany NY) 5(12):902–912

Santoro A, Ostan R, Candela M, Biagi E, Brigidi P, Capri M, Franceschi C (2018) Gut microbiota changes in the extreme decades of human life: a focus on centenarians. Cell Mol Life Sci 75(1):129–148

Santoro A, Bientinesi E, Monti D (2021) Immunosenescence and inflammaging in the aging process: age-related diseases or longevity? Ageing Res Rev 71:101422

Schutte K, Schulz C, Vilchez-Vargas R, Vasapolli R, Palm F, Simon B, Schomburg D, Lux A, Geffers R, Pieper DH, Link A, Malfertheiner P (2021) Impact of healthy aging on active bacterial assemblages throughout the gastrointestinal tract. Gut Microbes 13(1):1966261

Shin J, Noh JR, Choe D, Lee N, Song Y, Cho S, Kang EJ, Go MJ, Ha SK, Chang DH, Kim JH, Kim YH, Kim KS, Jung H, Kim MH, Sung BH, Lee SG, Lee DH, Kim BC, Lee CH, Cho BK (2021) Ageing and rejuvenation models reveal changes in key microbial communities associated with healthy ageing. Microbiome 9(1):240

Thevaranjan N, Puchta A, Schulz C, Naidoo A, Szamosi JC, Verschoor CP, Loukov D, Schenck LP, Jury J, Foley KP, Schertzer JD, Larche MJ, Davidson DJ, Verdu EF, Surette MG, Bowdish DME (2017) Age-associated microbial dysbiosis promotes intestinal permeability, systemic inflammation, and macrophage dysfunction. Cell Host Microbe 21(4):455–466.e454

Wilmanski T, Gibbons SM, Price ND (2022) Healthy aging and the human gut microbiome: why we cannot just turn back the clock. Nat Aging 2(10):869–871

Einflussfaktoren auf das gastrointestinale Mikrobiom

7

Lukas Macke und Riccardo Vasapolli

Inhaltsverzeichnis

7.1 Einleitung 72
7.2 Diät 73
    7.2.1 Auswirkungen einzelner Nahrungsbestandteile auf das Mikrobiom 73
    7.2.2 Interaktionen zwischen Ernährungsweise und dem Mikrobiom 74
7.3 Lebensstil und Umweltfaktoren 75
7.4 Medikamente 76
    7.4.1 Populationsbasierte Untersuchungen 77
    7.4.2 Antibiotika 77
    7.4.3 Hemmer der Magensäureproduktion 80
    7.4.4 Medikamente zur *Helicobacter-pylori*-Eradikation 81
    7.4.5 Metformin 81
    7.4.6 Laxantien 82
    7.4.7 Psychotrope Medikamente 83
    7.4.8 Einfluss von Medikamenten auf Antibiotika-Resistenzentwicklung 83
    7.4.9 Pharmakomikrobiomik 84
7.5 Genetik 85
Literatur 87

L. Macke
Medizinische Klinik II, LMU Klinikum, München, Deutschland
e-mail: Lukas.Macke@med.uni-muenchen.de

R. Vasapolli (✉)
Deutsche Zentrum für Infektionsforschung (DZIF), Partner Site München, München, Deutschland
e-mail: Riccardo.Vasapolli@med.uni-muenchen.de

7.1   Einleitung

Das Mikrobiom ist ein dynamisches und komplexes System mikrobieller Diversität, dessen Hauptkomponente, die von Bakterien (Bakteriom) gebildet wird, zur Erhaltung der Gesundheit beim Menschen einen essenziellen Beitrag leistet. Eine Reihe von verschiedenen Faktoren nehmen von Geburt an prägenden Einfluss auf die Zusammensetzung des Mikrobioms (Abb. 7.1). Die bedeutendsten Veränderungen des Mikrobioms finden in den frühen Lebensphasen nach der Geburt statt (siehe Kap. 5). Im Erwachsenenalter ist das Darmmikrobiom dagegen ausgereift, vergleichsweise stabil und zeichnet sich durch Resilienz aus. Dadurch ist das Mikrobiom in der Lage, nach störenden Einflüssen begrenzten Ausmaßes seine ursprüngliche Zusammensetzung wiederherzustellen (siehe Kap. 6). Schwerwiegende und lang anhaltende Veränderungen in den physikalisch-chemischen Bedingungen des Intestinums, in der Substratverfügbarkeit oder bei Exposition auf pathogene Keime können eine balancierte mikrobielle Gemeinschaft (Eubiose) im Gastrointestinaltrakt häufig durch gezielte Interventionen wiederherstellen. In diesem Kapitel werden die wesentlichen Faktoren besprochen, die für die Gestaltung und Aufrechterhaltung der Struktur des Darmmikrobioms verantwortlich sind. Dabei werden insbesondere diätetische, umweltbedingte, medikamentöse und genetische Einflüsse betrachtet.

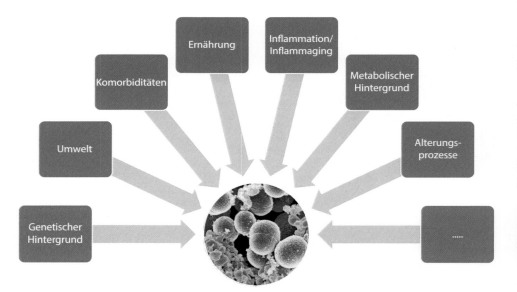

Abb. 7.1 Allgemeine Einflussfaktoren auf die Zusammensetzung des Mikrobioms

7.2 Diät

Unter allen exogenen Einflussfaktoren spielt die Ernährung für die Zusammensetzung und Funktionen des gastrointestinalen Mikrobioms eine zentrale Rolle. Unterschiedliche Ernährungsgewohnheiten führen zu einem differenzierten Nährstoffangebot an das Mikrobiom. Die Mikroorganismen interagieren direkt mit diesen Nährstoffen, wodurch ihr Wachstum beeinflusst wird. Mikroben, die bestimmte Nahrungsbestandteile effizient nutzen können, haben dadurch einen Wettbewerbsvorteil gegenüber weniger gut angepassten Mitgliedern des Mikrobioms. Individuelle Ernährungsgewohnheiten tragen daher hauptsächlich zur interindividuellen Variabilität des Mikrobioms bei. Es wurde gezeigt, dass Personen, die im selben Haushalt leben und oft ähnliche Ernährungsgewohnheiten teilen und ähnlichen Umweltfaktoren ausgesetzt sind, Ähnlichkeiten in ihren Mikrobiotastrukturen aufweisen (Claesson et al. 2012).

7.2.1 Auswirkungen einzelner Nahrungsbestandteile auf das Mikrobiom

Die Verdauung von Ballaststoffen und anderer komplexer Kohlenhydrate, die der menschliche Körper nicht selbstständig verdauen kann, wird durch die Darmmikrobiota gewährleistet. Durch bakterielle Fermentation entstehen kurzkettige Fettsäuren (*short chain fatty acids*, SCFAs) wie Acetat, Propionat und Butyrat. Diese sind essenziell für die Erhaltung der Darmgesundheit, indem sie Energie für Darmepithelzellen liefern, die Integrität der Darmbarriere unterstützen und Stoffwechsel- und Entzündungsprozesse im Magen-Darm-Trakt regulieren (Hamer et al. 2008).

Eine fettreiche Ernährung (vor allem mit gesättigten Fetten) ist in gesunden Erwachsenen mit einer erhöhten Abundanz Lipopolysaccharid-bildender Bakterien, wie *Alistipes*- und *Bacteroides*, einem Rückgang von *Faecalibacterium* spp. und einer Vermehrung der fäkalen Metaboliten p-Cresol und Indol und anderer proinflammatorischer Moleküle verbunden. Außerdem führt eine fettreichere Diät zu einer Reduktion kurzkettiger Fettsäuren und zu negativen Veränderungen in der Stoffwechselaktivität des Mikrobioms (Amar et al. 2008; Wan et al. 2019). Diese Veränderungen haben kardiovaskuläre und Stoffwechselerkrankungen zur Folge. Im Gegensatz dazu führt der Verzehr von mehrfach ungesättigten Fettsäuren (*polyunsaturated fatty acids*, PUFA), wie Omega-3, zu einer Zunahme Butyrat-produzierender Bakterien wie *Bifidobacterium*, *Roseburia* und *Lactobacillus* spp. und entzündungshemmenden Effekten (Watson et al. 2018).

Art und Ursprung der Nahrungsproteine spielen ebenfalls eine differenzierte Rolle für Zusammensetzung und Stoffwechsel der Darmmikrobiota. Rotes und verarbeitetes Fleisch ist besonders reich an L-Carnitin, Cholin und Phosphatidylcholin, die von den Darmmikrobiota zu Trimethylamin (TMA) metabolisiert werden. TMA gelangt wiederum durch den Pfortaderkreislauf zur Leber und wird dort in Trimethylamin-N-Oxid (TMAO) umgewandelt, eine Substanz, die mit einem erhöhten Risiko für Arteriosklerose und

Herz-Kreislauf-Erkrankungen assoziiert ist (Koeth et al. 2013) (siehe Kap. 14). Amine, Produkte aus der bakteriellen Fermentation von Proteinen im Kolon, können nitrosiliert werden zu N-Nitroso-Verbindungen (NOC), die eine karzinogene und mutagene Wirkung haben und mit erhöhter Inzidenz von Kolonkarzinomen korreliert sind. Erhöhte Mengen an fäkalen NOC sowie reduzierte Spiegel kurzkettiger Fettsäuren lassen sich bei protein-reicher Ernährung feststellen. Bei überwiegend pflanzlichen Proteinquellen sind dagegen *Lactobacilli* und *Bifidobacteria* häufiger vorhanden, und es wird eine Zunahme der Pro-duktion kurzkettiger Fettsäuren beobachtet (Swiatecka et al. 2011).

7.2.2 Interaktionen zwischen Ernährungsweise und dem Mikrobiom

Nicht nur einzelne Ernährungskomponenten, sondern auch spezifische regional oder kul-turell bedingte Ernährungsgewohnheiten wurden in ihrer Wirkung auf das Darmmikro-biom untersucht. Mehrere Vergleichsstudien haben Unterschiede in der Mikrobiomzusam-mensetzung zwischen Individuen hervorgehoben, die ländliche bzw. agrarische Diäten be-vorzugen, die in der Regel reich an Ballaststoffen, Obst und Gemüse sind und einen niedrigen Fettanteil haben, im Vergleich zu Individuen mit westlichen Diäten, die typischerweise verarbeitete Lebensmittel mit einem niedrigen Ballaststoff- und hohen Fettanteil vor allem tierischer Herkunft umfassen.

►   Die Zusammensetzung der Nahrung beeinflusst die mikrobiellen intestinalen Ge-meinschaften.

Traditionelle Populationen mit einer rein agrarischen Ernährung weisen ein hoch diver-ses Darmmikrobiom auf, das durch eine erhöhte Abundanz von faserabbauenden und kurzkettigen Fettsäuren produzierenden Bakterien wie *Prevotella, Treponema* und *Xylani-bacter* gekennzeichnet ist (Wu et al. 2011; David et al. 2014; Schnorr et al. 2014). Im Gegensatz dazu wird eine „westliche" Ernährung mit einer reduzierten bakteriellen Diver-sität und vermindertem Reichtum im Darm in Verbindung gebracht (Wolters et al. 2019). Diese Ernährung, die in urbanisierten Gebieten zunehmend verbreitet ist und auf ver-arbeiteten und Convenience-Lebensmitteln basiert, führt zu einer Anreicherung gallen-toleranter Bakterien wie *Alistipes, Bilophila* und *Bacteroides*. Darüber hinaus kommt es zu einem Rückgang von *Treponema* und *Prevotella* sowie bestimmter *Firmicutes*-Spezies, die eine entscheidende Rolle bei der Verstoffwechselung von pflanzlichen Polysacchariden spielen, wie zum Beispiel *Roseburia, Eubacterium rectale* und *Ruminococcus bromii* (David et al. 2014). Ähnlich zeichnet sich das Darmmikrobiom von Veganern und Vegeta-riern durch eine höhere Alpha-Diversität im Vergleich zu Omnivoren aus, und einige ope-rationelle taxonomische Einheiten (OTUs), die als schützend bekannt sind, wie *Bacteroi-detes, Prevotella* und *Roseburia*, kommen in erhöhter Abundanz vor. Die mediterrane Diät gilt als eine der gesündesten Ernährungsweisen und wird mit dem Schutz vor kardiovaskulären Erkrankungen, Stoffwechselerkrankungen, Dickdarmkrebs und vielen anderen Krankheiten in Verbindung gebracht. Sie besteht hauptsächlich aus Gemüse, unverarbeiteten Getreideprodukten, Früchten, Hülsenfrüchten, Fisch und Olivenöl, kombiniert mit mäßigem Verzehr von Eiern, Geflügel, Milchprodukten und einer geringen Aufnahme von raffiniertem Zucker und rotem Fleisch. Mikrobiota-Profile von Individuen, die eine mediterrane Ernährung befolgen, weisen erhöhte Mengen an fäkalen kurzkettigen Fettsäuren, *Prevotella* und einigen faserabbauenden *Firmicutes*-Bakterien auf sowie niedrigere Mengen an TMAO und anderen schädlichen Produkten (De Filippis et al. 2016).

Die mediterrane Diät erlaubt auch einen geringen täglichen Konsum von Rotwein, der Polyphenole (e.g. Resveratrol) enthält. Diese bioaktiven Nahrungsbestandteile interagieren mit dem Darmmikrobiom und beeinflussen die Bioverfügbarkeit von Ballaststoffen positiv (Tuohy et al. 2012). Ein übermäßiger und anhaltend hoher Alkoholkonsum kann jedoch zu einer Dysbiose führen, die mit bakteriellem Überwuchs, einer Abnahme von *Bacteroidetes* und einer Zunahme von Proteobacteria sowie den Familien *Enterococcaceae* und *Streptococcaceae*, neben anderen Veränderungen, gekennzeichnet ist. Die Auswirkungen alkoholischer Getränke auf die Gesundheit resultieren sowohl aus direkten Schäden durch Ethanol als auch aus der Beteiligung an der mikrobiellen Dysbiose, die mit entzündlichen Prozessen einhergeht (Day und Kumamoto 2022).

7.3 Lebensstil und Umweltfaktoren

Lebensstil und Umwelt tragen ebenfalls maßgeblich dazu bei, die mikrobiellen Gemeinschaften im Darm hinsichtlich Vielfalt, Zusammensetzung und Funktionen zu formen.

Ein gesunder Lebensstil mit regelmäßiger körperlicher Aktivität führt zu einer Verbesserung der kardiorespiratorischen Fitness, zur Reduzierung von Stress und Entzündungsprozessen und zu günstigen Veränderungen der Mikrobiota mit gegenseitiger Wechselwirkung. Die Zunahme an Reichtum und Vielfalt sowie einer höheren Abundanz von gesundheitsfördernden Bakterien wie *Faecalibacterium prausnitzii*, *Roseburia hominis* und *Akkermansia muciniphila* (Clarke et al. 2014; Bressa et al. 2017) sind das Resultat der gesunden Lebensführung. Eine erhöhte Produktion von Butyrat als Marker für die Darmgesundheit und eine erhöhte Abundanz von kurzkettige Fettsäuren-produzierenden Taxa schlagen bei Personen mit höherem aeroben Fitnessniveau zu Buche (Estaki et al. 2016).

Im Gegensatz dazu beeinflusst ein ungesunder Lebensstil das Darmmikrobiom negativ. Schlafentzug, das Ermüdungsniveau und negative Emotionen werden mit einem dysbiotischen Mikrobiomprofil und einer verringerten Alpha-Diversität assoziiert (Ren et al. 2023). Stress wirkt sich über die Darm-Hirn-Achse auf die Darmmotilität aus, was die Struktur des Darmmikrobioms beeinträchtigt (siehe Kap. 9). Eine erhöhte Durchlässigkeit der Darmbarriere, „leaky gut", kann als Folge Bakterien in die Blutbahn gelangen lassen, was wiederum systemische entzündliche und immunologische Reaktionen auslöst.

Die Darm-Hirn-Achse ist bidirektional und umfasst periphere metabolische hormonelle und neuronale Wege, kann aber auch vom zentralen Nervensystem den Ausgangspunkt nehmen. Entsprechend können Veränderungen der Darmmikrobiota auch die Gehirnaktivität beeinflussen, einschließlich der Stimmung. Das Auftreten von Dysbiose in der Zusammensetzung und Funktion des Darmmikrobioms kann mit Depressionen assoziiert sein. Veränderungen in der Abundanz von Bakterien, die an der Synthese von Neurotransmittern wie Glutamat, Butyrat, Serotonin und Gamma-Aminobuttersäure (GABA) beteiligt sind, wurden berichtet. Dazu gehören Beeinträchtigungen der Taxa *Eggerthella*, *Subdoligranulum*, *Coprococcus*, *Sellimonas*, *Lachnoclostridium*, *Hungatella*, *Lachnospiraceae*, *Eubacterium ventriosum* und einiger Mitglieder der Familie *Ruminococcaceae* (Radjabzadeh et al. 2022) (siehe Kap. 10).

▶   Lebensstilfaktoren wie Sport und Schlaf, aber auch psychische Einflüsse wie Emotionen und Stress beeinflussen die Zusammensetzung des intestinalen Mikrobioms.

Auch verschiedene exogene Faktoren und Umwelteinflüsse, wie das Rauchen und die Exposition gegenüber Schadstoffen oder Toxinen, können zu Alterationen der Mikrobiota beitragen. Zigarettenrauch enthält zahlreicher Giftstoffe, die direkt mit Bakterien in der Mundhöhle und den oberen Atemwegen in Kontakt kommen. Diese Toxine können die mikrobielle Diversität durch antibiotische Effekte, Sauerstoffmangel und pH-Veränderungen beeinflussen. Die Mehrheit der Studien zum Einfluss von Zigarettenrauch auf die die Darmmikrobiota beschreibt eine erniedrigte bakterielle Diversität in Stuhlproben von Rauchern. Weiterhin zeigt sich im Allgemeinen eine Zunahme der Phyla Proteobacteria und Bacteroidetes sowie der Gattungen *Clostridium*, *Bacteroides* und *Prevotella* und eine Abnahme der Phyla Actinobacteria und Firmicutes sowie der Gattungen *Bifidobacteria* und *Lactococcus* (Antinozzi et al. 2022).

Angesichts des potenziellen Einflusses, den jeder der oben genannten exogenen Faktoren auf die Mikrobiota ausüben kann, ist es nicht überraschend, dass die mikrobielle Zusammensetzung eng mit den sozioökonomischen Bedingungen verbunden ist.

Ein niedriger sozioökonomischer Status ist mit mehreren gesundheitsbezogenen Verhaltensweisen verbunden wie einer verstärkten Teilnahme an ungesunden Gewohnheiten (z. B. Rauchen und Alkoholkonsum) und einer verringerten Beteiligung an positiven Gewohnheiten (z. B. gesunde Ernährung und körperliche Bewegung). Dies ist mit einer geringeren Vielfalt des Darmmikrobioms verbunden (Zuniga-Chaves et al. 2023).

7.4   Medikamente

Der Konsum von Arzneimitteln ist im letzten Jahrhundert exponentiell gestiegen, und Polypharmakotherapie ist insbesondere in höheren Altersgruppen weit verbreitet. Die Verfügbarkeit NGS-basierter Methoden ermöglichte systematische Analysen der Auswirkungen einer Vielzahl von Substanzklassen auf das mikrobielle Ökosystem des Verdauungstraktes. Zudem mehren sich Erkenntnisse, dass die Wirkung mancher Medikamente teilweise auf der pharmakologischen Modulation der Mikrobiota beruht, wie am Beispiel von Metformin und Laktulose. Umgekehrt wird eine Vielzahl von Medikamenten durch das Mikrobiom metabolisiert und so in ihrer Wirkung abgeschwächt oder verstärkt. Die Komplexität der Interaktionen zwischen Medikamenten, Mikrobiom und Wirt begründete das Feld der Pharmakomikrobiomik, an das große Hoffnungen für die personalisierte Medizin geknüpft werden.

7.4.1 Populationsbasierte Untersuchungen

Analysen in westlichen und asiatischen Populationen zeigten für die Einnahme von Medikamenten die stärksten Assoziationen mit der Zusammensetzung des Mikrobioms, noch vor Vorerkrankungen, Anthropometrie, Ernährung oder Lebensstil (Falony et al. 2016; Jackson et al. 2018; Vich Vila et al. 2020; Nagata et al. 2022).

Zu den jüngeren Studien gehören große Metagenom-Analysen in vier unabhängigen Kohorten aus den Niederlanden und Japan mit über 6000 Individuen. Die Studien weisen Mikrobiom-Assoziationen für eine Vielzahl von Substanzklassen nach, darunter führend Antibiotika, PPIs, Antidiabetika, Laxantien und Antidepressiva. Neben der Komposition des Mikrobioms können *in-silico* auch funktionelle Vorhersagen über den bakteriellen Metabolismus getroffen werden und hieraus Hypothesen für die Beteiligung des Mikrobioms an Medikamentenwirkungen und -nebenwirkungen abgeleitet werden (Vich Vila et al. 2020; Nagata et al. 2022). Diese Observationsstudien unterliegen erheblichen Störfaktoren, beispielsweise durch die Erkrankungen, die zur Verschreibung der Medikamente führen. Außerdem können die Effekte von Medikamentenkombinationen nur eingeschränkt erfasst werden. Jenseits der Assoziation können diese Studien daher keine Kausalität nachweisen und ersetzen keine kontrollierten Studien und experimentellen Untersuchungen.

7.4.2 Antibiotika

Antibiotika haben neben der erwünschten Wirkung gegen spezifische Krankheitserreger erwartungsgemäß massive unspezifische Effekte auf kommensale Mikrobiota. Obwohl langfristig angelegte prospektive, kontrollierte Studien fehlen, deuten Daten aus humanen Populationen und Tiermodellen darauf hin, dass insbesondere in den ersten Lebensjahren das Mikrobiom vulnerabel ist für Störungen durch Antibiotika.

Bei Säuglingen und Kleinkindern führt eine Exposition von Antibiotika zu einer drastischen Reduktion mikrobieller Vielfalt und einer Depletion einzelner Bakterienarten. Diese Eingriffe in die Entwicklung des Mikrobioms sind auch nach zwei Jahren noch nachweisbar (Bokulich et al. 2016; Korpela et al. 2020). Auch in gesunden Vorschulkindern konnten bis zu zwei Jahre nach Gabe von Antibiotika noch mikrobielle Veränderungen nachgewiesen werden, die bei Makroliden ausgeprägter als bei Penicillinen waren (Korpela et al. 2020). Das Mikrobiom von Kleinkindern, die mit Antibiotika behandelt und bis zum dritten Lebensjahr beobachtet wurden, wies zusätzlich zu den Verschiebungen in seiner Komposition deutlich mehr Arten auf, die von einem einzigen Stamm dominiert waren. Zudem wurde eine deutliche Anreicherung von Resistenzgenen im Mikrobiom nachgewiesen. Im Alter von drei Jahren waren *Ruminococcaceae* und *Lachnospiraceae*, die eine Rolle in der Induktion von regulatorischen T-Zellen spielen, signifikant reduziert (Yassour et al. 2016). In einer Studie an mehrfach antibiotisch behandelten Frühgeborenen näherten sich Struktur und Zusammensetzung des Mikrobioms nach 21 Monaten zwar weitgehend dem Mikrobiom von nichtbehandelten Nicht-Frühgeborenen an. Es wurde jedoch ebenfalls eine persistierende Anreicherung von Antibiotikaresistenzgenen nachgewiesen, auch gegen niemals zuvor eingesetzte Substanzen und Reserveantibiotika, sowie eine Ausscheidung von multiresistenten *Enterobacteriaceae* (Gasparrini et al. 2019).

Im Mausmodell führte eine frühe Exposition gegenüber Makroliden zu lang anhaltenden Veränderungen der Mikrobiota und einer erhöhten Anfälligkeit für eine durch *Citrobacter rodentium* ausgelöste Kolitis (Roubaud-Baudron et al. 2019). Eine niedrig dosierte Penicillinexposition bei Mäusen bewirkte zwar keine lang anhaltende Veränderung der mikrobiellen Komposition der Darmflora, hatte aber lang anhaltende metabolische Folgen (Cho et al. 2012; Cox et al. 2014). Eine Vielzahl von Kohortenstudien bestätigt inzwischen einen Zusammenhang zwischen Antibiotikaexposition in der frühen Kindheit und einem erhöhten Risiko für metabolische und inflammatorische Erkrankungen wie Übergewicht, Diabetes mellitus, M. Crohn, Allergien und Asthma (Cox und Blaser 2015; Mbakwa et al. 2016; Ungaro et al. 2014; Boursi et al. 2015; Ortqvist et al. 2014; Sun et al. 2015) (siehe Kap. 5).

In gesunden Erwachsenen wurden nach viertägiger Behandlung mit Breitspektrumantibiotika ebenfalls kurzfristig drastische Störungen des Mikrobioms beobachtet, mit jedoch nahezu vollständiger Erholung in den kommenden 1,5 Monaten. Dennoch waren neun häufige Arten, die vor der Behandlung bei allen Probanden vorhanden waren, nach 180 Tagen bei den meisten Probanden nicht mehr nachweisbar. Interessanterweise wurde in dieser Studie initial eine Abnahme antibiotischer Resistenzgene beobachtet, die Erholung des Mikrobioms wurde dagegen maßgeblich durch die Muster des Antibiotikaresistoms reguliert (Palleja et al. 2018). Die häufig propagierte begleitende Einnahme von Probiotika kann kurzfristige Nebenwirkungen einer antibiotischen Therapie lindern, scheint die Rekonstitution des Mikrobioms jedoch eher zu behindern. Ein autologer fäkaler Mikrobiota-Transfer (FMT) mit vor antibiotischer Therapie asserviertem Stuhl ist ein vielversprechender Ansatz, logistisch jedoch aufwendig und bislang in der klinischen Routine nicht etabliert (Suez et al. 2018).

Für langfristige funktionelle Effekte antibiotischer Therapien im Erwachsenenalter gibt es derzeit wenig Evidenz, im Vordergrund steht hier das Risiko für eine Infektion mit *Clostridioides difficile*. Ca. ein Fünftel der Erwachsenen sind mit *C. difficile* kolonisiert, der im Milieu eines balancierten Mikrobioms jedoch an der Ausbreitung und Toxinproduktion gehindert wird. Antibiotika erzeugen eine Nische im mikrobiellen Ökosystem des Darms, die die Ausbreitung exotoxinbildender *C. difficile*-Stämme begünstigt (Piccioni et al. 2022). In den Monaten nach jeder Episode einer *C. difficile*-Infektion besteht ein erhebliches Rekurrenzrisiko. Dieses kann durch FMT eines gesunden Fremdspenders um über 90 % gesenkt werden, was die pathophysiologische Rolle des Mikrobioms in der *C. difficile*-Infektion unterstreicht (Khoruts et al. 2021).

Unter den Antibiotika hat Rifaximin, ein nichtresorbierbares Rifampicin-Derivat mit breiter Wirksamkeit im grampositiven und gramnegativen Spektrum, eine Sonderstellung eingenommen. Durch seine Wirkung ausschließlich im Darm wurde es ursprünglich zur Therapie der Reisediarrhoe entwickelt und zugelassen. In den letzten Jahren erfuhr Rifaximin eine Indikationserweiterung zur Prophylaxe der hepatischen Enzephalopathie bei Leberzirrhose, zur Therapie der bakteriellen Fehlbesiedelung des Dünndarms (*small intestinal bacterial overgrowth*, SIBO) sowie zur Behandlung von funktionellen Darmerkrankungen und der Kolondivertikulitis. Trotz der breiten antimikrobiellen Wirkung sind die Effekte auf die Komposition des Mikrobioms, das Potenzial für Resistenzentwicklung sowie das Risiko für eine *C. difficile*-Infektion gering. Zusätzlich fördert Rifaximin das Wachstum von Bifidobakterien und *Lactobacillus*, denen eine gesundheitsfördernde Wirkung zugeschrieben wird. Obwohl für Rifaximin damit eine günstige Modulation des intestinalen Mikrobioms und eine „eubiotische" Wirkung postuliert wird (Ianiro et al. 2016; Dumitrascu et al. 2023), gelten auch für den Einsatz dieses Medikaments die Prinzipien des *antimicrobial stewardship*.

Spezifische Inhibitionsspektren für 144 Antibiotika wurden systematisch in einem *in-vitro*-screen an 38 repräsentativen Spezies des humanen gastrointestinalen Mikrobioms charakterisiert. Insbesondere Makrolide und Tetracycline – prototypische bakteriostatische Proteinsynthesehemmer – hemmten fast alle getesteten Kommensalen, töteten aber auch einige Spezies. Diese speziesspezifische bakterizide Aktivität stellt die bestehende Unterscheidung zwischen bakteriziden und bakteriostatischen Antibiotikaklassen infrage. In diesem experimentellen System wurden ferner Substanzen identifiziert, die potenziell den Kollateralschaden von Makroliden und Tetrazyklinen abmildern, indem sie spezifisch die antibiotische Aktivität gegen häufige *Bacteroides*-Arten, nicht aber gegen relevante Krankheitserreger wie *E. faecium*, *E. faecalis* und *S. aureus* antagonisieren. Diese Art des *drug repurposing* ist vielversprechend zur Reduktion unspezifischer Toxizität auf das Mikrobiom, ist jedoch noch weit von einer klinischen Anwendung entfernt (Maier et al. 2021).

Nach derzeitiger Einschätzung können Manipulationen der Darmmikrobiota durch Antibiotika während eines kritischen Entwicklungsfensters also dauerhafte funktionelle Folgen haben, auch wenn sich die Zusammensetzung der bakteriellen Gemeinschaften weitgehend erholen kann.

▶ Insbesondere die frühkindliche Antibiotikaexposition hat signifikante und anhaltende Effekte auf die Entwicklung des intestinalen Mikrobioms.

7.4.3 Hemmer der Magensäureproduktion

Die Magensäure entwickelte sich evolutionär als wichtigste Barriere für den Eintritt von Mikroorganismen aus der Umwelt in den Verdauungstrakt und übernimmt wichtige Funktionen im Verdauungsprozess (Beasley et al. 2015). Andererseits ist sie an säureassoziierten Erkrankungen wie gastroduodenaler Ulcuserkrankung und gastroösophagealer Refluxerkrankung beteiligt. Deren Behandlung wurde durch die Einführung von Protonenpumpenhemmern revolutioniert, die inzwischen zu den meistverschriebenen Medikamenten gehören und auch rezeptfrei verfügbar sind. Der breite Einsatz von PPIs erzeugte Bedenken, dass eine Aufhebung der Säurebarriere zu Alterationen des gastrointestinalen Mikrobioms mit Folgen für die Gesundheit des Wirtes führen könnte.

Tatsächlich belegt eine Vielzahl von Kohorten- und auch kontrollierten Interventionsstudien Mikrobiomassoziationen für PPIs, die sich in einer Anreicherung von Bakterien der Mundhöhle in distalen Abschnitten des GI-Traktes ausdrücken (Macke et al. 2020; Nagata et al. 2022). Die oben zitierte Observationsstudie aus den Niederlanden zeigte für PPIs unter allen Medikamenten die höchste Zahl an Mikrobiomassoziationen, nach Korrektur für die Einnahme mehrerer Medikamente für 24 Taxa und 133 mikrobielle Signalwege (Vich Vila et al. 2020). Für den Effekt von PPIs auf das Mikrobiom wurden neben der Aufhebung der Säurebarriere des Magens auch direkte Effekte auf einige kommensale Bakterien postuliert (Maier et al. 2018; Macke et al. 2020; Weersma et al. 2020). Zur Wirkung der neuen hochpotenten Klasse der kaliumkompetitiven Säureblocker (PCABs) auf das Mikrobiom, z. B. Vonoprazan, gibt es – außerhalb von PCAB-enthaltenden *H. pylori*-Eradikationsschemata – bislang nur eine kleine kontrollierte Studie (n = 9), die den Trend einer Translokation von Mikrobiota der Mundhöhle nach distal bestätigt (Otsuka et al. 2017).

▶ Die pharmakologische Säuresuppression im Magen beeinflusst sowohl durch den Wegfall der gastralen Säurebarriere als auch durch den direkten Einfluss auf kommensale Bakterien das intestinale Mikrobiom.

Ebenso zeigen viele Observationsstudien Assoziationen zwischen PPI-Einnahme und verbreiteten Erkrankungen wie gastrointestinalen Infektionen und *C. difficile*-Enteritis, Magenkrebs, Herz-Kreislauf- und Nierenerkrankungen, Übergewicht, Mikronährstoffmangel, Osteoporose, Demenz und frühzeitigem Tod. Ein Großteil der Studien sind retrospektiv, nicht hypothesengesteuert designt und unterliegen erheblichen Störfaktoren. Bis auf den plausiblen Zusammenhang zwischen gastrointestinalen Infektionen – ohne *C. difficile* – sind die odds ratios der Assoziationen zudem sehr gering, sodass Rückschlüsse auf eine Kausalität nicht zulässig sind und weiterer Studien bedürfen (Macke et al. 2020).

7.4.4 Medikamente zur *Helicobacter-pylori*-Eradikation

Die Therapie besteht üblicherweise in einer Kombination aus Antibiotika, einer potenten Magensäureblockade und ggf. Bismutsalz über 10 bis 14 Tage (Malfertheiner et al. 2022). Die verfügbaren Studien beschreiben erwartungsgemäß deutliche kurz- und teils auch langfristige Effekte der Eradikationstherapie. Andererseits sind die Ergebnisse äußerst heterogen, u. a. in Abhängigkeit des verwendeten Therapieregimes, und auch deren Bewertung ist uneinheitlich. Die *H. pylori*-Infektion selbst beeinflusst die Immunität des Verdauungstraktes und die Zusammensetzung des Mikrobioms. Welchen Anteil die Elimination der Infektion und die Kombination aus Antibiotika, Säureblockade und Bismut an den Mikrobiomveränderungen haben, ist ungeklärt. Analog wird debattiert, ob die Mikrobiomveränderungen als Nebenwirkung der Therapie oder im Sinne einer Rekonstitution des physiologischen Mikrobioms bewertet werden und worin die funktionelle Relevanz der Veränderungen besteht (Guo et al. 2022). Die Anreicherung von antibiotischen Resistenzgenen im Mikrobiom nach *H. pylori*-Eradikation und steigenden Resistenzraten von *H. pylori* erfordern effektive antibiotic stewardship-basierte Strategien. (Olekhnovich et al. 2019; Liou et al. 2020; Wang et al. 2022) (siehe Kap. 8).

7.4.5 Metformin

Metformin aus der Klasse der Biguanide ist durch seine blutzucker- und gewichtsreduzierende Wirkung das Basismedikament für die Behandlung des Diabetes mellitus Typ 2. Der Wirkmechanismus von Metformin ist bis heute nur unvollständig verstanden und beruht u. a. auf Aktivierung der AMP-abhängigen Proteinkinase (AMPK) in Dünndarmenterozyten und der Leber, mit der Folge einer Erhöhung der peripheren Insulinsensitivität, Hemmung der hepatischen Gluconeogenese und einer Stimulation der Sekretion von Glucagon-like peptide 1 (GLP-1) (Zhang et al. 2016, 2022; Bahne et al. 2018). In den letzten Jahren rückte das Darmmikrobiom als Ziel der Metforminwirkung in den Focus: Unbehandelte Typ 2-Diabetiker weisen eine Mikrobiomsignatur auf, die durch eine Depletion Butyrat-produzierender Taxa gekennzeichnet ist. Metformin erhöht u. a. die Abundanz von *Escherichia* und erniedrigt jene von *Intestinibacter* und steigert auf metagenomischer Ebene die Kapazität zur Produktion kurzkettiger Fettsäuren und die Expression von Metalloproteinen (Forslund et al. 2015; Wu et al. 2017; Mueller et al. 2021). Teil des Pathomechanismus von Diabetes und anderen metabolischen Erkrankungen ist ferner eine Störung der Darmbarriere („*leaky gut*"). Metformin erhöht die Abundanz von *Akkermansia spp.*, denen ein protektiver Effekt für die Integrität der Darmbarriere durch Expression von *tight junctions*-Proteinen und Mucinen zugeschrieben wird. Ferner korrelieren die Metformin-induzierten Mikrobiomveränderungen mit Spiegeln systemischer Entzündungsmarker wie Interleukin-6 (IL-6), IL-1ß und Tumornekrosefaktor alpha

(TNFalpha) (Lee et al. 2021). Ein Teil der Metforminwirkung wird ferner mit dem bakteriellen Metabolismus von Gallensäuren in Verbindung gebracht, wobei die Daten hierzu noch wenig konklusiv sind (Sansome et al. 2020).

7.4.6 Laxantien

Laxantiengebrauch ist in populationsbasierten Studien mit erheblichen Alterationen des Mikrobioms assoziiert, sowohl auf Ebene der Alpha- und Beta-Diversität, als auch auf Ebene einzelner Taxa. Diese Beobachtung muss einerseits vor dem Hintergrund einer Verkürzung der gastrointestinalen Transitzeit und eines erhöhten Wassergehalts im Stuhl durch Laxantien gewertet werden (Vich Vila et al. 2020; Nagata et al. 2022). Im Mausversuch führte die Auslösung einer milden osmotischen Diarrhoe durch kurzzeitige Verabreichung von Polyethylenglykol (PEG) jedoch auch zu langfristigen Veränderungen des Darmmikrobioms, u. a. gekennzeichnet durch dauerhaftes Verschwinden einiger Taxa und einer Ausbreitung niedrig-abundanter Bakterien. Zudem wurden eine transiente Störung der Schleimbarriere mit mukosaler Entzündung und eine Immunisierung gegen kommensale Bakterien mit Induktion von IgG-Antikörpern beobachtet. Mechanistisch wurden Veränderungen der Osmolalität im Darmlumen für die Wirkung auf das Mikrobiom verantwortlich gemacht (Tropini et al. 2018).

► Die Einnahme von Laxantien hat im Tiermodell langfristige Effekte auf die Zusammensetzung des intestinalen Mikrobioms.

Laktulose, ein nichtabsorbierbares Disaccharid, hat eine ausgeprägt laxative Wirkung und ist die primäre Therapie für die hepatische Enzephalopathie (HE). Ihre Wirkung beruht einerseits auf der Verkürzung der Transitzeit und damit Reduktion des Gesamtgehaltes an Bakterien im Darm, deren Metaboliten mangels Metabolisierung in der Leber für die neurokognitiven Symptome verantwortlich gemacht werden. Zusätzlich werden jedoch auch spezifische Effekte auf das Mikrobiom für die Medikamentenwirkung postuliert: Laktulose wird als Präbiotikum von Bakterien im Dickdarm zu kurzkettigen Fettsäuren fermentiert, die die Integrität der Schleimhautbarriere fördern und so die Translokation von Bakterien reduzieren können. Gleichzeitig führen kurzkettige Fettsäuren zu einer Absenkung des intraluminalen pH-Wertes mit der Folge einer reduzierten Ammoniakproduktion durch gramnegative Bakterien (Bloom et al. 2021). Eine mikrobiomvermittelte Wirkung von Laktulose wird auch durch die Beobachtung gestützt, dass von Patienten mit minimaler HE nur diejenigen eine signifikante Veränderung der mikrobiellen Zusammensetzung unter Laktulose aufwiesen, die ein klinisches Ansprechen auf die Therapie zeigten (Wang et al. 2019).

7.4.7 Psychotrope Medikamente

Für viele Antidepressiva und Antipsychotika wurden beim Menschen Mikrobiomassoziationen und *in-vitro* deutliche antimikrobielle Effekte auf einzelne Mikrobiota des Darms nachgewiesen (Maier et al. 2018; Ait Chait et al. 2020; Vich Vila et al. 2020; Nagata et al. 2022). Dies führte zur Hypothese, dass diese Substanzen neben ihren direkten pharmakologischen Effekten auf den Neurotransmitterhaushalt auch indirekt eine Wirkung über die Darm-Hirn-Achse ausüben. Duloxetin aus der Klasse der selektiven Serotonin-Noradrenalin-Wiederaufnahmehemmer (SSNRIs) beispielsweise führt neben einer allgemeinen Reduktion der Alpha-Diversität zu einer Depletion von *Adlercreutzia equolifaciens* und *Ruminococcus flavefaciens*. Die Supplementation von *R. flavefaciens* wiederum verminderte die antidepressive Wirkung von Duloxetin und reduzierte die Expression von Proteinen, die an neuronaler Plastizität beteiligt sind (Lukic et al. 2019). Auch eine Gewichtszunahme als typische Nebenwirkung einiger Antidepressiva wird mit dem Mikrobiom in Verbindung gebracht (Lyte et al. 2019). Umgekehrt hat das Mikrobiom eine Auswirkung auf die Biotransformation bzw. Bioverfügbarkeit des Antipsychotikums Olanzapin (Cussotto et al. 2021). Insgesamt ist das mechanistische Verständnis einer Wirkweise von Psychotropika über die Darm-Hirn-Achse jedoch noch rudimentär und erfordert weitere Untersuchungen (Cussotto et al. 2019; Donoso et al. 2023).

7.4.8 Einfluss von Medikamenten auf Antibiotika-Resistenzentwicklung

In oben beschriebenen Kohortenstudien wurde eine Anreicherung von Antibiotika-Resistenzgenen nicht nur in Assoziation mit Antibiotika – darunter führend Makrolide und Sulfonamide – sondern auch mit einem breiten Spektrum nichtantibiotischer Medikamente aus nahezu allen Substanzklassen beobachtet. Die Resistenzmarker sind überwiegend Bestandteil von Effluxpumpen, mit denen antibakterielle Substanzen aus der Bakterienzelle geschleust werden können (Vich Vila et al. 2020; Nagata et al. 2022).

Ein systematischer *in-vitro*-Screen von über 1000 Medikamenten gegen 40 repräsentative Bakterienstämme des menschlichen Mikrobioms wies für 24 % der Medikamente, die vermeintlich ausschließlich eine pharmakologische Wirkung im Menschen haben, eine antimikrobielle Aktivität gegen mindestens eine der getesteten Bakterien nach. Die Empfindlichkeit gegenüber Antibiotika war in einigen Bakterien hoch mit der Empfindlichkeit gegen Nicht-Antibiotika korreliert, sodass gemeinsame zugrunde liegende Resistenzmechanismen gegen beide Medikamentenklassen postuliert wurden. Tatsächlich zeigte sich beim Screening einer *E. coli*-Mutante mit Defizienz der *TolC* Effluxpumpe nicht nur eine erhöhte Empfindlichkeit gegen Antibiotika (22 Substanzen mehr als der Wildtyp), sondern gleichermaßen gegen Nicht-Antibiotika (19 zusätzliche Medikamente). Ergänzend wurde in einem genomweiten Überexpressions-Screen von *E. coli* gegen sieben Nicht-Antibiotika und ein Antiparasitikum, die im Screening breite antibakterielle Aktivität gezeigt hatten, eine Reihe verschiedener Gene identifiziert, die eine Resistenz gegen die getesteten Substanzen vermittelten. Einige hiervon sind bekannte Antibiotika-Resistenzgene. Die Daten aus den Observationsstudien und in-vitro-Experimenten legen daher nahe, dass auch Nicht-Antibiotika zur Entstehung von Antibiotikaresistenzen betragen können (Maier et al. 2018). Eine Bestätigung dieser Hypothese durch kontrollierte klinische Studien steht noch aus, hat aber potenziell erhebliche Implikationen für die gängige Verschreibungspraxis von Medikamenten und die Eindämmung von Antibiotikaresistenzen.

▶   Auch nicht antimikrobiell wirkende Medikamente beeinflussen bakterielle Resistenzmechanismen.

7.4.9 Pharmakomikrobiomik

Die Pharmakomikrobiomik strebt nach einem integrierten Verständnis der komplexen gegenseitigen Wechselwirkungen zwischen Medikamenten, dem Metabolismus des Wirtes und dem Mikrobiom des Verdauungstraktes. Das Gebiet entwickelt sich parallel zu den aktuell rasanten Fortschritten bei Hochdurchsatzverfahren: Nach einer Dekade der Identifikation und Charakterisierung bislang nicht kultivierbarer Bakterien durch *next-generation sequencing* und weitere *omics*-Methoden gelang in den letzten Jahren durch Skalierung und Optimierung unterschiedlicher Kulturbedingungen in Kombination mit schnellen Identifizierungsmethoden (MALDI-TOF Massenspektrometrie und Sequenzierung) die erstmalige Kultivierung Hunderter neuer Bakterienstämme. Diese als *culturomics* bezeichnete Strategie eröffnet neue Möglichkeiten der funktionellen Charakterisierung von Mikrobiota (Lagier et al. 2018). Die Weiterentwicklung von *ex-vivo batch*-Kultursystemen ermöglicht Untersuchungen an komplexen und dynamischen mikrobiellen Gemeinschaften (Javdan et al. 2020). Fortschritte im Gebiet der Organoide und deren Kokultivierung mit Bakterien erlauben systematische Untersuchungen der Interaktionen zwischen Wirt, Mikrobiota und Medikamenten (Puschhof et al. 2021). Durch *drug repurposing* screens können zugelassene Medikamente mit Potenzial zur gezielten Mikrobiomintervention identifiziert werden (Barone et al. 2021; Maier et al. 2021). Große Hoffnungen werden zudem in Anwendungen der künstlichen Intelligenz gelegt (McCoubrey et al. 2022). Zusammengefasst steckt das Feld der Pharmakomikrobiomik noch in den Kinderschuhen, es gilt jedoch als Schlüssel für ein präziseres Verständnis von Medikamentenwirkungen und -nebenwirkungen für den individuellen Patienten im Sinne einer personalisierten Medizin.

7.5   Genetik

Neben den genannten Einflussfaktoren wird das gastrointestinale Mikrobiom auch durch intrinsische Faktoren des Wirtes beeinflusst. Die Interaktionen zwischen Krankheiten und dem Mikrobiom werden in anderen Kapiteln dieses Buches ausführlich behandelt. Vielen von ihnen liegt die Unsicherheit von Ursache und Wirkung zugrunde – es ist also unklar, ob die Mikrobiota ursächlich an der Pathophysiologie beteiligt sind oder die Veränderungen lediglich einen Ausdruck des veränderten Milieus im erkrankten Wirt darstellen. Die Genetik des Wirtes kann ebenfalls zwischen Populationen variieren, bleibt jedoch innerhalb einer Kohorte unanfällig für Störfaktoren, sodass sich ihr Einfluss auf das Mikrobiom gut in Beobachtungsstudien untersuchen lässt.

Methodisch kommen Zwillingsstudien und genomweite Assoziationsstudien zur Anwendung: In Zwillingsstudien kann der Einfluss der Genetik auf ein Merkmal – hier das Mikrobiom – von anderen Faktoren wie Umwelt oder Lebensstil diskriminiert und quantifiziert werden (Goodrich et al. 2016; Xie et al. 2016; Vilchez-Vargas et al. 2022). Genomweite Assoziationsstudien (GWAS) basieren auf der Verteilung von Einzelnukleotid-Polymorphismen (single nucleotide polymorphisms, SNPs) im Genom. SNPs sind die wesentlichen Träger genetischer Varianz, sie können in SNP-arrays kostengünstig bestimmt werden (Genotypisierung) und einzeln auf Assoziation mit einem beliebigen Merkmal – in diesem Fall das Mikrobiom – untersucht werden. Befindet sich in einem Genlocus ein signifikantes GWAS-Signal bezogen auf ein quantitatives Merkmal, beispielsweise die Körpergröße oder das Expressionsniveau eines Gens, wird dieser als *quantitative trait locus* (QTL) bezeichnet, für binäre Merkmale wird der Begriff *binary trait locus* (BTL) verwendet. Für loci mit Assoziation zur Abundanz bzw. zum Vorkommen/Fehlen von Mikrobiota wurden die Begriffe Mikrobiom-QTL (mbQTL) bzw. Mikrobiom-BTL (mbBTL) etabliert (Kurilshikov et al. 2021).

Die bislang größte Mikrobiom-GWAS wurde an 18.340 Individuen aus 24 unabhängigen Bevölkerungskohorten mit europäischer, hispanischer, asiatischer und afrikanischer Abstammung durchgeführt (Kurilshikov et al. 2021). An zwei in die Studie eingeschlossenen Zwillingskohorten aus Großbritannien und den Niederlanden konnte eine signifikante Erblichkeit für 19 Taxa festgestellt werden, während Indizes für die Alpha-Diversität keine erbliche Komponente aufwiesen. Die GWAS identifizierte 31 Genloci mit Einfluss auf die Darmmikrobiota, wobei erneut kein genetischer Einfluss auf die Alpha-Diversität nachgewiesen werden konnte. In der mbQTL-Analyse konnten jedoch 20 Loci mit Abundanzen von 27 Taxa assoziiert werden und in der mbBTL-Analyse 10 Loci mit der An- bzw. Abwesenheit einzelner Taxa. Darunter waren auch bereits vorbeschriebene Assoziationen mit funktionell relevanten Varianten wie dem LCT- und FUT2-FUT1-Locus, und es zeigte sich eine Konkordanz zwischen erblichen Taxa und solchen mit mbTLs, was für die Validität der Methodik spricht.

Die Studie verdeutlicht jedoch auch, welche Stichprobengrößen für GWAS gefordert sind: Trotz der großen Anzahl von Individuen erreichte bei einem konservativ angelegten Signifikanzniveau über alle Kohorten hinweg lediglich die Assoziation zwischen dem LCT-Locus, auf dem sich u. a. das Lactase-Gen befindet, und *Bifidobacterium* statistische Signifikanz. Der SNP rs4988235 hat einen rezessiven Effekt auf Lactoseintoleranz und wurde bereits in früheren Studien mit der Abundanz von *Bifidobacterium* und mit der Assoziation zwischen *Bifidobacterium* und Milchkonsum in Verbindung gebracht (Bonder et al. 2016). Die Stärke dieser Assoziation war zudem altersabhängig, analog zur klinischen Beobachtung einer abnehmenden Lactosetoleranz nach dem Kinder- und Jugendalter (Lapides und Savaiano 2018). Eine in einigen Kohorten beobachtete Assoziation zwischen dem FUT2-FUT1-Locus und *Ruminococcus spp.* liefert einen genetischen Kontext für die Interaktionen zwischen Mikrobiota und der Mucinschicht in der Homöostase und Immunität der Darmschleimhaut. Weitere mbQTLs assoziieren das Mikrobiom mit dem Metabolismus der Vitamine B_2 und B_{12}, mukosaler Inflammation und Insulinresistenz (Kurilshikov et al. 2021).

Basierend auf Mikrobiom-GWAS gibt es Ansätze, kausale Inferenzen zwischen Mikrobiota und häufigen Erkrankungen herzustellen. Wie oben ausgeführt, können Beobachtungsstudien per se keine Kausalität zwischen einer Exposition und einem Phänotyp herstellen, während randomisiert-kontrollierte Studien oft aus praktikablen oder ethischen Gründen keine Option sind. Mendelsche Randomisierungsstudien (MR) nutzen humangenetische Variationen als Proxies für einen Risikofaktor oder eine Exposition: Auf Grundlage des Genotyps erfolgt eine Quasirandomisierung in eine exponierte Testgruppe und eine Kontrollgruppe, wobei man erwartet, dass innerhalb einer Population potenzielle Störfaktoren homogen auf beide Gruppen verteilt sind (Smith und Ebrahim 2003; Wade und Hall 2019). Mittels Mendelscher Randomisierung wurden in den o. g. Kohorten protektive Effekte von *Bifidobacaterium* für Colitis ulcerosa und *Oxalobacteraceae* für rheumatoide Arthritis beschrieben (Kurilshikov et al. 2021).

Die Regulation mikrobieller Gemeinschaften durch die Genetik des Wirtes eröffnet wichtige Einblicke in die Rolle von Mikrobiota für Gesundheit und Krankheit. Dennoch ist die durch Genetik erklärbare Varianz des Mikrobioms vergleichsweise gering und wird deutlich dominiert von Ernährung, Medikamenten und Umweltfaktoren (Rothschild et al. 2018; Vilchez-Vargas et al. 2022) (Abb. 7.2).

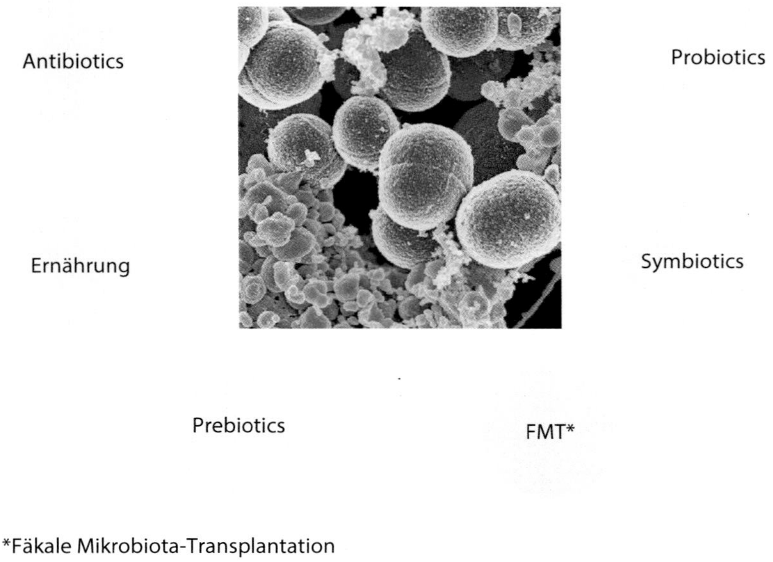

Antibiotics

Probiotics

Ernährung

Symbiotics

Prebiotics

FMT*

*Fäkale Mikrobiota-Transplantation

Abb. 7.2 Wie können bakterielle Gemeinschaften verändert werden?

▶   Ein Einfluss des humanen Genoms auf die Zusammensetzung des Mikrobioms liegt nahe, ist aber bislang nur für wenige Genorte und kommensale Bakterien gezeigt.

Literatur

Ait Chait Y et al (2020) Unravelling the antimicrobial action of antidepressants on gut commensal microbes. Sci Rep 10(1):17878

Amar J et al (2008) Energy intake is associated with endotoxemia in apparently healthy men. Am J Clin Nutr 87(5):1219–1223

Antinozzi M et al (2022) Cigarette smoking and human gut microbiota in healthy adults: a systematic review. Biomedicines 10(2):510

Bahne E et al (2018) Metformin-induced glucagon-like peptide-1 secretion contributes to the actions of metformin in type 2 diabetes. JCI Insight 3(23):e93936

Barone M et al (2021) Searching for new microbiome-targeted therapeutics through a drug repurposing approach. J Med Chem 64(23):17277–17286

Beasley DE et al (2015) The evolution of stomach acidity and its relevance to the human microbiome. PLoS One 10(7):e0134116

Bloom PP et al (2021) Microbiome therapeutics for hepatic encephalopathy. J Hepatol 75(6):1452–1464

Bokulich NA et al (2016) Antibiotics, birth mode, and diet shape microbiome maturation during early life. Sci Transl Med 8(343):343ra382

Bonder MJ et al (2016) The effect of host genetics on the gut microbiome. Nat Genet 48(11):1407–1412

Boursi B et al (2015) The effect of past antibiotic exposure on diabetes risk. Eur J Endocrinol 172(6):639–648

Bressa C et al (2017) Differences in gut microbiota profile between women with active lifestyle and sedentary women. PLoS One 12(2):e0171352

Cho I et al (2012) Antibiotics in early life alter the murine colonic microbiome and adiposity. Nature 488(7413):621–626

Claesson MJ et al (2012) Gut microbiota composition correlates with diet and health in the elderly. Nature 488(7410):178–184

Clarke SF et al (2014) Exercise and associated dietary extremes impact on gut microbial diversity. Gut 63(12):1913–1920

Cox LM, Blaser MJ (2015) Antibiotics in early life and obesity. Nat Rev Endocrinol 11(3):182–190

Cox LM et al (2014) Altering the intestinal microbiota during a critical developmental window has lasting metabolic consequences. Cell 158(4):705–721

Cussotto S et al (2019) Psychotropics and the microbiome: a chamber of secrets. Psychopharmacology (Berl) 236(5):1411–1432

Cussotto S et al (2021) The gut microbiome influences the bioavailability of olanzapine in rats. EBioMedicine 66:103307

David LA et al (2014) Diet rapidly and reproducibly alters the human gut microbiome. Nature 505(7484):559–563

Day AW, Kumamoto CA (2022) Gut microbiome dysbiosis in alcoholism: consequences for health and recovery. Front Cell Infect Microbiol 12:840164

De Filippis F et al (2016) High-level adherence to a Mediterranean diet beneficially impacts the gut microbiota and associated metabolome. Gut 65(11):1812–1821

Donoso F et al (2023) Inflammation, lifestyle factors, and the microbiome-gut-brain axis: relevance to depression and antidepressant action. Clin Pharmacol Ther 113(2):246–259

Dumitrascu DL et al (2023) Update on the role of rifaximin in digestive diseases. J Gastrointestin Liver Dis 32(1):92–109

Estaki M et al (2016) Cardiorespiratory fitness as a predictor of intestinal microbial diversity and distinct metagenomic functions. Microbiome 4(1):42

Falony G et al (2016) Population-level analysis of gut microbiome variation. Science 352(6285):560–564

Forslund K et al (2015) Disentangling type 2 diabetes and metformin treatment signatures in the human gut microbiota. Nature 528(7581):262–266

Gasparrini AJ et al (2019) Persistent metagenomic signatures of early-life hospitalization and antibiotic treatment in the infant gut microbiota and resistome. Nat Microbiol 4(12):2285–2297

Goodrich JK et al (2016) Genetic determinants of the gut microbiome in UK twins. Cell Host Microbe 19(5):731–743

Guo Y et al (2022) Effect of Helicobacter Pylori eradication on human gastric microbiota: a systematic review and meta-analysis. Front Cell Infect Microbiol 12:899248

Hamer HM et al (2008) Review article: the role of butyrate on colonic function. Aliment Pharmacol Ther 27(2):104–119

Ianiro G et al (2016) Antibiotics as deep modulators of gut microbiota: between good and evil. Gut 65(11):1906–1915

Jackson MA et al (2018) Gut microbiota associations with common diseases and prescription medications in a population-based cohort. Nat Commun 9(1):2655

Javdan B et al (2020) Personalized mapping of drug metabolism by the human gut microbiome. Cell 181(7):1661–1679.e1622

Khoruts A et al (2021) Faecal microbiota transplantation for Clostridioides difficile: mechanisms and pharmacology. Nat Rev Gastroenterol Hepatol 18(1):67–80

Koeth RA et al (2013) Intestinal microbiota metabolism of L-carnitine, a nutrient in red meat, promotes atherosclerosis. Nat Med 19(5):576–585

Korpela K et al (2020) Antibiotics in early life associate with specific gut microbiota signatures in a prospective longitudinal infant cohort. Pediatr Res 88(3):438–443

Kurilshikov A et al (2021) Large-scale association analyses identify host factors influencing human gut microbiome composition. Nat Genet 53(2):156–165

Lagier JC et al (2018) Culturing the human microbiota and culturomics. Nat Rev Microbiol 16:540–550

Lapides RA, Savaiano DA (2018) Gender, age, race and lactose intolerance: is there evidence to support a differential symptom response? A scoping review. Nutrients 10(12):1956

Lee CB et al (2021) The relationship between the gut microbiome and metformin as a key for treating type 2 diabetes mellitus. Int J Mol Sci 22(7):3566

Liou JM et al (2020) Treatment of Helicobacter pylori infection and its long-term impacts on gut microbiota. J Gastroenterol Hepatol 35(7):1107–1116

Lukic I et al (2019) Antidepressants affect gut microbiota and Ruminococcus flavefaciens is able to abolish their effects on depressive-like behavior. Transl Psychiatry 9(1):133

Lyte M et al (2019) Fluoxetine-induced alteration of murine gut microbial community structure: evidence for a microbial endocrinology-based mechanism of action responsible for fluoxetine-induced side effects. PeerJ 7:e6199

Macke L et al (2020) Systematic review: the effects of proton pump inhibitors on the microbiome of the digestive tract-evidence from next-generation sequencing studies. Aliment Pharmacol Ther 51(5):505–526

Maier L et al (2018) Extensive impact of non-antibiotic drugs on human gut bacteria. Nature 555(7698):623–628

Maier L et al (2021) Unravelling the collateral damage of antibiotics on gut bacteria. Nature 599(7883):120–124

Malfertheiner P et al (2022) Management of Helicobacter pylori infection: the Maastricht VI/Florence consensus report. Gut

Mbakwa CA et al (2016) Early life antibiotic exposure and weight development in children. J Pediatr 176(105–113):e102

McCoubrey LE et al (2022) Predicting drug-microbiome interactions with machine learning. Biotechnol Adv 54:107797

Mueller NT et al (2021) Metformin affects gut microbiome composition and function and circulating short-chain fatty acids: a randomized trial. Diabetes Care 44(7):1462–1471

Nagata N et al (2022) Population-level metagenomics uncovers distinct effects of multiple medications on the human gut microbiome. Gastroenterology 163(4):1038–1052

Olekhnovich EI et al (2019) Shifts in the human gut microbiota structure caused by quadruple Helicobacter pylori eradication therapy. Front Microbiol 10:1902

Ortqvist AK et al (2014) Antibiotics in fetal and early life and subsequent childhood asthma: nationwide population based study with sibling analysis. BMJ 349:g6979

Otsuka T et al (2017) Influence of potassium-competitive acid blocker on the gut microbiome of Helicobacter pylori-negative healthy individuals. Gut 66(9):1723–1725

Palleja A et al (2018) Recovery of gut microbiota of healthy adults following antibiotic exposure. Nat Microbiol 3(11):1255–1265

Piccioni A et al (2022) Gut microbiota and clostridium difficile: what we know and the new frontiers. Int J Mol Sci 23(21):13323

Puschhof J et al (2021) Organoids and organs-on-chips: insights into human gut-microbe interactions. Cell Host Microbe 29(6):867–878

Radjabzadeh D et al (2022) Gut microbiome-wide association study of depressive symptoms. Nat Commun 13(1):7128

Ren Y et al (2023) Lifestyle patterns influence the composition of the gut microbiome in a healthy Chinese population. Sci Rep 13(1):14425

Rothschild D et al (2018) Environment dominates over host genetics in shaping human gut microbiota. Nature 555(7695):210–215

Roubaud-Baudron C et al (2019) Long-term effects of early-life antibiotic exposure on resistance to subsequent bacterial infection. mBio 10(6):e02820–e02819

Sansome DJ et al (2020) Mechanism of glucose-lowering by metformin in type 2 diabetes: role of bile acids. Diabetes Obes Metab 22(2):141–148

Schnorr SL et al (2014) Gut microbiome of the Hadza hunter-gatherers. Nat Commun 5:3654

Smith GD, Ebrahim S (2003) 'Mendelian randomization': can genetic epidemiology contribute to understanding environmental determinants of disease? Int J Epidemiol 32(1):1–22

Suez J et al (2018) Post-antibiotic gut mucosal microbiome reconstitution is impaired by probiotics and improved by autologous FMT. Cell 174(6):1406–1423.e1416

Sun W et al (2015) Early-life antibiotic use is associated with wheezing among children with high atopic risk: a prospective European study. J Asthma 52(7):647–652

Swiatecka D et al (2011) The study on the impact of glycated pea proteins on human intestinal bacteria. Int J Food Microbiol 145(1):267–272

Tropini C et al (2018) Transient osmotic perturbation causes long-term alteration to the gut microbiota. Cell 173(7):1742–1754 e1717

Tuohy KM, Conterno L, Gasperotti M, Viola R (2012) Up-regulating the human intestinal microbiome using whole plant foods, polyphenols, and/or fiber. J Agric Food Chem 60(36):8776–82. https://doi.org/10.1021/jf2053959. Epub 2012 Jun 12. PMID: 22607578.

Ungaro R et al (2014) Antibiotics associated with increased risk of new-onset Crohn's disease but not ulcerative colitis: a meta-analysis. Am J Gastroenterol 109(11):1728–1738

Vich Vila A et al (2020) Impact of commonly used drugs on the composition and metabolic function of the gut microbiota. Nat Commun 11(1):362

Vilchez-Vargas R et al (2022) Gut microbial similarity in twins is driven by shared environment and aging. EBioMedicine 79:104011

Wade KH, Hall LJ (2019) Improving causality in microbiome research: can human genetic epidemiology help? Wellcome Open Res 4:199

Wan Y et al (2019) Effects of dietary fat on gut microbiota and faecal metabolites, and their relationship with cardiometabolic risk factors: a 6-month randomised controlled-feeding trial. Gut 68(8):1417–1429

Wang JY et al (2019) Lactulose improves cognition, quality of life, and gut microbiota in minimal hepatic encephalopathy: a multicenter, randomized controlled trial. J Dig Dis 20(10):547–556

Wang L et al (2022) Dynamic changes in antibiotic resistance genes and gut microbiota after Helicobacter pylori eradication therapies. Helicobacter 27(2):e12871

Watson H et al (2018) A randomised trial of the effect of omega-3 polyunsaturated fatty acid supplements on the human intestinal microbiota. Gut 67(11):1974–1983

Weersma RK et al (2020) Interaction between drugs and the gut microbiome. Gut 69(8):1510–1519

Wolters M et al (2019) Dietary fat, the gut microbiota, and metabolic health – a systematic review conducted within the MyNewGut project. Clin Nutr 38(6):2504–2520

Wu GD et al (2011) Linking long-term dietary patterns with gut microbial enterotypes. Science 334(6052):105–108

Wu H et al (2017) Metformin alters the gut microbiome of individuals with treatment-naive type 2 diabetes, contributing to the therapeutic effects of the drug. Nat Med 23(7):850–858

Xie H et al (2016) Shotgun metagenomics of 250 adult twins reveals genetic and environmental impacts on the gut microbiome. Cell Syst 3(6):572–584.e573

Yassour M et al (2016) Natural history of the infant gut microbiome and impact of antibiotic treatment on bacterial strain diversity and stability. Sci Transl Med 8(343):343ra381

Zhang CS et al (2016) Metformin activates AMPK through the lysosomal pathway. Cell Metab 24(4):521–522

Zhang E et al (2022) Intestinal AMPK modulation of microbiota mediates crosstalk with brown fat to control thermogenesis. Nat Commun 13(1):1135

Zuniga-Chaves I et al (2023) Neighborhood socioeconomic status is associated with low diversity gut microbiomes and multi-drug resistant microorganism colonization. NPJ Biofilms Microbiomes 9(1):61

H. pylori und das gastrale Mikrobiom

Peter Malfertheiner und Christian Schulz

Inhaltsverzeichnis

8.1   Einleitung 93
8.2   *H. pylori* führt zur chronischen Gastritis und möglichen Komplikationen 94
8.3   Klinisches Management der *H. pylori*-Infektion 97
8.4   Das Mikrobiom im gesunden Magen 99
8.5   H. pylori und das Magenmikrobiom unter Berücksichtigung
     von Gastritis-Phänotypen und Magenazidität 99
    8.5.1   Zusammenspiel von H. pylori und Magenmikrobiota in der
        Magenkarzinogenese 99
    8.5.2   Probiotika in der Behandlung der H. pylori-Infektion 101
Literatur 102

8.1   Einleitung

Bakterien stellen den Hauptanteil der gastrointestinalen Mikroorganismen (> 90 %), während Viren, Hefen, Archaea und Protisten den restlichen Anteil einnehmen (Sheh und Fox 2013). Die mikrobiellen Gemeinschaften in den verschiedenen Regionen des Gastrointestinaltrakts sind differenziert und nischenspezifisch. Der Magen weist eine geringere Keimdichte im Vergleich zu den tiefergelegenen Darmabschnitten auf und nimmt im Hinblick auf die Art der Keimbesiedlung, insbesondere aufgrund der gastralen Azidität und im Speziellen bei Infektion mit *Helicobacter pylori* (*H. pylori*), eine Sonderrolle ein.

P. Malfertheiner · C. Schulz (✉)
Medizinische Klinik und Poliklinik II, LMU- Klinikum, München, München, Deutschland
e-mail: peter.malfertheiner@med.ovgu.de; chr.schulz@med.uni-muenchen.de

© Der/die Autor(en), exklusiv lizenziert an Springer-Verlag GmbH, DE, ein Teil
von Springer Nature 2024
C. Schulz, P. Malfertheiner (Hrsg.), *Gastrointestinales Mikrobiom*,
https://doi.org/10.1007/978-3-662-68455-9_8

Bis zur Entdeckung von *H. pylori* galt der Magen aufgrund der bakteriziden Funktion der Säuresekretion als steril (Yang et al. 2013). Die Entdeckung von *H. pylori* im Jahr 1982 hat zur Revision des Magens als sterilem Organ geführt (Warren und Marshall 1983). Heute wissen wir, dass auch bei normaler Magenazidität ein hochdifferenziertes Magenmikrobiom nachweisbar ist. Dies erklärt sich dadurch, dass fortwährend Bakterien aus der Mundhöhle in den Magen gelangen und zumindest als transiente bakterielle Flora nachweisbar sind. *H. pylori* kommt im Magen die Schlüsselrolle zu, dass er die Magenschleimhaut besiedelt und als Pathogen regelhaft zu einer Entzündung der gastralen Mukosa führt (chronische, aktive Gastritis). Dies stößt die Entwicklung einer gastralen Dysbiose mit signifikanten Veränderungen des übrigen bakteriellen Mikrobioms des Magens an (Schulz et al. 2018; Ferreira et al. 2018). Bei nicht von *H. pylori* besiedeltem Magen findet sich ein stärker diversifiziertes gastrales Mikrobiom im Magensaft als auf der gastralen Schleimhaut. Gastrale Mikrobiota sind allerdings nicht zur Besiedlung der Magenschleimhaut befähigt.

In diesem Kapitel wird die Sonderrolle von *H. pylori* als Pathogen und seine Interaktion mit anderen Magenkeimen dargestellt.

►   Die Entdeckung von *H. pylori* hat zur Revision des Dogmas vom sterilen Magen geführt und das Verständnis gastroduodenaler Erkrankungen verändert.

8.2   *H. pylori* führt zur chronischen Gastritis und möglichen Komplikationen

H. pylori ist die häufigste bakterielle Infektion und wird bei Erwachsenen weltweit mit einer Prävalenz von 40–50 % nachgewiesen. Allerdings variiert die Prävalenz in verschiedenen Regionen der Welt zwischen 10 % und 80 % (Malfertheiner et al. 2023). Eine verbesserte Hygiene und ein höherer Lebensstandard hat in den letzten beiden Jahrzehnten vielerorts zu einem deutlich rückläufigen Trend dieser meist in früher Kindheit erworbenen Infektion geführt.

H. pylori besitzt eine exklusive Affinität zur Magenschleimhaut und besiedelt weder das Plattenepithel im Ösophagus noch die Darmschleimhaut. Eine Reihe von spezifischen Virulenzfaktoren ermöglichen *H. pylori* die Besiedlung und Infektion der Magenschleimhaut und führt im Regelfall zur chronischen aktiven Gastritis (Abb. 8.1) (Malfertheiner et al. 2023; Sugano et al. 2015).

Im Zusammenspiel von bakteriellen Virulenz-, Wirts- und Umweltfaktoren kommt es zu einer individuell differenzierten Ausprägung der *H. pylori*-Gastritis. Diese lässt sich aufgrund ihrer topografisch unterschiedlichen Charakteristiken unter Einbeziehung des Schweregrades der entzündlichen Aktivität und der Atrophie in verschiedene Phänotypen der *H. pylori*-Gastritis unterteilen. An die Gastritis-Phänotypen ist eine unterschiedliche Prädisposition für die klinischen Manifestationen gebunden, insbesondere Komplikationen wie das peptische Ulkus und das Magenkarzinom (Abb. 8.2).

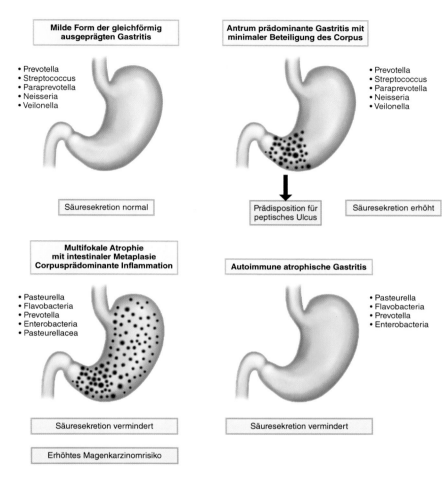

Abb. 8.1 Phänotypen der H. pylori-Gastritis unterscheiden sich nach lokaler Ausprägung, der Entzündungsaktivität und dem Grad der atrophischen Veränderungen der Magenschleimhaut. Je nach Phänotyp der Gastritis gehen eine differenzierte Magensäuresekretion und ein unterschiedlich konfiguriertes Mikrobiom mit einher. Die einzelnen Phänotypen führen ein unterschiedliches Risiko für spezifische Komplikationen mit sich

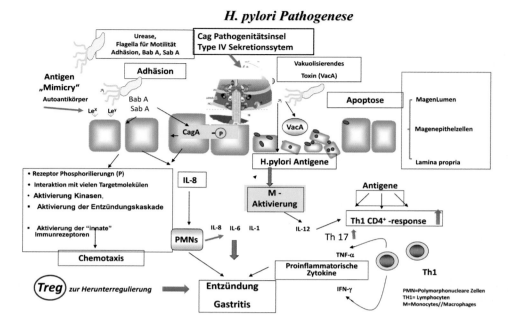

Abb. 8.2 Mechanismen der H. pylori Infektion, die zur chronischen Gastritis führen:
1. Besiedlung der Schleimhaut aufgrund der Befähigung zu rascher Beweglichkeit (Flagella, spirale Form), Schaffung eines alkalischen Mikromilieus (Urease) und Adhäsion (Bab A, SabA u. a.)
2. Induktion von akuter, aktiv persistierender Entzündung (PMN = Neutrophile), chronischer Entzündung (Lymphozyten) Infiltration, Makrophagen. Vakuolisierendes Toxin (Vac A), Signaltransduktion mit Einschleusung von CagA und Verstärkung der Entzündungs- und Immunreaktion

---

H. pylori assoziierte Krankheitsmanifestationen

• Dyspepsie
• Duodenal- und Magenulkus, Ulkusblutungen
• Erhöhtes Ulkusrisiko/Blutungsrisiko bei ASS- oder NSAR-Einnahme
• Atrophische Gastritis mit/ohne intestinale Metaplasie
• Magenkarzinom
• MALT-Lymphom des Magens
• Eisenmangelanämie
• Chronisch idiopathische thrombozytopenische Purpura
• Vitamin B_{12}-Mangel

▶ Der Nachweis von *H. pylori* geht regelhaft mit einer chronischen aktiven Entzündung der Magenschleimhaut (chronische Gastritis) einher. Die *H. pylori*-Gastritis ist in Abhängigkeit von bakteriellen Virulenz-, Wirts- und ernährungsabhängigen-Faktoren unterschiedlich ausgeprägt und prädisponiert je nach Phänotyp für Komplikationen wie dem Peptischen Ulkus in Magen und Duodenum und dem Magenkarzinom.

8.3   Klinisches Management der *H. pylori*-Infektion

Bei Nachweis einer Infektion ist die *H. pylori*-Eradikation immer angezeigt, auch wenn keine klinischen Symptome vorliegen (Malfertheiner 2022). Der gezielte Nachweis von *H. pylori* erfolgt bei klinischen Indikationen (Abb. 8.3), und zunehmend auch im Rahmen der Prävention des Magenkarzinoms.

Die Diagnostik der *H. pylori*-Infektion verfügt über eine Vielzahl von Methoden (Tab. 8.1). Diese erlauben an unterschiedlichsten biologischen Proben, Magenschleimhautbiopsien, Magensaftaspirat, Atemluft, Blut und Stuhl den Nachweis der

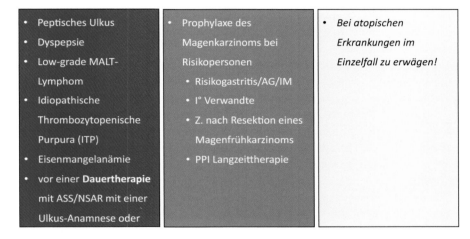

Abb. 8.3   Indikationen zur Therapie bei H. pylori-Infektion. Grundsätzlich immer bei Nachweis der H. pylori-Gastritis!

Tab. 8.1   Sensitivität und Spezifität der invasiven und nichtinvasiven Nachweismethoden einer *H. pylori*-Infektion. PCR: Polymerase Chain Reaction, ELISA: Enzyme-linked Immunosorbent Assay

		Sensitivität (%)	Spezifität (%)
Invasive Methoden	Kultur	70–90	100
	Histologie	80–98	90>95
	Urease-Schnelltest	90–95	90–95
	PCR	90–95	90–95
Nichtinvasive Methoden	13C Harnstoff-Atemtest	90–95	90–95
	Stuhl-Antigentest*		
	ELISA	85–95	85–95
	Schnelltest	70–95	85–95
	IgG-Antikörpernachweis im Serum †	> 95	> 90

H. pylori-Infektion zu führen. Wie auch immer der Nachweis der H. pylori-Gastritis erfolgt, er signalisiert das Vorliegen eine Infektionskrankheit.

Invasive Methoden beruhen immer auf der Durchführung einer Endoskopie mit Entnahme von Magenschleimhautproben für die histologische Beurteilung, Kultur und molekulare Analysen zur Bestimmung der Antibiotikaresistenz. Nichtinvasive Methoden, die auf dem Atemtest und dem Antigentest im Stuhl beruhen, erlauben den Nachweis einer aktuell bestehenden Infektion, während der Nachweis der H. pylori-Antikörper im Blut nicht zwischen einer noch bestehenden oder einer zu einem früheren Zeitpunkt bestandenen Infektion unterscheiden kann.

In Tab. 8.1 werden invasive und nichtinvasive Nachweisverfahren zur Diagnostik der *H. pylori*-Infektion in ihrer diagnostischen Wertigkeit zusammengefasst. Die Verwendung serologischer Tests ist aufgrund der fehlenden Unterscheidbarkeit zwischen einer aktiven und einer stattgehabten Infektion epidemiologischen Studien und wenigen klinischen Sonderfällen vorbehalten.

Der aktuellste Europäische Maastricht-VI-/Florence Consensus Report (Malfertheiner et al. 2022) empfiehlt die Behandlung der *H. pylori*-Infektion mit PPI (bei Verfügbarkeit auch P-Cab) zur Säuresuppression und zwei Antibiotika mit/ohne Bismut. Aufgrund steigender Resistenzen gegen die bislang effektivsten Antibiotika ist die Erfassung der lokalen antibiotischen Resistenzlage, wenn möglich auch die individuelle Resistenzbestimmung, bei einer geplanten Therapie mit Clarithomycin (auch mit Levofloxacin) empfohlen. Die Bismut-basierte Quadrupeltherapie ist in ihrer Wirksamkeit bislang nicht durch die Resistenz der darin enthaltenen Komponenten eingeschränkt und entsprechend ohne notwendige Resistenztestung als Erstlinientherapie geeignet. Jede Eradikationstherapie soll auf den Therapieerfolg kontrolliert werden. Dies erfolgt meist nichtinvasiv durch einen Atemtest oder die Antigenbestimmung im Stuhl frühestens 4 Wochen nach Therapieende. Die invasive (= endoskopische) Kontrolle ist der Kontrolle der Abheilung des Magenulkus und suspekten malignen Veränderungen der Magenschleimhaut vorbehalten. Bei Fehlschlagen der Erstlinientherapie ist die Folgetherapie nach vorheriger Resistenztestung auszuwählen.

▶   Der Nachweis von *H. pylori* ist mit invasiven und nichtinvasiven Methoden möglich. Bei Nachweis von *H. pylori* ist immer eine Behandlung erforderlich. Die *H. pylori*-Eradikation beruht auf Säuresuppression mit zwei Antibiotika als Tripel- oder unter zusätzlicher Miteinbeziehung von Bismut als Quadrupel-Therapie. Clarithromycin- und Levofloxacin-Resistenzen sind inzwischen sehr häufig und schränken den Einsatz dieser Antibiotika zur Behandlung der *H. pylori*-Infektion ein. Überwachungsmaßnahmen mit Resistenzbestimmung im Sinne des „Antibiotic Stewardship" sind erforderlich.

8.4   Das Mikrobiom im gesunden Magen

Die Mundhöhle ist die Haupteintrittspforte für gastrointestinale Mikrobiota und kommuniziert mit dem Verdauungs- und dem Respirationstrakt über kommunizierende offene luminale Strukturen. Das Magenmikrobiom bei Gesunden ist durch die Präsenz von Keimen, die auch in der Mundhöhle anzutreffen sind, charakterisiert und unterscheidet sich luminal signifikant vom mukosalen Anteil. Die am stärksten repräsentierten bakteriellen Gattungen in Proben aus dem menschlichen Magen des Gesunden sind *Streptococcus, Lactobacillus, Bacteroides, Staphylococcus, Prevotella, Fusobacterium* und *Veillonella*.

Weder eine resiliente Besiedlung der Magenschleimhaut, noch eine Adhäsion an die Magenepithelzellen, noch eine Invasion, noch eine Invasion konnten für eines dieser Bakterien nachgewiesen werden, sodass man heute von einer kurzen Verweildauer der transienten „oralen Flora" im Magen ausgehen kann. Es ist bislang nicht bekannt ob diese Keime während der Magenpassage funktionelle Einflüsse auf Magenschleimhaut und Magenphysiologie ausüben (Schulz et al. 2018; Vasapolli et al. 2019).

Unbestritten bleibt die Magensäure der entscheidende physiologische „Grenzschutz" für die Passage von (pathogenen) Keimen oder Sporen in tiefere Darmabschnitte, was sich z. B. im zunehmenden Risiko gastrointestinaler Infektionen bei Patienten unter säuresuppressiver Therapie zeigt.

8.5   H. pylori und das Magenmikrobiom unter Berücksichtigung von Gastritis-Phänotypen und Magenazidität

Wenn *H. pylori* den Magen infiziert, führt er obligat zur chronischen Entzündung der Magenschleimhaut und dominiert die mukosale Zusammensetzung des gastralen Mikrobioms (Abb. 8.3). Im Gegensatz dazu ist der Einfluss von *H. pylori* auf die luminale Zusammensetzung des gastralen Mikrobioms wesentlich geringer. (Schulz et al. 2018) Erst bei Progression der *H. pylori*-induzierten Gastritis mit Auftreten von atrophischen Veränderungen der Magenschleimhaut (chronische atrophische Gastritis) mit dem Verlust der säureproduzierenden Parietalzellen der Magenschleimhaut und der damit verbundenen Abnahme der Azidität (Anstieg des pH) kommt es zu einer relevanten Umstrukturierung des luminalen und mukosalen gastralen Mikrobioms. Einen Sonderfall stellt die Autoimmune Gastritis dar die aufgrund der fehlenden Magensäure ein der oralen Mikroflora vergleichbares Mikrobiom im Magen aufweist.

8.5.1   Zusammenspiel von H. pylori und Magenmikrobiota in der Magenkarzinogenese

Das gegenwärtige Konzept der Magenkarzinogenese weist dem dysbiotischen Magenmikrobiom im Kontext der chronischen *H. pylori*-induzierten Entzündung mit Atrophie sowie der daran gebundenen Hypoazidität eine weitere Schlüsselrolle in der Pathogenese zu.

Nach vorausgehenden experimentellen Studien am Tier wurde auch in Studien am Menschen der mögliche karzinogene Einfluss von weiteren Bakterien auf die *H. pylori*-Gastritis in verschiedenen Stadien der Magenkrebskaskade aufgezeigt. In einer Metaanalyse wurde die erhöhte Abundanz von Fusobakterien (*Fusobacterium nucleatum*) im Magen von Patienten mit Magenkarzinom bestätigt. Auch andere Bakterien wie *Leptotrichia, Parvimonas, Veillonella und Streptococcus anginosus* werden im Zusammenhang mit dem Magenkarzinom vermehrt vorgefunden. Bislang sind die zugrunde liegenden Mechanismen für das onkogene Potenzial dieser Bakterien nur spärlich bekannt, es wird ihnen eine mögliche Hemmung der Immunantwort und des antioxitativen Systems zugeschrieben (Li et al. 2023; Liu et al. 2022).

Das erhöhte Aufkommen von intestinalen Kommensalen (u. a. *Enterobacteriaceae*) als Beitrag zur Dysbiose und Karzinogense sowohl in Stadien präneoplastischer gastraler Schleimhautveränderungen als auch beim Magenkarzinom wird mit einer gesteigerten Nitrosaminbildung in Verbindung gebracht (Ferreira 2018).

▶ *H. pylori* setzt den ersten und entscheidenden Schritt in der Magenkarzinom-Pathogenese durch Entzündung mit progressiven atrophischen Veränderungen der Magenschleimhaut. Bei zunehmender Hypoazidität siedeln sich andere Bakterien einschließlich intestinaler Kommensalen an und tragen zum weiteren Voranschreiten der neoplastischen Progression bei.

Tipp

Einfluss der H. pylori-Therapie auf das Darmmikrobiom

Der Einfluss der *H. pylori*-Eradikationstherapie in verschiedenen Kombinationen von Antibiotika auf das gastrointestinale Mikrobiom bleibt im Fokus wissenschaftlichen Interesses. Erste Untersuchungen zur Interaktion von *H. pylori* mit dem Darmmikrobiom fanden einen Anstieg von Makrolidresistenzen in verschiedenen Taxa des intestinalen Mikrobioms direkt nach Beendigung der Eradikationstherapie. Diese blieben in nicht unerheblichem Maße auch nach einem Jahr bestehen (Jakobsson et al. 2007). Aktuellere Untersuchungen sind dem Einfluss aller derzeit eingesetzten Eradikationstherapien auf das Resistom (Menge aller bakteriellen Resistenzgene des Darmmikrobioms) ebenfalls nachgegangen. Dabei konnten Veränderungen des gastrointestinalen Resistoms über viele Monate fortbestehend nachgewiesen werden, aber ab dem 2. Monat und spätestens nach 12 Monaten bildeten sie sich weitestgehend zurück. (Liou et al. 2019). In ähnlicher Weise verhalten sich die Alpha- und Beta-Diversität des Darmmikrobioms, die ebenfalls für Monate nach Ende der Eradikationstherapie gestört bleiben, aber nach 12 Monaten die Ausgangssituation vor Therapie wieder erreichen (Liou et al. 2020; Chen et al. 2021; Du et al. 2022).

Zusammenfassend liegt ein signifikanter Einfluss der *H. pylori*-Eradikationstherapie auf das gastrointestinale Mikrobiom sowohl im Hinblick auf die Biodiversität seiner

Zusammensetzung als auch auf das Resistom vor. Nach derzeitiger Erkenntnis sind die Veränderungen zeitlich begrenzt und nicht über die Dauer eines Jahres hinaus fortbestehend. ◀

8.5.2 Probiotika in der Behandlung der H. pylori-Infektion

Die zusätzliche Einnahme von Probiotika im Rahmen der antibiotikabasierten *H. pylori*-Therapie erfolgt mit dem Ziel der Erhöhung der Therapieeffizienz einerseits und der Eingrenzung der Antibiotikanebenwirkungen andererseits.

In einer Reihe von Metaanalysen ist ein signifikanter Effekt von Probiotika auf gastrointestinale Nebenwirkungen gezeigt worden (McFarland et al. 2016; McFarland 2021; Lü et al. 2016). Die bisher zum Einsatz gekommenen Probiotika konnten allerdings nur zu einer geringen Verbesserung des Therapieerfolges beitragen. Dies wird auf die Reduktion der Nebenwirkungen und die dadurch verbesserte Adhärenz der Patienten zur Einnahme der Medikamente der Eradikationstherapie zurückgeführt

Für die Auswahl der Probiotika sind sowohl einzelne Spezies von *Lactobacilli* als auch Gemische aus *Lactobacillus GG* mit anderen Spezies geeignet (McFarland 2021). Auch für *Saccharomyces boulardii* ist eine gute Wirksamkeit belegt (Szajewska et al. 2015).

Aktuell wird empfohlen, Probiotika unter Einbeziehung individueller Kriterien des Patienten einzusetzen, wie dem Vorliegen bekannter erhöhter Empfindlichkeit auf Antibiotikaeinnahme und bestehenden Komorbiditäten (Malfertheiner et al. 2022). Die Möglichkeit, mit Probiotika in speziellen Kombinationen und eventuell ihren „engineerd" Varianten einen direkten therapeutischen Effekt auf *H. pylori* zu erzielen, ist eines der spannenden Themen derzeitiger Forschung.

Fazit
Die Infektion mit *Helicobacter pylori* hat die Vorstellung des Magens als sterilem Organ aus den Lehrbüchern gestrichen, das Konzept der Magenphysiologie revidiert und ein neues Kapitel des Magenmikrobioms aufgeschlagen. *H. pylori* führt regelhaft zu einer chronischen Gastritis mit möglichen schweren Gesundheitsfolgen und fordert immer eine Behandlung. Die Interaktion von *H. pylori* mit kommensalen Bakterien, die sich vorwiegend aus der Mundhöhle rekrutieren, fordert die Anpassung der mikrobiellen Gemeinschaft in Abhängigkeit veränderter physiologischer Bedingungen im Magen. Im gesunden Magen sind die „mikrobiellen Player" vor allem durch die Magenazidität und Magenentleerung beeinflusst, aber über ihre funktionelle Bedeutung besteht noch großer Kenntnisbedarf. Antiinfektive Interventionen zur Eradikation von H. pylori haben Einfluss auf das gesamte gastrointestinale Mikrobiom und Resistom. In diesem Zusammenhang eröffnen sich neue Möglichkeiten in der probiotischen Medizin.

▶ H. pylori-Eradikation beeinflusst das gastrointestinale Mikrobiom nachhaltig und führt zu Veränderungen, die über viele Monate bestehen können. Allerdings findet innerhalb von 12 Monaten eine spontane vollständige Erholung der Dysbiose statt. Der Einsatz von Probiotika führt zu einer Reduktion von Nebenwirkungen im Rahmen der Eradikationstherapie.

Literatur

Chen CC, Liou JM, Lee YC, Hong TC, El-Omar EM, Wu MS (2021) The interplay between Helicobacter pylori and gastrointestinal microbiota. Gut Microbes 13(1):1–22. https://doi.org/10.1080/19490976.2021.1909459

Du L, Chen B, Cheng F, Kim J, Kim JJ (2022) Effects of Helicobacter pylori therapy on gut microbiota: a systematic review and meta-analysis. Dig Dis. https://doi.org/10.1159/000527047. Epub ahead of print. PMID: 36228588

Ferreira RM, Pereira-Marques J, Pinto-Ribeiro I, Costa JL, Carneiro F, Machado JC, Figueiredo C (2018) Gastric microbial community profiling reveals a dysbiotic cancer-associated microbiota. Gut 67(2):226–236. https://doi.org/10.1136/gutjnl-2017-314205. Epub 2017 Nov 4

Jakobsson H, Wreiber K, Fall K, Fjelstad B, Nyrén O, Engstrand L (2007) Macrolide resistance in the normal microbiota after Helicobacter pylori treatment. Scand J Infect Dis 39(9):757–763. https://doi.org/10.1080/00365540701299608

Li Y, Hu Y, Zhan X et al (2023) Meta-analysis reveals Helicobacter pylori mutual exclusivity and reproducible gastric microbiome alterations during gastric carcinoma progression. Gut Microbes 15(1):2197835

Liou JM, Chen CC, Chang CM, Fang YJ, Bair MJ, Chen PY, Chang CY, Hsu YC, Chen MJ, Chen CC, Lee JY, Yang TH, Luo JC, Chen CY, Hsu WF, Chen YN, Wu JY, Lin JT, Lu TP, Chuang EY, El-Omar EM, Wu MS, Taiwan Gastrointestinal Disease and Helicobacter Consortium (2019) Long-term changes of gut microbiota, antibiotic resistance, and metabolic parameters after Helicobacter pylori eradication: a multicentre, open-label, randomised trial. Lancet Infect Dis 19(10):1109–1120. https://doi.org/10.1016/S1473-3099(19)30272-5

Liou JM, Malfertheiner P, Lee YC, Sheu BS, Sugano K, Cheng HC, Yeoh KG, Hsu PI, Goh KL, Mahachai V, Gotoda T, Chang WL, Chen MJ, Chiang TH, Chen CC, Wu CY, Leow AH, Wu JY, Wu DC, Hong TC, Lu H, Yamaoka Y, Megraud F, Chan FKL, Sung JJ, Lin JT, Graham DY, Wu MS, El-Omar EM, Asian Pacific Alliance on Helicobacter and Microbiota (APAHAM) (2020) Screening and eradication of *Helicobacter pylori* for gastric cancer prevention: the Taipei global consensus. Gut 69(12):2093–2112. https://doi.org/10.1136/gutjnl-2020-322368. Epub 2020 Oct 1

Liu C, Ng SK, Ding Y et al (2022) Meta-analysis of mucosal microbiota reveals universal microbial signatures and dysbiosis in gastric carcinogenesis. Oncogene 41(28):3599–3610

Lü M, Yu S, Deng J, Yan Q, Yang C, Xia G, Zhou X (2016) Efficacy of probiotic supplementation therapy for Helicobacter pylori eradication: a meta-analysis of randomized controlled trials. PLoS One 11(10):e0163743. https://doi.org/10.1371/journal.pone.0163743. eCollection 2016

Malfertheiner P, Megraud F, Rokkas T, Gisbert JP, Liou JM, Schulz C, Gasbarrini A, Hunt RH, Leja M, O'Morain C, Rugge M, Suerbaum S, Tilg H, Sugano K, El-Omar EM, European Helicobacter and Microbiota Study group (2022) Management of Helicobacter pylori infection: the Maastricht VI/Florence consensus report. Gut. https://doi.org/10.1136/gutjnl-2022-327745

Malfertheiner P, Camargo MC, El-Omar E, Liou JM, Peek R, Schulz C, Smith SI, Suerbaum S (2023) Helicobacter pylori infection. Nat Rev Dis Primers 9(1):19. https://doi.org/10.1038/s41572-023-00431-8

McFarland LV (2021) Efficacy of single-strain probiotics versus multi-strain mixtures: systematic review of strain and disease specificity. Dig Dis Sci 66(3):694–704. https://doi.org/10.1007/s10620-020-06244-z. Epub 2020 Apr 9. PMID: 32274669

McFarland LV, Huang Y, Wang L, Malfertheiner P (2016) Systematic review and meta-analysis: Multi-strain probiotics as adjunct therapy for Helicobacter pylori eradication and prevention of adverse events. United European Gastroenterol J 4(4):546–561. https://doi.org/10.1177/2050640615617358. Epub 2015 Nov 13

Schulz C, Schütte K, Koch N, Vilchez-Vargas R, Wos-Oxley ML, Oxley APA, Vital M, Malfertheiner P, Pieper DH (2018) The active bacterial assemblages of the upper GI tract in individuals with and without Helicobacter infection. Gut 67(2):216–225. https://doi.org/10.1136/gutjnl-2016-312904. Epub 2016 Dec 5

Sheh A, Fox JG (2013) The role of the gastrointestinal microbiome in Helicobacter pylori pathogenesis. Gut Microbes 4(6):505–531. https://doi.org/10.4161/gmic.26205. Epub 2013 Aug 19

Sugano K, Tack J, Kuipers EJ, Graham DY, El-Omar EM, Miura S, Haruma K, Asaka M, Uemura N, Malfertheiner P, faculty members of Kyoto Global Consensus Conference (2015) Kyoto global consensus report on Helicobacter pylori gastritis. Gut 64(9):1353–1367. https://doi.org/10.1136/gutjnl-2015-309252. Epub 2015 Jul 17

Szajewska H, Horvath A, Kołodziej M (2015) Systematic review with meta-analysis: Saccharomyces boulardii supplementation and eradication of Helicobacter pylori infection. Aliment Pharmacol Ther 41(12):1237–1245. https://doi.org/10.1111/apt.13214. Epub 2015 Apr 21

Vasapolli R, Schütte K, Schulz C, Vital M, Schomburg D, Pieper DH, Vilchez-Vargas R, Malfertheiner P (2019) Analysis of transcriptionally active bacteria throughout the gastrointestinal tract of healthy individuals. Gastroenterology 157(4):1081–1092.e3. https://doi.org/10.1053/j.gastro.2019.05.068. Epub 2019 Jun 5

Warren JR, Marshall B (1983) Unidentified curved bacilli on gastric epithelium in active chronic gastritis. Lancet 1(8336):1273–1275

Yang I, Nell S, Suerbaum S (2013) Survival in hostile territory: the microbiota of the stomach. FEMS Microbiol Rev 37(5):736–761. https://doi.org/10.1111/1574-6976.12027. Epub 2013 Jul 22

Rolle des gastrointestinalen Mikrobioms bei Erkrankungen der Darm-Hirn-Achse

9

Gerald Holtmann, Ayesha Shah und Mark Morrison

Inhaltsverzeichnis

9.1	Definition und Epidemiologie von Störungen der Darm-Hirn-Interaktion	106
9.2	Das gastrointestinale Mikrobiom	106
9.3	Dünndarmdysbiose als Manifestation eines veränderten gastrointestinalen Mikrobioms	107
9.4	Die Darm-Hirn-Achse	108
9.5	Stuhlmikrobiom als Marker für das gastrointestinale Mikrobiom und Dysbiose	109
9.6	Dysbiose des Dünndarms und DGBI	110
9.7	Veränderungen der Darmfunktion durch Darmmikroben	110
9.8	Psychische Komorbiditäten bei DGBI:	111
9.9	Antimikrobielle Therapie bei Patienten mit DGBI	112
Literatur		113

G. Holtmann (✉) · A. Shah
Faculty of Medicine, University of Queensland, Translational Research Institute, Brisbane, Australien

Department of Gastroenterology and Hepatology, Princess Alexandra Hospital, Brisbane, Australien
e-mail: g.holtmann@uq.edu.au; Ayesha.Shah@health.qld.gov.au

M. Morrison
Faculty of Medicine and Faculty of Health and Behavioural Sciences, University of Queensland, Translational Research Institute, Brisbane, Australien

Frazer Institute, University of Queensland, Translational Research Institute, Brisbane, Australien
e-mail: m.morrison1@uq.edu.au

9.1 Definition und Epidemiologie von Störungen der Darm-Hirn-Interaktion

DGBI, ein Akronym für sog. „Disorders of Gut-Brain-Interaction" (oder Störungen der Darm-Hirn-Interaktion), ist ein Begriff, der zahlreiche Erkrankungen im Zusammenhang mit einer gestörten Interaktion zwischen dem Magen-Darm-Trakt und dem Gehirn subsumiert. Diese Erkrankungen manifestieren sich durch eine Vielzahl von Symptomen, die auf den Verdauungstrakt bezogen werden (z. B. abdomineller Schmerz, Völlegefühl, Blähungen, frühzeitiges Sättigungsgefühl) und in der Bevölkerung häufig vorkommen. Bei den betroffenen Patienten sind dabei keine strukturellen oder biochemischen Anomalien erkennbar, wenn die in der klinischen Routine verfügbaren Untersuchungen durchgeführt werden. Die Diagnose stützt sich insofern im Wesentlichen auf die Symptome, die in den Rom-IV-Kriterien (Ghoshal et al. 2023) beschrieben sind.

▶ Funktionelle Erkrankungen des Gastrointestinaltrakts sind Folge einer gestörten Interaktion zwischen dem Magen-Darm-Trakt und dem Gehirn.

Störungen der Darm-Hirn-Interaktion (DGBI) sind weltweit anzutreffen, wenngleich die Prävalenz in den verschiedenen Bevölkerungsgruppen großen Schwankungen unterliegt. Zu den Subtypen der DGBI gehören Kategorien wie funktionelle Dyspepsie (FD), Reizdarmsyndrom (IBS), funktionelle Verstopfung (FC) und funktioneller Durchfall (FDi) (Lacy und Patel 2017). Die in der Literatur angegebenen DGBI-Prävalenzraten sind aufgrund methodischer Unterschiede nicht immer vergleichbar; dennoch scheinen Faktoren wie die geografische Lage, Klima oder kulturelle Faktoren die Prävalenz zu beeinflussen (Fairlie et al. 2024). Insgesamt deuten die meisten Studien darauf hin, dass etwa 10–15 % der Allgemeinbevölkerung weltweit vom Reizdarmsyndrom betroffen sind. Diese Prävalenz kann in einigen Regionen höher sein. Die Prävalenz von FC variiert erheblich zwischen den verschiedenen Ländern und reicht von nur 2 % bis zu 27 %. Weltweit liegt die durchschnittliche Prävalenz bei ca. 14 % zu liegen. Die Prävalenz von funktionellem Durchfall ist im Vergleich zu den oben aufgeführten Erkrankungen insgesamt geringer. Schätzungen gehen von einer weltweiten Prävalenz von unter 5 % aus.

9.2 Das gastrointestinale Mikrobiom

Zusammensetzung, Funktion (einschließlich der metabolischen Eigenschaften) und Dichte der Mikroben, die die Schleimhaut des Magen-Darm-Trakts besiedeln, und die Zusammensetzung des luminalen Inhaltes definieren das gastrointestinale Mikrobiom. Bislang konzentriert sich die Mikrobiomforschung weitgehend auf das fäkale Mikrobiom, das heißt die mikrobiellen Eigenschaften des ausgeschiedenen Stuhls. Die Zusammensetzung des fäkalen Mikrobioms wird sicher einerseits von Mikroben beeinflusst, die mit der Nahrung aufgenommen werden, andererseits tragen Bakterien, die den Verdauungstrakt besiedeln, wesentlich dazu bei, dass der Chymus bakteriell kontaminiert wird. Die relative Zahl bestimmter Bakterien wird durch die luminalen Bedingungen bestimmt. Dazu zählen z. B. Nährstoffkonzentrationen, Wasser und Ballaststoffgehalt. All dies legt nahe, dass Erkenntnisse zum fäkalen Mikrobiom nur bedingt Rückschlüsse zu Effekten des gastrointestinalen Mikrobioms auf den Organismus des jeweiligen Lebewesens erlauben. Andererseits kommt dem bisland nur wenig untersuchte mukosale Mikrobiom mit hoher Wahrscheinlichkeit eine wesentlich größere Bedeutung für pathophysiologische Vorgänge im Verdauungstrakt zu als dem fäkalen Mikrobiom.

► Das fäkale Mikrobiom gewährt Einblick auf die luminalen Keimgemeinschaften entlang des gesamten Gastrointestinaltrakts – allerdings fällt dem mukosalen Mikrobiom größere Bedeutung für pathophysiologische Vorgänge zu.

Es kann heute als gesichert gelten, dass kurz nach der Geburt der Magen-Darm-Trakt von Mikroben aus dem direkten Umfeld des Neugeborenen (z. B. von Familienmitgliedern) besiedelt wird (Dominguez-Bello et al. 2010) Kap. 5. Die Dichte der Bakterien im menschlichen Magen-Darm-Trakt zeigt einen kontinuierlichen Anstieg von 10^1 auf 10^3 Bakterien-Kolonie Bildende Einheiten (KBE)/ml im Magen und Zwölffingerdarm, auf 10^4 bis 10^7 Bakterien-KBE/ml im distalen Dünndarm und auf 10^{11} bis 10^{12} KBE/ml im Dickdarm (O'Hara und Shanahan 2006). Darüber hinaus gibt es deutliche Unterschiede zwischen den Mikroben im Darmlumen im Vergleich zu den Mikroben in der Schleimschicht und der Nähe des Darmepithels (Swidsinski et al. 2005; Sekirov et al. 2010; Shanahan et al. 2016). Die Mikroflora des Magens besteht aus grampositiven Aerobiern, Pilzen und fakultativen Anaerobiern, die die Mikroflora im Oropharynx widerspiegeln (Gorbach et al. 1967) Kap. 8. Es ist offensichtlich, dass der Zwölffingerdarm und der Dünndarm eine Übergangszone zwischen dem dünn besiedelten Magen und der dichten Bakterienflora des Dickdarms darstellen. Während der mittlere distale Dünndarm und der Dickdarm überwiegend durch gramnegative Bakterien und Anaerobier vertreten sind (Gorbach et al. 1967; Drasar et al. 1969; Drasar und Shiner 1969). Die Unterschiede in der Konzentration und Art der Bakterien entlang der verschiedenen Segmente des Magen-Darm-Trakts lassen sich weitgehend durch die Mikroumgebung (pH-Wert, Enzym- und Nahrungsmittelkonzentrationen) und anatomischen Unterschieden entlang des Magen-Darm-Trakts erklären.

9.3 Dünndarmdysbiose als Manifestation eines veränderten gastrointestinalen Mikrobioms

Relevante Veränderungen in der Diversität, Dichte und den Stoffwechselfunktionen von Darmmikroben im Dünndarm werden häufig als intestinale „Dysbiose" bezeichnet, obwohl die genauen Grenzwerte nur unzureichend definiert sind (Shah et al. 2018). Es häufen sich Hinweise darauf, dass eine intestinale Dysbiose mit Erkrankungen wie funktioneller Dyspepsie (FD) assoziiert ist (Gurusamy et al. 2021), des Weiteren mit Reizdarmsyndrom (IBS) (Shah et al. 2020), chronisch-entzündlichen Darmerkrankungen (CED) (Gandhi et al. 2021) Zöliakie (Losurdo et al. 2017) oder sogar mehreren extraintestinalen Erkrankungen (Lynch und Pedersen 2016; Carding et al. 2015). Die am weitesten verbreitete und am besten untersuchte Dünndarmdysbiose ist eine bakterielle Überwucherung (SIBO). SIBO ist eine klinische Erkrankung, die durch eine abnorme mikrobielle Dichte (Anzahl and Bakterien) und/oder durch Präsenz abnormer Arten von Mikroben an diesen Stellen gekennzeichnet ist (Corazza et al. 1990; Bouhnik et al. 1999). Viele Studien deuten darauf hin, dass die Tatsache, dass die kontaminierende Flora, die in SIBO zu sehen ist, Merkmale von Mikroben aufweist, die typischerweise im Oropharynxraum und/oder im Dickdarm vorkommen (Bouhnik et al. 1999). Zu Magen-Darm-Symptomen die als typisch für SIBO gelten gehören Durchfall, Völlegefühl, Blähungen, blähende Schmerzen und Unwohlsein oder Gewichtsverlust (Grace et al. 2013) und SIBO kann zu strukturellen Veränderungen einschließlich Zottenatrophie mit Malabsorption in der Folge führen (Riordan et al. 2001). SIBO kann gleichzeitig mit anderen gastrointestinalen Erkrankungen auftreten, und bei relativ unspezifischen Symptomen ist es oft schwierig festzustellen, ob SIBO einfach die Ursache oder Folge anderer Erkrankungen ist (Quigley und Abu-Shanab 2010; Ghoshal et al. 2003).

9.4   Die Darm-Hirn-Achse

Konzeptionell ist die Darm-Hirn-Achse ein bidirektionales neuronales und hormonelles Signalsystem, das Darm und Gehirn verbindet (Holtmann und Talley 2014). Es ist heute allgemein anerkannt, dass es verschiedene Bahnen der Darm-Hirn-Achse gibt, die eine Vielzahl von Funktionen beeinflussen, einschließlich der metabolischen Homöostase (Wachsmuth et al. 2022). Dieser bidirektionale Weg besteht aus mehreren Verbindungen, darunter der Vagusnerv (Holtmann et al. 1998) und das Immunsystem (Hughes et al. 2013). Ein wichtiger Teil des neuronalen Systems ist das enterische Nervensystem (ENS). Dabei handelt es sich um ein neuronales System, das den gesamten Magen-Darm-Trakt innerviert und zwei Ganglienbündel umfasst, den: (1) Plexus submucosalis und (2) Plexus myentericus, die verschiedene Magen-Darm-Funktionen unabhängig vom Zentralnervensystem (ZNS) regulieren können (Furness 2012; Quigley 2017). Die ENS-Funktionen werden jedoch zusätzlich von ZNS-Reflex- und Kommandozentralen beeinflusst und verbinden sich mit neuronalen Bahnen über sympathische Ganglien, die letztlich gemeinsam Verdauungsfunktion steuern. Unterstützt wird dies durch den bidirektionalen Informationsfluss zwischen ENS und ZNS sowie zwischen ENS und sympathischen prävertebralen Ganglien (Furness et al. 2014). Neben diesen sympathischen Bahnen spielt der Vagusnerv eine wichtige Rolle für die Kommunikation zwischen ZNS und ENS. Die Fasern des afferenten Vagusnervs (VN) transportieren Signale vom Magen-Darm-Trakt (GIT) zum Gehirn (Holtmann et al. 1998). Gleichzeitig senden efferente Vagusfasern Signale vom Gehirn über das enterische Nervensystem zurück in den Magen-Darm-Trakt. (Powley 2000). Es ist wichtig zu wissen, dass die Rollen von ENS und ZNS nicht die gleichen wie im Magen-Darm-Trakt sind. Kontraktionen der quergestreiften Muskulatur in der Speiseröhre werden durch neuronale Mustergeneratoren im ZNS definiert, und das ZNS spielt über vagovagale Funktionen eine Schlüsselrolle für die Magenfunktion in Bezug auf die kontraktile Aktivität.

▶ Die Darm-Hirn-Achse ist ein bidirektionales Signalsystem mit Einbindung neuronaler, hormoneller und immunologischer Mechanismen.

9.5 Stuhlmikrobiom als Marker für das gastrointestinale Mikrobiom und Dysbiose

Bisher konzentrierten sich die meisten Studien auf Veränderungen des Stuhlmikrobioms. In der Tat sind viele Daten, die auf einen Zusammenhang zwischen der mikrobiellen Zusammensetzung und Symptomen wie Schmerzen bei einer DGBI wie dem Reizdarmsyndrom hindeuten, immer noch widersprüchlich. Eine Forschungsgruppe aus Finnland beobachtete bei gesunden Probanden signifikante Korrelationen zwischen der Zusammensetzung der Mikrobiota und häufigen Darmsymptomen, einschließlich Bauchschmerzen und Blähungen. Das auffälligste Ergebnis dieser Gruppe war die umgekehrte Korrelation zwischen Bifidobakterien und Bauchschmerzen: Probanden, die Schmerzen hatten, hatten mehr als fünfmal weniger Bifidobakterien als Probanden ohne Schmerzen (Jalanka-Tuovinen et al. 2011). In ähnlicher Weise deuten auch andere Daten auf ein verändertes Stuhlmikrobiom bei Patienten mit Reizdarmsyndrom hin (Tap et al. 2017; Hadizadeh et al. 2018). Dieser Befund konnte in einer großen populationsbasierten Studie aus Pommern (Frost et al. 2019) nicht repliziert werden. Diese Ungereimtheiten sind vor dem Hintergrund zu sehen, dass die meisten Studien bisher das Stuhlmikrobiom getestet haben.

Während im Allgemeinen die relative Häufigkeit bestimmter Mikroben in bestimmten Gruppen verglichen wird, muss berücksichtigt werden, dass die relative Zusammensetzung im Stuhl von einer Vielzahl von Faktoren, einschließlich der Transitzeit, beeinflusst wird. So können Veränderungen des Stuhlmikrobioms eher eine Folge der Darmtransitzeit sein als eine veränderte Funktion. Darüber hinaus ist bekannt, dass die Zusammensetzung der Nahrung das Stuhlmikrobiom beeinflusst (Leeming et al. 2019).

▶ Die Zusammensetzung des Stuhlmikrobioms hängt von vielen Faktoren ab, einschließlich der Ernährung und Transitzeit.

Andererseits befinden sich Mikroben nicht nur im Stuhl, sondern besiedeln die Schleimhaut des gesamten Magen-Darm-Trakts. Diese Mikroben werden auch als sog. „Mucosaassoziierte Mikrobiota" (MAM) bezeichnet. Es wird angenommen, dass diese mikrobielle Gemeinschaft, die sich in unmittelbarer Nähe des Epithels befindet, einen tiefgreifenden Einfluss auf die Immun- und Stoffwechselgesundheit hat, indem sie sich direkt auf die Darmbarrierefunktion und das Immunsystem auswirkt (Juge 2022).

9.6 Dysbiose des Dünndarms und DGBI

Die Rolle des menschlichen Mikrobioms für physiologische Funktionen wie die Magen-Darm-Motorik, die Magen- und Bauchspeicheldrüsensekretion und die Integrität der Epithelbarriere kann erklären, wie das Mikrobiom Relevanz hat für DGBI (Saffouri et al. 2019). Jüngste Arbeiten belegen einen Zusammenhang zwischen SIBO und dem Reizdarmsyndrom (Shah et al. 2020) sowie der funktionellen Dyspepsie (Gurusamy et al. 2021). So zeigt sich bei Patienten mit FD eine signifikant erhöhte Prävalenz (OR 4,3, 95 % KI 1,1–17,5) von SIBO im Vergleich zu gesunden Kontrollen, wenn Atemtests zur Diagnose verwendet werden, ohne einen signifikanten Unterschied in der SIBO-Prävalenz zwischen den FD-Subtypen epigastrisches Schmerzsyndrom (EPS) und postprandiales Distress-Syndrom (PDS) (Gurusamy et al. 2021) zu finden.

SIBO könnte konzeptionell eine entscheidende Rolle für den pathogenen Mechanismus spielen, der die FD nach einer gastrointestinalen Infektion charakterisiert, die als postinfektiöse FD bezeichnet wird. Die postinfektiöse funktionelle Dyspepsie ist eine klinische Entität, die sich nach einer akuten Gastroenteritis manifestiert (häufig induziert durch *Salmonella spp., Escherichia coli O157, Campylobacter jejuni, Giardia lamblia* und *Norovirus* (Futagami et al. 2015)). Eine postinfektiöse funktionelle Dyspepsie tritt bei einer von 10 Personen auf, und die geschätzte Odds Ratio beträgt 2,5, 6 Monate nach einer akuten Gastroenteritis im Vergleich zu Kontrollen innerhalb derselben Population (Futagami et al. 2015). Unseres Wissens hat keine der Studien die Prävalenz von SIBO bei Patienten mit postinfektiöser FD untersucht.

9.7 Veränderungen der Darmfunktion durch Darmmikroben

Neurotransmitter modulieren die afferente und efferente Funktion des Vagusnervs und in der Folge die Darm-Hirn- und Gehirn-Darm-Konnektivität (Browning et al. 2017). Die für gastrointestinale Funktionen relevanten Neurotransmitter können in vier verschiedene Gruppen eingeteilt werden, nämlich 1) exzitatorische Neurotransmitter (Glutamat (Glu), Acetylcholin (Ach), Histamin, DA, NE und Adrenalin (Epi), auch bekannt als Adrenalin (Ad)), 2) hemmende Neurotransmitter (GABA, 5-HT und DA), Neuromodulatoren (DA, 5-HT, Ach, Histamin und NE), 3) sog. Neurohormone, die aus dem Hypothalamus freigesetzt werden (Oxytocin (Oxt) und 4) Vasopressin, auch bekannt als antidiuretisches Hormon (ADH)) (Yang et al. 2021). Darmmikroben können das ZNS über GABA, DA, NE, 5-HT und Histamin (PMID: 29903615) beeinflussen. Es gibt jedoch auch andere Verbindungen, darunter die kurz-kettige Fettsaeuren (SCFA) (van de Wouw et al. 2018) und Tryptophan (Agus et al. 2018), sowie sekundäre Gallensäuren (MahmoudianDehkordi et al. 2019), die in Bezug auf die Veränderungen von Funktionen des ZNS Berücksichtigung finden sollten. Tryptophan-Metabolite und kurzkettige Fettsäuren werden auch als „Postbiotika" bezeichnet, und es wird angenommen, dass sie eine Rolle bei der Entwicklung von kognitiven Funktionsstörungen bei bestimmten Patienten eine Rolle spielen könnten (Banfi et al. 2021).

▶   Darmmikroben können das zentrale Nervensystem über eine Vielzahl von Neurotransmittern, einschließlich GABA, 5-HT und Histamin, und über kurze Fettsäuren und Tryptophan beeinflussen.

Die mögliche Bedeutung kurzkettiger Fettsäuren (hauptsächlich Propionat, Butyrat und Acetat) ergibt sich auch aus Studien, die zeigen, dass Fermentation von Ballaststoffen durch Dickdarmmikroben zur Produktion von kurzkettigen Fettsäuren führt, die dann von der Dickdarmschleimhaut verwertet werden können (McIntyre et al. 1993). Insbesondere Butyrat ist von Bedeutung. In einer Studie mit gesunden Probanden führte die tägliche Selbstverabreichung von rektalem Butyrat zu einer signifikanten und dosisabhängigen Verringerung von viszeralen Wahrnehmungsschwellen für Symptome wie Schmerz und Urgency (Drang), wenn diese Variablen mit einer rektalen Ballondistension mittels Barostat ermittelt wurden (Vanhoutvin et al. 2009). Diese Daten deuten auf die Möglichkeit hin, dass die bakterielle Produktion von Butyrat tatsächlich die Manifestation und letztlich den Verlauf von DGBI beeinflussen kann.

Es wird auch postuliert, dass im Rahmen der Dysbiose die Durchlässigkeit der Blut-Hirn-Schranke (BHS) verändert wird und es in der Folge zu einer Neuroinflammation kommt (Varatharaj und Galea 2017). Es gibt zudem Hinweise, dass es einen wechselseitigen Einfluss von Mikrobiota und Inflammasomaktivierung im Gehirn gibt (Rutsch et al. 2020). Wie dieser Einfluss jedoch genau funktioniert, muss noch untersucht werden. So weisen Patienten mit IBS eine gesteigerte Freisetzung proinflammtorischer Zytokine aus „Peripheral Blood Mononuclear Cells (PBMCs)" auf (Liebregts et al. 2007), während TNF-alpha mit Angst Scores korreliert waren.

9.8   Psychische Komorbiditäten bei DGBI:

Es gibt eine hohe Prävalenz von psychischen Komorbiditäten wie Angstzuständen oder Depressionen (Bray et al. 2022; Koloski et al. 2020). Es gibt immer mehr Hinweise darauf, dass die Zusammensetzung des Darmmikrobioms mit der Pathogenese neuropsychiatrischer Erkrankungen wie Angstzuständen und Depressionen zusammenhängt (Rieder et al. 2017). Allerdings sind die Daten hinsichtlich der Alpha- und Betadiversitätsbefunde inkonsistent. Demgegenüber scheinen bakterielle Taxa, die bei Patienten mit Angstzuständen oder Depressionen gefunden wurden, durch eine gesteigerte Häufigkeit von entzündungsfördernden Spezies (z. B. *Enterobacteriaceae* und *Desulfovibrio*) und weniger kurzkettige Fettsäure produzierenden Bakterien (z. B. *Faecalibacterium*) gekennzeichnet zu sein (Simpson et al. 2021). Allerdings konzentrieren sich die bisherigen Arbeiten vor allem auf das fäkale Mikrobiom. Insofern gelten die eingangs gemachten Einschränkungen. Allerdings kann festgehalten werden, dass eine Immunaktivierung häufig auch bei Patienten mit DGBI beobachtet werden kann, und bei diesen sind psychische Komorbiditäten diagnostizierbar (Liebregts et al. 2007; Liebregts et al. 2011).

9.9   Antimikrobielle Therapie bei Patienten mit DGBI

Während sich DGBI nach einer akuten gastrointestinalen Infektion manifestieren kann (Svendsen et al. 2019), gibt es bisher nur begrenzte Evidenz für die Wirkung einer antimikrobiellen Therapie bei DGBI-Patienten. Allerdings belegte eine kürzlich durchgeführte Metaanalyse die Wirksamkeit einer antimikrobiellen Therapie beim Reizdarmsyndrom (Li et al. 2016). Für die funktionelle Dyspepsie gibt es nur eine placebokontrollierte Studie (Tan et al. 2017), die allerdings auch die Überlegenheit von Rifaximin gegenüber Placebo in Bezug auf die Verbesserung der Symptome zeigte. Viele Patienten mit funktioneller Dyspepsie leiden auch an Reizdarmsyndrom, und Patienten mit FD/RDS-Überlappung sind durch schwerere Symptome gekennzeichnet (Fairlie et al. 2023). In einer Kohortenstudie (Shah et al. 2022) verbesserte Rifaximin die Symptome bei FD-Patienten mit und ohne Überlappung. Interessanterweise wurde in dieser Studie auch das Symptomansprechen auf eine standardisierte Nährstoffbelastung bewerte Dabei wurde eine signifikante Verbesserung der Symptome nach Antibiotikatherapie beobachtet, die bei Patienten mit einem positiven Glukose-Atemtest zahlenmäßig größer war.

▶   Rifaximin. ein luminal wirksames Antibiotikum, kann zur Verbesserung von Beschwerden im Rahmen der DGBI führen.

Fazit

Während neue Erkenntnisse auf einen Zusammenhang zwischen dem gastrointestinalen Mikrobiom und DGBI deuten, ist es wichtig, die Ergebnisse systematisch anzugehen. Bisher wurde ein Forschungsschwerpunkt auf die Zusammensetzung des Stuhlmikrobioms gelegt; allerdings ist das Stuhlmikrobiom möglicherweise nicht repräsentativ für die Zusammensetzung des Mikrobioms in den verschiedenen Abschnitten des Verdauungstraktes Das Stuhlmikrobiom wird wesentlich durch Faktoren wie Ernährung und Transitzeit mitbestimmt. Darüber hinaus ist es wichtig zu betonen, dass man die Zusammensetzung des Mikrobioms im Dünndarm von der im Dickdarm unterscheiden kann. Da die Oberfläche des Dünndarmes um ein Vielfaches größer ist als die Oberfläche des Dickdarms, ist es naheliegend, der mikrobiellen Zusammensetzung und metabolischen Aktivität der Keime im Dünndarm besondere Bedeutung beizumessen. Dabei gilt es auch, das permanent die Schleimhaut besiedelnde Mikrobiom besonders zu berücksichtigen. Insofern ist es in der Zukunft sicher erforderlich, hinsichtlich der Rolle des Mikrobioms für die Manifestation von DGBI stärker als bislang auch das mukosale Mikrobiom im

Dünndarm zu berücksichtigen. In Bezug auf modulatorische Effekte auf die Darm-Hirn-Kommunikation können spezifische mikrobielle Metaboliten (z. B. kurzkettige Fettsäure) eine Rolle spielen, aber immunmodulatorische Effekte müssen dabei berücksichtigt werden. Letztendlich werden Daten über die Effekte gezielter Interventionen, die die Komposition und die Funktion gastrointestinaler Mikrobiota modulieren, und ihre klinischen Effekte entscheidende Einblicke in die Rolle des Mikrobioms für DGBI liefern.

Literatur

Agus A, Planchais J, Sokol H (2018) Gut microbiota regulation of tryptophan metabolism in health and disease. Cell Host Microbe 23:716–724. https://doi.org/10.1016/j.chom.2018.05.003

Banfi D, Moro E, Bosi A et al (2021) Impact of microbial metabolites on microbiota-gut-brain axis in inflammatory bowel disease. Int J Mol Sci:22. https://doi.org/10.3390/ijms22041623

Bouhnik Y, Alain S, Attar A et al (1999) Bacterial populations contaminating the upper gut in patients with small intestinal bacterial overgrowth syndrome. Am J Gastroenterol 94:1327–1331. https://doi.org/10.1111/j.1572-0241.1999.01016.x

Bray NA, Koloski NA, Jones MP et al (2022) Evaluation of a multidisciplinary integrated treatment approach versus standard model of Care for Functional Gastrointestinal Disorders (FGIDS): a matched cohort study. Dig Dis Sci 67:5593–5601. https://doi.org/10.1007/s10620-022-07464-1

Browning KN, Verheijden S, Boeckxstaens GE (2017) The Vagus nerve in appetite regulation, mood, and intestinal inflammation. Gastroenterology 152:730–744. https://doi.org/10.1053/j.gastro.2016.10.046

Carding S, Verbeke K, Vipond DT et al (2015) Dysbiosis of the gut microbiota in disease. Microb Ecol Health Dis 26:26191

Corazza GR, Menozzi MG, Strocchi A et al (1990) The diagnosis of small bowel bacterial overgrowth. Reliability of jejunal culture and inadequacy of breath hydrogen testing. Gastroenterology 98:302–309

Dominguez-Bello MG, Costello EK, Contreras M et al (2010) Delivery mode shapes the acquisition and structure of the initial microbiota across multiple body habitats in newborns. Proc Natl Acad Sci USA 107:11971–11975. https://doi.org/10.1073/pnas.1002601107

Drasar BS, Shiner M (1969) Studies on the intestinal flora. II. Bacterial flora of the small intestine in patients with gastrointestinal disorders. Gut 10:812–819

Drasar BS, Shiner M, McLeod GM (1969) Studies on the intestinal flora. I. The bacterial flora of the gastrointestinal tract in healthy and achlorhydric persons. Gastroenterology 56:71–79

Fairlie T, Shah A, Talley NJ et al (2023) Overlap of disorders of gut-brain interaction: a systematic review and meta-analysis. Lancet Gastroenterol Hepatol 8:646–659. https://doi.org/10.1016/s2468-1253(23)00102-4

Fairlie T, Shah A, Wong RK, Fang X, Ghoshal UC, Kashyap PC, Mulak A, Lee YY, Sperber AD, Koloski N, Moy N, Talley NJ, Jones MP, Holtmann G (2024) A multifacetedecological approach to explore links between environmental factors and the epidemiology of disorders of gut-brain interaction. Neurogastroenterol Motil 36(9):e14866. https://doi.org/10.1111/nmo.14866. Epub 2024 Jul 15. PMID: 39005136

Frost F, Kacprowski T, Rühlemann MC et al (2019) Functional abdominal pain and discomfort (IBS) is not associated with faecal microbiota composition in the general population. Gut 68:1131–1133. https://doi.org/10.1136/gutjnl-2018-316502

Furness JB (2012) The enteric nervous system and neurogastroenterology. Nat Rev Gastroenterol Hepatol 9:286–294. https://doi.org/10.1038/nrgastro.2012.32

Furness JB, Callaghan BP, Rivera LR et al (2014) The enteric nervous system and gastrointestinal innervation: integrated local and central control. Adv Exp Med Biol 817:39–71. https://doi.org/10.1007/978-1-4939-0897-4_3

Futagami S, Itoh T, Sakamoto C (2015) Systematic review with meta-analysis: post-infectious functional dyspepsia. Aliment Pharmacol Ther 41:177–188. https://doi.org/10.1111/apt.13006

Gandhi A, Shah A, Jones MP et al (2021) Methane positive small intestinal bacterial overgrowth in inflammatory bowel disease and irritable bowel syndrome: a systematic review and meta-analysis. Gut Microbes 13:1933313. https://doi.org/10.1080/19490976.2021.1933313

Ghoshal U, Ghoshal UC, Ranjan P et al (2003) Spectrum and antibiotic sensitivity of bacteria contaminating the upper gut in patients with malabsorption syndrome from the tropics. BMC Gastroenterol 3:9. https://doi.org/10.1186/1471-230x-3-9

Ghoshal UC, Rahman MM, Pratap N et al (2023) Comparisons of the Rome III and Rome IV criteria for diagnosis of irritable bowel syndrome in Indian and Bangladeshi communities and internal shifts in the diagnostic categories of bowel disorders of gut-brain interactions. Neurogastroenterol Motil 35:e14579. https://doi.org/10.1111/nmo.14579

Gorbach SL, Plaut AG, Nahas L et al (1967) Studies of intestinal microflora. II. Microorganisms of the small intestine and their relations to oral and fecal flora. Gastroenterology 53:856–867

Grace E, Shaw C, Whelan K et al (2013) Review article: small intestinal bacterial overgrowth–prevalence, clinical features, current and developing diagnostic tests, and treatment. Aliment Pharmacol Ther 38:674–688. https://doi.org/10.1111/apt.12456

Gurusamy SR, Shah A, Talley NJ et al (2021) Small intestinal bacterial overgrowth in functional dyspepsia: a systematic review and meta-analysis. Am J Gastroenterol 116:935–942. https://doi.org/10.14309/ajg.0000000000001197

Hadizadeh F, Bonfiglio F, Belheouane M et al (2018) Faecal microbiota composition associates with abdominal pain in the general population. Gut 67:778–779. https://doi.org/10.1136/gutjnl-2017-314792

Holtmann G, Talley NJ (2014) The stomach-brain axis. Best Pract Res Clin Gastroenterol 28:967–979. https://doi.org/10.1016/j.bpg.2014.10.001

Holtmann G, Goebell H, Jockenhoevel F et al (1998) Altered vagal and intestinal mechanosensory function in chronic unexplained dyspepsia. Gut 42:501–506. https://doi.org/10.1136/gut.42.4.501

Hughes PA, Harrington AM, Castro J et al (2013) Sensory neuro-immune interactions differ between irritable bowel syndrome subtypes. Gut 62:1456–1465. https://doi.org/10.1136/gutjnl-2011-301856

Jalanka-Tuovinen J, Salonen A, Nikkilä J et al (2011) Intestinal microbiota in healthy adults: temporal analysis reveals individual and common core and relation to intestinal symptoms. PLoS One 6:e23035. https://doi.org/10.1371/journal.pone.0023035

Juge N (2022) Relationship between mucosa-associated gut microbiota and human diseases. Biochem Soc Trans 50:1225–1236. https://doi.org/10.1042/bst20201201

Koloski N, Holtmann G, Talley NJ (2020) Is there a causal link between psychological disorders and functional gastrointestinal disorders? Expert Rev Gastroenterol Hepatol 14:1047–1059. https://doi.org/10.1080/17474124.2020.1801414

Lacy BE, Patel NK (2017) Rome criteria and a diagnostic approach to irritable bowel syndrome. J Clin Med:6. https://doi.org/10.3390/jcm6110099

Leeming ER, Johnson AJ, Spector TD et al (2019) Effect of diet on the gut microbiota: rethinking intervention duration. Nutrients:11. https://doi.org/10.3390/nu11122862

Li J, Zhu W, Liu W et al (2016) Rifaximin for irritable bowel syndrome: a meta-analysis of randomized placebo-controlled trials. Medicine (Baltimore) 95:e2534. https://doi.org/10.1097/md.0000000000002534

Liebregts T, Adam B, Bredack C et al (2007) Immune activation in patients with irritable bowel syndrome. Gastroenterology 132:913–920. https://doi.org/10.1053/j.gastro.2007.01.046

Liebregts T, Adam B, Bredack C et al (2011) Small bowel homing T cells are associated with symptoms and delayed gastric emptying in functional dyspepsia. Am J Gastroenterol 106:1089–1098. https://doi.org/10.1038/ajg.2010.512

Losurdo G, Marra A, Shahini E et al (2017) Small intestinal bacterial overgrowth and celiac disease: a systematic review with pooled-data analysis. Neurogastroenterol Motil Offic J Eur Gastroint Mot Soc:29. https://doi.org/10.1111/nmo.13028

Lynch SV, Pedersen O (2016) The human intestinal microbiome in health and disease. N Engl J Med 375:2369–2379. https://doi.org/10.1056/NEJMra1600266

MahmoudianDehkordi S, Arnold M, Nho K et al (2019) Altered bile acid profile associates with cognitive impairment in Alzheimer's disease-an emerging role for gut microbiome. Alzheimers Dement 15:76–92. https://doi.org/10.1016/j.jalz.2018.07.217

McIntyre A, Gibson PR, Young GP (1993) Butyrate production from dietary fibre and protection against large bowel cancer in a rat model. Gut 34:386–391. https://doi.org/10.1136/gut.34.3.386

O'Hara AM, Shanahan F (2006) The gut flora as a forgotten organ. EMBO Rep 7:688–693. https://doi.org/10.1038/sj.embor.7400731

Powley TL (2000) Vagal input to the enteric nervous system. Gut 47:iv30–iv32. https://doi.org/10.1136/gut.47.suppl_4.iv30

Quigley EM, Abu-Shanab A (2010) Small intestinal bacterial overgrowth. Infect Dis Clin N Am 24:943–959, viii–ix. https://doi.org/10.1016/j.idc.2010.07.007

Quigley EMM (2017) Microbiota-brain-gut axis and neurodegenerative diseases. Curr Neurol Neurosci Rep 17:94. https://doi.org/10.1007/s11910-017-0802-6

Rieder R, Wisniewski PJ, Alderman BL et al (2017) Microbes and mental health: a review. Brain Behav Immun 66:9–17. https://doi.org/10.1016/j.bbi.2017.01.016

Riordan SM, McIver CJ, Wakefield D et al (2001) Small intestinal mucosal immunity and morphometry in luminal overgrowth of indigenous gut flora. Am J Gastroenterol 96:494–500. https://doi.org/10.1111/j.1572-0241.2001.03533.x

Rutsch A, Kantsjö JB, Ronchi F (2020) The gut-brain axis: how microbiota and host Inflammasome influence brain physiology and pathology. Front Immunol 11:604179. https://doi.org/10.3389/fimmu.2020.604179

Saffouri GB, Shields-Cutler RR, Chen J et al (2019) Small intestinal microbial dysbiosis underlies symptoms associated with functional gastrointestinal disorders. Nat Commun 10:2012. https://doi.org/10.1038/s41467-019-09964-7

Sekirov I, Russell SL, Antunes LCM et al (2010) Gut microbiota in health and disease. Physiol Rev 90:859–904. https://doi.org/10.1152/physrev.00045.2009

Shah A, Morrison M, Holtmann GJ (2018) Gastroduodenal "Dysbiosis": a new clinical entity. Curr Treat Options Gastroenterol 16:591–604. https://doi.org/10.1007/s11938-018-0207-x

Shah A, Talley NJ, Jones M et al (2020) Small intestinal bacterial overgrowth in irritable bowel syndrome: a systematic review and meta-analysis of case-control studies. Am J Gastroenterol 115:190–201. https://doi.org/10.14309/ajg.0000000000000504

Shah A, Gurusamy SR, Hansen T et al (2022) Concomitant irritable bowel syndrome does not influence the response to antimicrobial therapy in patients with functional dyspepsia. Dig Dis Sci 67:2299–2309. https://doi.org/10.1007/s10620-021-07149-1

Shanahan ER, Zhong L, Talley NJ et al (2016) Characterisation of the gastrointestinal mucosa-associated microbiota: a novel technique to prevent cross-contamination during endoscopic procedures. Aliment Pharmacol Ther 43:1186–1196. https://doi.org/10.1111/apt.13622

Simpson CA, Diaz-Arteche C, Eliby D et al (2021) The gut microbiota in anxiety and depression – a systematic review. Clin Psychol Rev 83:101943. https://doi.org/10.1016/j.cpr.2020.101943

Sperber AD, Freud T, Abu-Freha N et al (2022) Epidemiology of disorders of gut-brain interaction in Israel: results from the Rome foundation global epidemiology study. Neurogastroenterol Motil 34:e14323. https://doi.org/10.1111/nmo.14323

Svendsen AT, Bytzer P, Engsbro AL (2019) Systematic review with meta-analyses: does the pathogen matter in post-infectious irritable bowel syndrome? Scand J Gastroenterol 54:546–562. https://doi.org/10.1080/00365521.2019.1607897

Swidsinski A, Loening-Baucke V, Lochs H et al (2005) Spatial organization of bacterial flora in normal and inflamed intestine: a fluorescence in situ hybridization study in mice. World J Gastroenterol WJG 11:1131–1140

Tan VP, Liu KS, Lam FY et al (2017) Randomised clinical trial: rifaximin versus placebo for the treatment of functional dyspepsia. Aliment Pharmacol Ther 45:767–776. https://doi.org/10.1111/apt.13945

Tap J, Derrien M, Törnblom H et al (2017) Identification of an intestinal microbiota signature associated with severity of irritable bowel syndrome. Gastroenterology 152:111–123.e118. https://doi.org/10.1053/j.gastro.2016.09.049

Vanhoutvin SA, Troost FJ, Kilkens TO et al (2009) The effects of butyrate enemas on visceral perception in healthy volunteers. Neurogastroenterol Motil 21:952–e976. https://doi.org/10.1111/j.1365-2982.2009.01324.x

Varatharaj A, Galea I (2017) The blood-brain barrier in systemic inflammation. Brain Behav Immun 60:1–12. https://doi.org/10.1016/j.bbi.2016.03.010

Wachsmuth HR, Weninger SN, Duca FA (2022) Role of the gut-brain axis in energy and glucose metabolism. Exp Mol Med 54:377–392. https://doi.org/10.1038/s12276-021-00677-w

van de Wouw M, Boehme M, Lyte JM et al (2018) Short-chain fatty acids: microbial metabolites that alleviate stress-induced brain-gut axis alterations. J Physiol 596:4923–4944. https://doi.org/10.1113/jp276431

Yang X, Lou J, Shan W et al (2021) Pathophysiologic role of neurotransmitters in digestive diseases. Front Physiol 12:567650. https://doi.org/10.3389/fphys.2021.567650

Mikrobiom und neuropsychiatrische Erkrankungen

Sabrina Mörkl

Inhaltsverzeichnis

10.1 Einleitung 117
10.2 Darm-Hirn-Achse und Psyche 118
10.3 Mikrobiomveränderungen bei neuropsychiatrischen Erkrankungen 120
    10.3.1 Affektive Störungen 120
    10.3.2 Angststörungen 121
    10.3.3 Schizophrenie 121
    10.3.4 Demenz 122
    10.3.5 ADHS 122
    10.3.6 Essstörungen 122
    10.3.7 Mikrobiomanalysen zur Diagnose psychischer Erkrankungen 123
10.4 Was sind Psychobiotika? 124
    10.4.1 Fäkaler Mikrobiota-Transfer bei psychischen Erkrankungen 126
Literatur 127

10.1 Einleitung

Trotz intensiver Bemühungen um eine bessere psychiatrische Versorgung leiden weltweit mehr als 450 Mio. Menschen an psychischen Störungen. Zudem haben Menschen mit psychischen Erkrankungen eine bis zu 15 Jahre geringere Lebenserwartung als die Durch-

S. Mörkl (✉)
Medizinische Universität Graz, Abteilung für Med. Psychologie, Psychosomatik und Psychotherapie, Graz, Österreich
e-mail: sabrina.moerkl@medunigraz.at

schnittsbevölkerung (Hjorthoj et al. 2017). Dies ist nicht etwa einer höheren Suizidrate geschuldet, sondern primär durch kardiometabolische Erkrankungen verursacht, welche in dieser PatientInnengruppe häufig sind (De Hert et al. 2018).

Neuropsychiatrische Störungen sind eine breite Klasse von psychischen Erkrankungen, die mit Störungen des Denkens, der Stimmung und des Verhaltens einhergehen. Diese Störungen können ein weites Spektrum an Ursachen haben, darunter genetische Faktoren, äußere Umwelteinflüsse (Stress, Traumata, Ernährung, Infektionen, Umweltgifte) sowie Ungleichgewichte der Nervenbotenstoffe, aber auch Veränderungen des Darmmikrobioms (Mörkl et al. 2018).

Das erstmals in den 70er-Jahren von Engel beschriebene biopsychosoziale Modell erkennt das komplexe Zusammenspiel biologischer, psychologischer und sozialer Faktoren bei Gesundheit und Krankheit an. Es beschreibt, dass einerseits biologische Faktoren wie Genetik und Physiologie bei Gesundheit und Krankheit eine Rolle spielen, dass aber auch psychologische und soziale Faktoren von Bedeutung sind. So können sich beispielsweise psychologische Faktoren wie Stress und Persönlichkeitsmerkmale auf die Gesundheit auswirken, während soziale Faktoren wie der sozioökonomische Status, die Kultur und soziale Unterstützung ebenfalls Einfluss auf die Gesundheit haben (Engel 1977). Das sog. Vulnerabilitäts-Stress-Modell beschreibt, dass jeder Mensch unterschiedlich anfällig für die Entwicklung psychischer Erkrankungen ist. Erst durch das Auftreten einer Vielzahl von Umwelteinflüssen kommt es zum Entstehen einer psychischen Erkrankung (Zubin und Spring 1977).

10.2   Darm-Hirn-Achse und Psyche

In der komplexen Gemeinschaft des gastrointestinalen Mikrobioms nehmen die *Proteobakterien, Firmicutes, Actinobakterien* und *Bacteroidetes* eine zentrale Rolle ein.

Aus evolutionärer Sicht hat das Darmmikrobiom in mehrfacher Hinsicht eine für beide Seiten vorteilhafte Beziehung zum Menschen aufgebaut. So spielt es beispielsweise eine entscheidende Rolle im Stoffwechsel, indem Enzyme und Stoffwechselzwischenprodukte produziert werden (z. B. Vitamine der B Gruppe wie Biotin, Vitamin B12, Folsäure, Riboflavin und Thiamin) und solche, welche für die Bildung von Neurotransmittern (wie GABA, Noradrenalin, Serotonin und Dopamin) von Bedeutung sind. Auch produzieren Mikrobiota kurzkettige Fettsäuren (short chain fatty acids), die neben antiinflammatorischen Effekten als Energielieferant der Darmschleimhaut und auch als Signalmoleküle in der Darm-Hirn-Kommunikation gelten. Darmbakterien und deren Metabolite gelten zudem als bedeutsamer epigenetischer Regulator, können also bestimmen, welche Gene aktiv ein- oder ausgeschaltet werden. Sogar die Mitochondrien, die Adenosin-Tri-Phosphat (ATP) produzierenden Kraftwerke jeder unserer Körperzellen, sind bakteriellen Ursprungs und stammen von den sog. Proteobakterien ab (Mörkl et al. 2020).

Ein pathogenes Ungleichgewicht der Darmbakterien wird als „Dysbiose" bezeichnet, der Begriff ist jedoch genauso wie der des „gesunden Darmmikrobioms" noch immer wissenschaftlich umstritten. Die hohe Artenvielfalt (hohe Alpha-Diversität) als Indikator der Mikrobiomgesundheit geht bei einigen psychischen Erkrankungen verloren, jedoch ist die Datenlage nicht einheitlich.

Ebenso wirkt sich das Darmmikrobiom direkt auf die Kommunikation zwischen dem Magen-Darm-Trakt und dem Zentralnervensystem (ZNS) aus. Es beeinflusst das autonome Nervensystem, das neuroendokrine System und das Immunsystem und reguliert die neuronale Entwicklung und die Neurotransmission (Foster und Neufeld 2013).

▶ Die Darm-Hirn-Achse ist ein bidirektionales Kommunikationsnetz zwischen dem Magen-Darm-Trakt und dem zentralen Nervensystem.

Einerseits können Emotionen wie beispielsweise Stress und Angst zu gastrointestinalen Symptomen wie Bauchschmerzen, Blähungen und Durchfall führen (top-down; „psychosomatisch"). In ähnlicher Weise können aber auch Magen-Darm-Beschwerden emotionale Reaktionen wie Angst und Depressionen auslösen (bottom-up, „somatopsychisch"). Die Darm-Hirn-Achse umfasst somit ein komplexes Zusammenspiel von neuronalen (Vagusnerv und enterisches Nervensystem), endokrinen (Hypothalamus-Hypophysen-Nebennieren-Achse) und immunologischen Signalwegen (Zytokine).

Tierstudien deuten auf einen möglichen Einfluss der Darmmikrobiota auf das Verhalten und die Entstehung von neuropsychiatrischen Erkrankungen hin. Unter Verwendung von keimfreien Mausmodellen konnten Forscher pathognomonische Verhaltensweisen bei Tieren nach Transplantation von fäkalen Mikrobiota von Menschen mit Depression, Schizophrenie oder Aufmerksamkeitsdefizit-/Hyperaktivitätsstörung (ADHD) replizieren. Die Tiere entwickelten also, nachdem sie Stuhl von erkrankten Personen transplantiert bekommen hatten, die jeweiligen Krankheitssymptome und auch Veränderungen im Neurotransmitterstoffwechsel (Chinna Meyyappan et al. 2020; Kelly et al. 2016).

Erklärt wird dies durch immunologische Interaktionen mit dem Wirt: Eine Dysbiose löst lokale und systemische Entzündungen durch die Absonderung verschiedener bakterieller Endotoxine, typischerweise Lipopolysaccharide (LPS), aus. Die Translokation dieser bakteriellen Toxine über eine geschädigte Darmschleimhaut in den Blutkreislauf wird als „Leaky-Gut" bezeichnet. Die erhöhte intestinale Permeabilität ist gefolgt von der Infiltration von Monozyten und der Sekretion von neuroinflammatorischen Zytokinen und Chemokinen. Darüber hinaus kann eine Dysbiose auch die mikrobielle Produktion einer Vielzahl von Neurotransmittern und Neuromodulatoren (wie Dopamin, Noradrenalin, Serotonin, γ-Aminobuttersäure (GABA) und kurzkettige Fettsäuren (SCFA) sowie neurotoxische Metaboliten wie D-Milchsäure und Ammoniak) verändern. Die folgende Neuroinflammation kann die neuronalen Funktionen und Kommunikationsprozesse in pathogener Weise beeinträchtigen, was letztlich zu verschiedenen neuropsychiatrischen Erkrankungen führt (Kelly et al. 2015) (S. Abb. 10.1).

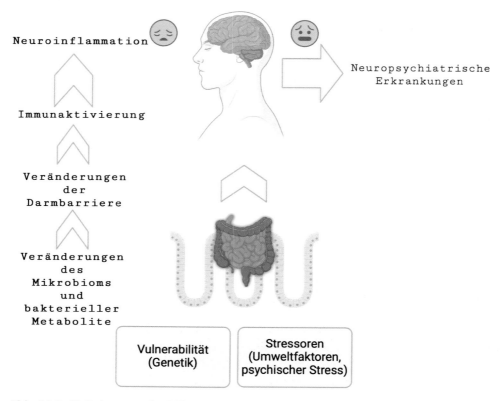

Abb. 10.1 Veränderungen des Mikrobioms führen zu erhöhter Permeabilität der Darmbarriere, Immunaktivierung und Neuroinflammation. (Created with BioRender.com)

10.3 Mikrobiomveränderungen bei neuropsychiatrischen Erkrankungen

10.3.1 Affektive Störungen

Zu den affektiven Störungen zählen unipolare Depressionen und die bipolare Störung. Während es bei Depressionen ausschließlich zu herabgesetzter Stimmungslage, vermindertem Antrieb sowie Freud- und Interesselosigkeit kommt, wechselt dieses Bild bei der bipolaren Störung mit Phasen von extrem gehobener Stimmung und Gereiztheit ab.

In mehreren Studien wurden Unterschiede im Darmmikrobiom von Menschen mit Depressionen im Vergleich zu gesunden Menschen festgestellt, darunter Veränderungen von Bakterienarten, welche am Neurotransmitterstoffwechsel beteiligt sind (wie z. B. *Bifidobakterien* und *Lactobacillus*). Menschen mit einer schweren depressiven Störung zeigen häufig eine veränderte Beta-Diversität (Unterschiede in der Zusammensetzung der Bakteriengemeinschaft), während Teilnehmer mit einer bipolaren Störung eine reduzierte

Alpha-Diversität (Unterschiede in der bakteriellen Vielfalt) aufwiesen. Beide Störungen weisen Veränderungen im Metabolom (Stoffwechselprodukten) auf (Morkl et al. 2023).

Die größte Studie, die sich bislang mit Veränderungen der Darmbakterien bei Depressionen befasst hat, ist das „Flemish Gut Flora Project". Dieses Projekt untersuchte Daten zu Depressionen und das Darmmikrobiom bei mehr als 1000 Menschen und stellte fest, dass z. B. *Dialister* und *Coprococcus* bei denjenigen, die an Depressionen litten, durchweg vermindert waren, unabhängig davon, ob eine gleichzeitige Einnahme von Depressiva erfolgte. Dabei ist wichtig zu wissen, dass die Einnahme von Psychopharmaka, insbesondere Antidepressiva, das Darmmikrobiom beeinflussen kann (Valles-Colomer et al. 2019).

Veränderungen der Darmbakterien und der Metabolite führen ebenso zu erhöhter Entzündung, welche auch häufig bei depressiven Personen angetroffen wird. Ebenso haben Studien ergeben, dass Menschen mit Depressionen Unterschiede in der Art und Weise aufweisen, wie ihr Darmmikrobiom bestimmte Nährstoffe wie Kohlenhydrate und Aminosäuren verstoffwechselt. Diese Veränderungen im Darmmikrobiom wurden mit einer Reihe von Symptomen in Verbindung gebracht, die auch mit bipolaren Störungen einhergehen, darunter Entzündungen, oxidativer Stress und eine veränderte Neurotransmitter-Signalgebung (Zang et al. 2023).

10.3.2 Angststörungen

Angststörungen sind eine Gruppe von psychischen Erkrankungen, die durch übermäßige Sorgen, Ängste und Befürchtungen gekennzeichnet sind. Mehrere Studien haben gezeigt, dass Menschen mit Angststörungen deutliche Unterschiede in ihrem Darmmikrobiom im Vergleich zu gesunden Menschen aufweisen. Beispielsweise zeigen sich bei Menschen mit Angststörungen geringere Mengen an bestimmten nützlichen Bakterien wie *Faecalibacterium* und *Coprococcus* und eine Zunahme von potenziell schädlichen Bakterien wie *Clostridium* und *Enterococcus*. Ebenso ergeben sich Überlappungen zu anderen Erkrankungen wie beispielsweise Psychosen und affektiven Störungen (Zang et al. 2023).

10.3.3 Schizophrenie

Schizophrenie ist eine chronische und schwere psychische Erkrankung, die durch eine Reihe von Symptomen gekennzeichnet ist, darunter Wahnvorstellungen, Halluzinationen, desorganisiertes Sprechen und Verhalten sowie eingeschränkte kognitive Funktionen. Personen mit Schizophrenie zeigen eine geringere mikrobielle Vielfalt und eine veränderte mikrobielle Zusammensetzung und Beta-Diversität im Vergleich zu gesunden Personen. Ebenso findet sich eine Verringerung der entzündungshemmenden, Butyrat-produzierenden Bakterien (Zang et al. 2023).

10.3.4 Demenz

Veränderungen in der Vielfalt des Darmmikrobioms und Defekte in der Darm-Hirn-Achse stehen mit fortschreitenden Gedächtnisstörungen in Verbindung. Bei Demenz, insbesondere bei der häufigsten Form der Alzheimer Demenz, wurde ein geringerer Anteil an *Firmicutes* und *Bifidobacteria* und ein höherer Anteil an *Bacteroidetes* festgestellt. Es wurde berichtet, dass etwa 85 % der Patienten mit Demenz eine veränderte Zusammensetzung des Mikrobioms im Vergleich zu Populationen gesunder Personen aufweisen. Ebenso wurde eine Abnahme der Vielfalt des Mikrobioms beobachtet und der Grad der Mikrobiomveränderungen mit dem Schweregrad der Erkrankung in Verbindung gebracht.

Es wird angenommen, dass das Darmmikrobiom durch Veränderungen von mindestens fünf verschiedenen pathogenen Prozessen an der Alzheimer-Krankheit beteiligt ist: Dazu gehören die Ablagerung von Amyloid-beta (Aβ), eine erhöhte Tau-Phosphorylierung Neuroinflammation, metabolische Dysfunktion und oxidativer Stress. Interessanterweise werden auch mehrere Mikrobiota-Spezies mit der direkten Produktion von Amyloid in Verbindung gebracht. Amyloid kann sowohl das Darmepithel als auch die Blut-Hirn-Schranke überqueren, sich im Gehirn ablagern und Entzündungsreaktionen aktivieren, was zur Neurodegeneration bei Demenz beiträgt.

10.3.5 ADHS

Die Aufmerksamkeitsdefizit-/Hyperaktivitätsstörung (ADHS) ist eine neurologische Entwicklungsstörung, die Kinder und Erwachsene betrifft und durch Symptome wie Hyperaktivität, Impulsivität und Unaufmerksamkeit gekennzeichnet ist. Neue Forschungsarbeiten haben gezeigt, dass das Darmmikrobiom eine Rolle bei der Entwicklung und Schwere der Störung spielen kann. Studien legen zudem nahe, dass zudem eine mütterliche Antibiotikaeinnahme während der Schwangerschaft mit einem erhöhten ADHS-Risiko bei den Nachkommen verbunden sein kann. Eine frühzeitige Störung des Darmmikrobioms durch Antibiotika kann somit die Neuroentwicklung beeinträchtigen. Es gibt jedoch keine ausreichenden Belege für den Zusammenhang zwischen der Einnahme von Antibiotika nach der Geburt und dem ADHS-Risiko (Ai et al. 2021). Konträr zu anderen psychischen Erkrankungen zeigen Daten aus Metaanalysen eher einen Anstieg der bakteriellen Vielfalt des Darmmikrobioms bei ADHS-PatientInnen im Vergleich zu gesunden Personen (Payen et al. 2022; Wang et al. 2022).

10.3.6 Essstörungen

Essstörungen sind schwerwiegende psychische Erkrankungen, die durch gestörtes Essverhalten gekennzeichnet sind, darunter Anorexia nervosa, Bulimia nervosa und Binge-Eating-Disorder.

Die Ätiologie von Essstörungen ist komplex. Kürzlich wurden in einer genomweiten Assoziationsstudie acht signifikante Loci für Anorexia nervosa identifiziert. Andere biologische, soziale, kulturelle und psychologische Faktoren tragen zur Ätiologie von Essstörungen bei. Darmmikroben modulieren eine Vielzahl biologischer Prozesse, die die klinischen Manifestationen von Essstörungen beeinflussen. Menschen mit Essstörungen weisen ebenso deutliche Unterschiede in ihrem Darmmikrobiom im Vergleich zu gesunden Menschen auf. Es gibt derzeit nur wenige Studien über die Darmmikrobiota bei Essstörungen, am besten erforscht ist die Erkrankung Anorexia nervosa. Das Archaeon *Methanobrevibacter smithii* war in einer Studie bei Teilnehmern mit einem < 25 und in drei Studien speziell bei AN-Patienten erhöht. *Methanobrevibacter smithii* könnte zudem ein Benchmark-Biomarker für künftige Studien sein, da er häufig bei PatientInnen mit Anorexia nervosa nachgewiesen wurde. Die Abnahme der Butyrat-produzierenden Arten und die Zunahme der Schleim abbauenden Arten sind möglicherweise Kennzeichen der Veränderungen der Darmmikrobiota bei Anorexia nervosa und damit potenziell interessante therapeutische Ziele (Schwensen et al. 2018; Terry et al. 2022; Zang et al. 2023).

10.3.7 Mikrobiomanalysen zur Diagnose psychischer Erkrankungen

▶ Veränderungen des Darmmikrobioms (veränderte Bakterienvielfalt) und seiner Funktion sind bei neuropsychiatrischen Störungen festgestellt worden. Viele dieser Veränderungen sind störungsübergreifend (Morkl et al. 2023). Die Zusammensetzung und Funktion des Darmmikrobioms unterliegt zahlreichen Einflussfaktoren, unter anderem Ernährung, Behandlung mit Medikamenten (insbesondere Psychopharmaka), Ethnizität, Umweltbedingungen, Infektionen, Geburtsmodus bis zum Haustierbesitz.

Bislang war es noch nicht möglich, basierend auf Mikrobiomanalyse gewisse psychische Erkrankungen zu diagnostizieren, obwohl Versuche in diese Richtung unternommen wurden. Die aktuelle Literatur deutet auf transdiagnostische Gemeinsamkeiten mikrobieller Veränderungen bei Depression, bipolarer Störung, Angstzuständen sowie Psychosen hin, die durch einen Mangel an entzündungshemmenden, Butyrat produzierenden Bakterien und eine Anreicherung von entzündungsfördernden Bakterien gekennzeichnet sind. Viele Mikrobiomstudien im neuropsychiatrischen Bereich weisen jedoch nach wie vor eine zu geringe Stichprobengröße, eine unklare Diagnostik, die Nichtberücksichtigung von Störfaktoren und eine unzureichende bioinformatische Verarbeitung auf, was zu widersprüchlichen Ergebnissen beiträgt (Nikolova et al. 2021).

10.4 Was sind Psychobiotika?

Anfänglich wurden **Psychobiotika** als Bakterien definiert, welche bei ausreichender Aufnahme positive Auswirkungen auf die Psyche haben sollten. Heutzutage schließt der Begriff eines Psychobiotikums alle Interventionen mit ein, die sich zum Ziel setzen, das Mikrobiom zu verändern und damit die Psyche zu beeinflussen; dazu zählen beispielsweise Ernährungsinterventionen wie die Aufnahme von Ballaststoffen (Präbiotika), gesundheitsfördernder Bakterien (Probiotika), von deren Stoffwechselprodukten (Postbiotika, z. B. Propionat und Butyrat) sowie Kombinationen dieser Komponenten (Prä- und Probiotika, welche zusammen als Synbiotika bezeichnet werden). Aber auch experimentelle Ansätze wie der fäkale Mikrobiota-Transfer (FMT) wird zu den Psychobiotika gezählt (Dinan et al. 2013, 2021; Zagórska et al. 2020). Insbesondere gilt die mediterrane Ernährung mit Zusatz von fermentierten Lebensmitteln als förderlich für die psychische Gesundheit (Berding et al. 2023). Abb. 10.2 gibt einen Überblick über Prä-, Pro-, Post- und Synbiotika.

Präbiotika

sind unverdauliche Ballaststoffe, die das Wachstum und die Aktivität nützlicher Mikroorganismen im Darm stimulieren. Sie sind in Lebensmitteln wie Obst, Gemüse, Vollkornprodukten und Hülsenfrüchten enthalten. Beispiele für Präbiotika sind Stärke, Inulin, Fructo-Oligosaccharide (FOS), Galacto-Oligosaccharide (GOS) und lösliche Ballaststoffe sowie Polyphenole aus Gemüse und Obst sowie Gewürzen. Präbiotika sind pflanzlichen Ursprungs und fehlen daher häufig in der Ernährung von Menschen mit psychischen Erkrankungen.

Abb. 10.2 Präbiotika, Probiotika, Synbiotika, Postbiotika, Psychobiotika. (Created with BioRender.com)

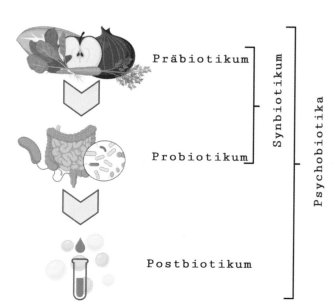

In der Psychiatrie werden Präbiotika als mögliche Behandlungsmethode für verschiedene Erkrankungen untersucht, darunter Angstzustände, Depressionen und Schizophrenie. Außerdem verbessern Präbiotika nachweislich die kognitiven Funktionen, einschließlich Gedächtnis und Aufmerksamkeit, was für Menschen mit kognitiven Beeinträchtigungen von Vorteil sein kann. Forschungsergebnisse deuten darauf hin, dass Präbiotika sich positiv auf neuropsychiatrische Erkrankungen auswirken können, indem sie die Vielfalt der Darmmikrobiota verbessern (Berding et al. 2023).

Probiotika

sind lebende Mikroorganismen wie Bakterien oder Hefen, die sich bei ausreichender Zufuhr positiv auf die Gesundheit auswirken. Sie sind häufig in fermentierten Lebensmitteln wie Joghurt, Kefir oder Sauerkraut enthalten.

Probiotika wirken, indem sie ein gesundes Gleichgewicht der Mikroorganismen im Darm wiederherstellen oder aufrechterhalten, was für eine gute Verdauung, Immunfunktion und allgemeine Gesundheit wichtig ist. Sie können auch kurzkettige Fettsäuren produzieren, die entzündungshemmend wirken. Die in der Psychiatrie am häufigsten verwendeten Probiotika sind Lactobacillen (wie *L. plantarum, L. rhamnosus und L. acidophilus*) und Bifidobakterien (wie *B. lactis, B. infantis, B. bifidum*). Positive Effekte von Probiotika werden in Studien bei psychischen Erkrankungen wie Depressionen und Angsterkrankungen beschrieben. Insbesondere findet sich eine Empfehlung für den zusätzlichen Einsatz von Probiotika in der Behandlung von Depressionen in der Leitlinie der Internationalen Fachgesellschaft der biologischen Psychiatrie (World Federation of Societies for Biological Psychiatry) (Sarris et al. 2022). Für viele andere Erkrankungen wie ADHS, Alzheimer, Schizophrenie oder die posttraumatische Belastungsstörung ist die Datenlage jedoch nicht ausreichend. Die optimalen Bakterienstämme und deren Kombinationen sowie die richtige Dosierung sind häufig noch unklar. Bei der Dosierung könnten auch Wechselwirkungen mit Psychopharmaka von Bedeutung sein, da Psychopharmaka das Mikrobiom verändern. Weiters ist eine kontinuierliche Gabe von Probiotika wahrscheinlich vorteilhafter als eine nur kurzfristige Gabe (Butler et al. 2019).

Synbiotika

sind eine Kombination von Probiotika und Präbiotika, die zusammen das Wachstum und die Aktivität von nützlichen Mikroorganismen im Darm fördern. Fermentierte Lebensmittel wie Sauerkraut, Miso und Kimchi könnten als Synbiotika angesehen werden, da sie prä- und probiotische Komponenten enthalten.

Postbiotika

sind bakterielle Abbauprodukte von Präbiotika, welche in einem Prozess entstehen, der Fermentation genannt wird. Postbiotika umfassen ein breites Spektrum von Substanzen wie organische Säuren, Enzyme, Peptide, Polysaccharide und andere bioaktive Moleküle. Es ist bekannt, dass diese Stoffe antimikrobielle, immunmodulatorische, antioxidative und entzündungshemmende Eigenschaften aufweisen und nachweislich eine Rolle bei der Verbesserung der Darmgesundheit, der Stärkung des Immunsystems und der Vorbeugung oder Behandlung verschiedener Krankheiten spielen. Postbiotika können allein Reaktionen im Wirt hervorrufen, ohne dass das Probiotikum vorhanden ist. Beispiele für Postbiotika sind Propionat und Butyrat (Morkl et al. 2020; Mörkl et al. 2020).

10.4.1 Fäkaler Mikrobiota-Transfer bei psychischen Erkrankungen

Der fäkale Mikrobiota-Transfer (FMT) ist ein experimenteller Ansatz zur Behandlung von neuropsychiatrischen Erkrankungen, bei dem Stuhl von einem geeigneten Spender in eine Person mit einer Erkrankung übertragen wird. Es sind noch viele Hindernisse zu überwinden, bevor das Verfahren für die Behandlung psychiatrischer Störungen empfohlen werden kann, insbesondere liegt derzeit ein Mangel an Langzeitergebnissen und Studien zur Sicherheit des Verfahrens bei Menschen mit psychischen Erkrankungen vor.

Obwohl die FMT in der Geschichte der Medizin anekdotisch seit Tausenden von Jahren verwendet wurde, fehlen randomisierte kontrollierte Studien (RCTs) für Personen mit neuropsychiatrischen Störungen, um die Anwendung zu unterstützen (Morkl et al. 2023).

Tipp

Die Darm-Hirn-Achse und ihre Wechselwirkungen mit der Psyche machen deutlich, wie wichtig es ist, einen ganzheitlichen Ansatz zu verfolgen und Körper und Psyche als miteinander verbundene Systeme zu behandeln („biopsychosoziales Modell"). Dies kann Maßnahmen wie Ernährungsänderungen, Stressbewältigungstechniken und Probiotika oder Präbiotika zur Unterstützung eines gesunden Darmmikrobioms umfassen.

Probiotika können laut Studien zusätzlich zur Behandlung von depressiven Störungen eingesetzt werden und laut Metaanalysen kleine bis moderate Effekte auf depressive Stimmungslage, Angst sowie das Stressempfinden erzielen. Jedoch sind wichtige Determinanten wie die Dauer der Behandlung, Kombination von verschiedenen bakteriellen Spezies, Dosierung und Interaktionen noch nicht hinreichend erforscht. Wichtig ist, dass Probiotika vor allem bei klinisch kranken PatientInnen wirksam sind, jedoch nicht allgemein bei leichten Verstimmungen. Ebenso zeigen sich stimmungsaufhellende Effekte nur als add-on Therapie zu einem Antidepressivum und nicht als alleinige Therapie. Antidepressiva sollten also nicht durch Probiotika ersetzt werden. Verfahren wie die fäkale Mikrobiomtransplantation sind noch im Versuchsstadium. Jedenfalls sind bleibende Veränderungen des Mikrobioms immer mit Veränderungen des Lebensstils assoziiert. Eine nachhaltige Therapie verlangt also immer auch eine nachhaltige Veränderung des Lebensstils. ◀

Fazit

Das Darmmikrobiom weist bei Menschen mit neuropsychiatrischen Erkrankungen transdiagnostische Veränderungen auf. Alle Interventionen, die die Mikrobiota-Darm-Hirn-Achse modifizieren, können als Psychobiotika betrachtet werden. Während das Mikrobiom und mikrobiomtherapeutische Interventionen bei einigen psychischen Erkrankungen, wie zum Beispiel Depressionen, schon sehr gut erforscht sind, fehlt es bei anderen Erkrankungen noch an Studienergebnissen. Psychobiotika und speziell Probiotika können als Zusatztherapie bei Menschen mit Depressionen eingesetzt werden.

Literatur

Ai Y et al (2021) Antibiotic exposure and childhood attention-deficit/hyperactivity disorder: systematic review and meta-analysis. Psychopharmacology (Berl) 238(11):3055–3062

Berding K et al (2023) Feed your microbes to deal with stress: a psychobiotic diet impacts microbial stability and perceived stress in a healthy adult population. Mol Psychiatry 28(2):601–610

Butler MI et al (2019) The Gut microbiome and mental health: what should we tell our patients?: Le microbiote Intestinal et la Sante Mentale : que Devrions-Nous dire a nos Patients? Can J Psychiatry 64(11):747–760

Chinna Meyyappan A et al (2020) Effect of fecal microbiota transplant on symptoms of psychiatric disorders: a systematic review. BMC Psychiatry 20(1):299

De Hert M, Detraux J, Vancampfort D (2018) The intriguing relationship between coronary heart disease and mental disorders. Dialogues Clin Neurosci 20(1):31–40

Dinan TG, Stanton C, Cryan JF (2013) Psychobiotics: a novel class of psychotropic. Biol Psychiatry 74(10):720–726

Dinan TG, Butler MI, Cryan JF (2021) Psychobiotics: evolution of novel antidepressants. Mod Trends Psychiatry 32:134–143

Engel GL (1977) The need for a new medical model: a challenge for biomedicine. Science 196(4286):129–136

Foster JA, Neufeld K-AMV (2013) Gut – brain axis: how the microbiome influences anxiety and depression. Trends Neurosci 36(5):305–312

Hjorthoj C et al (2017) Years of potential life lost and life expectancy in schizophrenia: a systematic review and meta-analysis. Lancet Psychiatry 4(4):295–301

Kelly JR et al (2015) Breaking down the barriers: the gut microbiome, intestinal permeability and stress-related psychiatric disorders. Front Cell Neurosci 9:392

Kelly JR et al (2016) Transferring the blues: depression-associated gut microbiota induces neurobehavioural changes in the rat. J Psychiatr Res 82:109–118

Mörkl S et al (2018) The role of nutrition and the gut-brain axis in psychiatry: a review of the literature. Neuropsychobiology 79(1–2):1–9

Morkl S et al (2020) Probiotics and the microbiota-gut-brain axis: focus on psychiatry. Curr Nutr Rep 9(3):171–182

Morkl S, Butler MI, Lackner S (2023) Advances in the gut microbiome and mood disorders. Curr Opin Psychiatry 36(1):1–7

Mörkl S et al (2020) The role of nutrition and the gut-brain axis in psychiatry: a review of the literature. Neuropsychobiology 79(1–2):80–88

Nikolova VL et al (2021) Perturbations in gut microbiota composition in psychiatric disorders: a review and meta-analysis. JAMA Psychiatry 78(12):1343–1354

Payen A et al (2022) Childhood ADHD, going beyond the brain: a meta-analysis on peripheral physiological markers of the heart and the gut. Front Endocrinol (Lausanne) 13:738065

Sarris J et al (2022) Clinician guidelines for the treatment of psychiatric disorders with nutraceuticals and phytoceuticals: The World Federation of Societies of Biological Psychiatry (WFSBP) and Canadian Network for Mood and Anxiety Treatments (CANMAT) Taskforce. World J Biol Psychiatry 23(6):424–455

Schwensen HF et al (2018) A systematic review of studies on the faecal microbiota in anorexia nervosa: future research may need to include microbiota from the small intestine. Eat Weight Disord 23(4):399–418

Terry SM, Barnett JA, Gibson DL (2022) A critical analysis of eating disorders and the gut microbiome. J Eat Disord 10(1):154

Valles-Colomer M et al (2019) The neuroactive potential of the human gut microbiota in quality of life and depression. Nat Microbiol 4(4):623–632

Wang N et al (2022) Composition of the gut microbiota in attention deficit hyperactivity disorder: a systematic review and meta-analysis. Front Endocrinol (Lausanne) 13:838941

Zagórska A et al (2020) From probiotics to psychobiotics – the gut-brain axis in psychiatric disorders. Beneficial Microbes 11(8):717–732

Zang Y et al (2023) The role of gut microbiota in various neurological and psychiatric disorders-an evidence mapping based on quantified evidence. Mediators Inflamm 2023:5127157

Zubin J, Spring B (1977) Vulnerability – a new view of schizophrenia. J Abnorm Psychol 86(2):103–126

Mikrobiom und MASLD, Leberzirrhose und Leberkarzinom

11

Vanessa Stadlbauer

Inhaltsverzeichnis

11.1 Einleitung 129
11.2 Veränderungen des Darmmikrobioms bei MASLD 131
11.3 Veränderungen des Darmmikrobioms bei Leberzirrhose 133
11.4 Einflussfaktoren auf das Mikrobiom 134
    11.4.1 Alkoholassoziierte Lebererkrankungen 135
    11.4.2 Cholestatische Lebererkrankungen 136
11.5 Chronische Virushepatitiden 137
    11.5.1 Mikrobiomveränderungen außerhalb des Darms 139
    11.5.2 Mikrobiomveränderungen zur Prognoseabschätzung 140
11.6 Hepatozelluläres Karzinom (HCC) 141
Literatur 142

11.1 Einleitung

Lebererkrankungen sind die zehnthäufigste Todesursache weltweit, und im Gegensatz zur Sterblichkeit bei Krebs oder ischämischer Herzkrankheit steigt die Sterblichkeit bei Lebererkrankungen weiter an. In westlichen Ländern machen alkoholische Lebererkrankungen (ALD) und die metabolisch assoziierte Fettlebererkrankung (MASLD) sowie deren Kombination, die MetALD, den Großteil der Fallzahlen aus. MASLD wird stark mit Fettleibigkeit und dem „metabolischen Syndrom" in Verbindung gebracht. Die Prävalenz von

V. Stadlbauer (✉)
Medizinische Universität Graz, Abteilung für Gastroenterologie und Hepatologie, Graz, Österreich
e-mail: vanessa.stadlbauer@medunigraz.at

© Der/die Autor(en), exklusiv lizenziert an Springer-Verlag GmbH, DE, ein Teil von Springer Nature 2024
C. Schulz, P. Malfertheiner (Hrsg.), *Gastrointestinales Mikrobiom*,
https://doi.org/10.1007/978-3-662-68455-9_11

129

MASLD variiert je nach untersuchter Kohorte und wird auf bis zu 25 % der Bevölkerung in westlichen Ländern geschätzt. Es wird des Weiteren geschätzt, dass 10–15 % derjenigen Menschen, die zu viel Alkohol trinken (mehr als 50 g Alkohol pro Tag für Männer oder 30 g für Frauen über einen Zeitraum von mindestens 5 Jahren), eine Zirrhose entwickeln (Pimpin et al. 2018). MASLD und ALD sind zusammen ein großes Problem für das Gesundheitswesen. Das hepatozelluläre Karzinom, das sich in 95 % der Fälle auf dem Boden einer Leberzirrhose oder höhergradigen Fibrose entwickelt, ist mittlerweile der sechsthäufigste diagnostizierte Tumor weltweit und steht bei der Krebsmortalität an unrühmlicher dritter Stelle (Rumgay et al. 2022). Chronische Lebererkrankungen und daraus resultierende Krebserkrankungen stellen das Gesundheitssystem vor neue große Herausforderungen.

Bereits in den 1980er-Jahren wurden Zusammenhänge zwischen der Bakterienbesiedelung des Dünndarms und alkoholischer Lebererkrankung bekannt (Bode et al. 1984). Die Entwicklung von Sequenzierungstechniken und Methoden zur Datenanalyse, die speziell auf Mikrobiom-Datensätze ausgerichtet sind, ermöglichte eine tiefer gehende Erforschung des Darmmikrobioms bei chronischen Lebererkrankungen, da die meisten Darmbakterien nicht kultiviert werden können.

Wie bereits in den vorangegangenen Kapiteln erläutert, enthält der menschlicher Darm geschätzt 100 Billionen Mikroorganismen und damit mehr bakterielle Zellen als körpereigenen Zellen. Das Darmmikrobiom umfasst nicht nur Bakterien, sondern auch Viren und Pilze. Es gibt Tausende verschiedener Bakterien, aber die wichtigsten vertretenen Phyla sind *Bacteroidetes, Firmicutes* und *Actinobacteria*. Viele verschiedene Faktoren beeinflussen die Zusammensetzung des Mikrobioms, einschließlich Ernährung, Alter, Begleiterkrankungen, Genetik und frühkindliche Faktoren. Die vielfältige und komplexe Rolle, die das Darmmikrobiom spielt, ist von zentraler Bedeutung für die Entwicklung und Modulation des angeborenen und adaptiven Immunsystems, sowohl lokal innerhalb der Darmschleimhaut, um die Abwehr gegen pathogene Keime zu erleichtern, als auch systemisch, als auch in anderen Organen, allen voran in der Leber. Die metabolischen Funktionen des Darmmikrobioms ergänzen die der Leber und umfassen den Glukosestoffwechsel, Gallensalze und Xyloglucane, die Freisetzung kurzkettiger Fettsäuren (SCFAs) aus unverdaulichen Stärken und die Biosynthese von Vitaminen, von denen der menschliche Wirt viele nicht unabhängig ausführen kann. SCFAs sind eine lebenswichtige Energiequelle für die Darmschleimhautzellen; sie tragen dazu bei, die Darmintegrität zu erhalten und die Barrierefunktion zu stärken. Die Leber ist ein wichtiges immunologisches Organ und das erste Organ, das aus dem Darm stammende Bakterien, bakterielle pathogenassoziierte molekulare Muster (PAMPs) und aufgenommene Lebensmittelprodukte herausfordert, nachdem sie in den systemischen Kreislauf gelangen. Aus diesem Grund befinden sich 80 % der körpereigenen Makrophagen in der Leber. Die Leber bildet somit eine „Firewall", die die eindringenden, zirkulierenden Bakterien eliminiert. Jede Änderung in der Zusammensetzung des Darmmikrobioms wirkt sich daher auf die homöostatischen Funktionen aus, was zu Störungen der Leberfunktion und der Entwicklung von Lebererkrankungen führen kann (Woodhouse et al. 2018).

11.2 Veränderungen des Darmmikrobioms bei MASLD

Die MASLD umfasst ein Spektrum von stoffwechselassoziierten Veränderungen von der Steatose über die Steatohepatitis, die zur Entwicklung von Leberzirrhose und hepatozellulärem Karzinom (HCC) führen können. Die Darmmikrobiom wurde mit der Entwicklung von Fettleibigkeit und dem metabolischen Syndrom in Verbindung gebracht.

Auch bei der MASLD gibt es Hinweise auf einen spezifischen Zusammenhang zwischen Darmmikrobiom und Erkrankung. Tierexperimentell konnte nachgewiesen werden, dass eine fett- und zuckerreiche Diät das Mikrobiom verändert und der Transfer eines solcherart veränderten Mikrobioms eine Steatose auslösen kann. Die Daten beim Menschen sind bislang noch variabel, abhängig von der Patient*innenkohorte und den verwendeten Methoden. Als ursächlich für die Mikrobiomveränderungen werden einerseits die Diät (zu viel Fett, zu viel Zucker, Auswirkung von Zuckerersatzstoffen, Konservierungsmittel etc.), aber auch genetische und immunologische Faktoren sowie der Einfluss von Medikamenten vermutet (Petersen et al. 2019; Thaiss et al. 2018; Cani et al. 2007).

Das Darmmikrobiom produziert SCFAs wie Acetat, Propionat und Butyrat aus der Verdauung von Kohlenhydraten im Dickdarm. Butyrat ist die Hauptnahrungsquelle für Kolonozyten. Beispiele für Butyrat-produzierende Bakterien sind Mitglieder der Firmicutes wie z. B. *Faecalibacterium prausnitzii*. Es wird angenommen, dass Butyrat hilft, die Integrität der Darmbarriere durch Modulation der Expression von Tight-Junction-Proteinen und Mucin zu steuern. Dies legt nahe, dass die Förderung des Wachstums von Butyrat-produzierenden Arten die Darmpermeabilität verringern und somit systemische Entzündungen reduzieren könnte. Fruktane vom Inulin-Typ fördern die Produktion von Butyrat in vitro.

Das Darmmikrobiom kann sogar zu einer endogenen Alkoholproduktion führen, wie in einer Studie an Kindern mit metabolischer Steatohepatitis gezeigt wurde. Auch im gesunden Zustand wird Alkohol ständig im Darm von Bakterien produziert, aber normalerweise vollständig durch Alkoholdehydrogenase (ADH) und andere Enzyme in der Leber metabolisiert. Es wurde postuliert, dass Darmmikrobiome, angereichert mit alkoholproduzierenden Bakterien (z. B. *Escherichia coli*), ständig mehr Alkohol produzieren als gesunde Mikrobiome, was die hepatische Entgiftungskapazität übersteigt, und daher eine konstante Quelle reaktiver Sauerstoffspezies (ROS) für die Leber liefern, die zu einer Entzündungsreaktion und schließlich zu einer Steatohepatitis führen (Zhu et al. 2013). des Weiteren kann das veränderte Mikrobiom den Fettsäurestoffwechsel beeinflussen und die Aufnahme von Kalorien aus der Nahrung erhöhen. Das Mikrobiom kann auch die Cholin-Bioverfügbarkeit beeinflussen, und ein Cholinmangel ist mit der Entwicklung einer Fettleber verbunden. Möglicherweise kann das dysbiotische Mikrobiom auch zu einer endogenen Produktion von Alkohol und Azetaldehyd mit daraus resultierender toxischer Schädigung der Leber führen (Kolodziejczyk et al. 2019).

Die ersten Arbeiten zum Mikrobiom bei Adipositas und Diabetes sowie auch bei Fettleberkrankung deuteten darauf hin, dass Störungen auf Phylum-Ebene möglicherweise als Biomarker für die Dysbiose bei metabolischen Erkrankungen verwendet werden kön-

nen. Die Veränderung der Firmicutes/Bacteroides Ratio wurde diesbezüglich als einfacher
und leicht anwendbarer Biomarker diskutiert. Nachfolgende Studien konnten dieses Phänomen nicht mehr bestätigen. Gemeinsam ist den Mikrobiomstudien bei metabolischen
Erkrankungen aber eine strukturelle Veränderung des Mikrobioms sowie mögliche funktionelle Auswirkungen: Die Dysbiose kann zu einer gestörten Darmbarrierefunktion und
zur Translokation von bakteriellen Produkten in die Leber führen. Die dadurch ausgelöste
Inflammationsreaktion führt zu einer Steatohepatitis und in weiterer Folge zur Fibroseprogression in der Leber (Regnier et al. 2021). Mittlerweile wurden auch Veränderungen der
Zusammensetzung des Mycobioms – also der Zusammensetzung der Pilze im Darm –
nachgewiesen. Dabei zeigten besonders Patient*innen mit metabolischer Dysfunktion-
assoziierter Steatohepatitis ohne Adipositas (non-obese MASH) und diejenigen mit höher-
gradiger Leberfibrose auch systemische Reaktionen, und im Tiermodell konnte eine anti-
fungale Therapie die Leberschädigung verbessern (Demir et al. 2022) (Abb. 11.1).

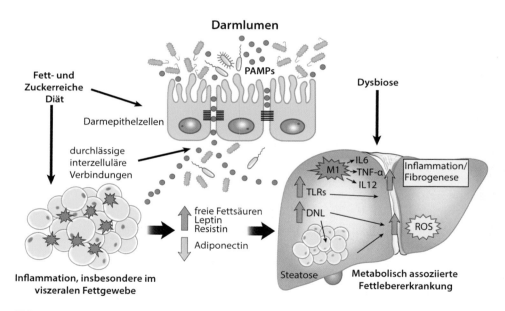

Abb. 11.1 „Westliche" Diät mit zu viel Zucker und zu viel Fett führt zu Veränderungen des Darmmikrobioms und einer erhöhten Darmpermeabilität; dadurch kommt es zu vermehrter Translokation
von bakteriellen Bestandteilen, die zu metabolischen Veränderungen, zu vermehrter Inflammation
und in weiterer Folge zu erhöhter Fibrogenese in der Leber führen. (Nach https://doi.org/10.1016/j.
dld.2017.01.147). M1: M1 Makrophagen, ROS Reactive oxygen species, IL6: Interleukin 6, TNF-al-
pha: Tumornekrosefaktor alpha, TLRs: Toll-like-Rezeptoren, DNL: De novo Lipogenese

▶ Mikrobiomstudien bei metabolischen Erkrankungen zeigen strukturelle Veränderung des Mikrobioms sowie mögliche funktionelle Auswirkungen. Die Dysbiose kann zu einer gestörten Darmbarrierefunktion und zur Translokation von bakteriellen Produkten in die Leber führen. Die dadurch ausgelöste Inflammationsreaktion kann zu einer Steatohepatitis und in weiterer Folge zur Fibroseprogression in der Leber führen.

11.3   Veränderungen des Darmmikrobioms bei Leberzirrhose

Bei Leberzirrhose ist das Darmmikrobiom deutlich in seiner Zusammensetzung gestört. Die Mikrobiomveränderungen betreffen sowohl die Gesamtheit des Mikrobioms als auch spezifische Veränderungen im Sinne von vermehrtem bzw. verminderten Auftreten bestimmter bakterieller Taxa. Bei Betrachtung des gesamten Mikrobioms findet man eine Verminderung bzw. Veränderung der Diversität bei gleichzeitigem Anstieg der Gesamtbakterienzahl und ein Überwiegen von pathogenen Keimen. Die hohe Diversität des Darmmikrobioms bewirkt im Normalzustand, dass das Mikrobiom sehr resilient gegenüber Einflüssen von außen ist und auch pathogene Keime das Mikrobiom nicht kolonisieren können. Die Abnahme der Diversität geht mit einer Störung dieser Kolonisationsresistenz einher. Bei Leberzirrhose findet man häufig eine Abnahme der Taxa *Lachnospiraceae*, *Ruminococaceae* und *Faecalibakterien*, die als Produzenten von kurzkettigen Fettsäuren positive Wirkungen auf den menschlichen Organismus haben. Andererseits kommt es zu einer Zunahme potenziell pathogener Spezies wie z. B. *Enterobacteriaceae* oder typischer Mundkeime wie *Veillonella* und *Streptoccus-Spezies*. Diese Dysbiose bei Zirrhose ist mit einer Darmbarrierestörung und einer vermehrten intestinalen Inflammation mit daraus resultierender Translokation von bakteriellen Produkten (z. B. Endotoxinen) assoziiert (Tripathi et al. 2018) Abb. 11.2.

Klinisch ist die Dysbiose mit einem erhöhten Infektionsrisiko, vermehrtem Auftreten von Komplikationen und mit einer erhöhten Mortalität vergesellschaftet.

Bis dato ist es noch nicht ganz klar, ob die Dysbiose Ursache oder Folge der Zirrhose ist; es gibt Hinweise für beide Möglichkeiten. Möglicherweise liegt also ein Teufelskreis vor, wobei sich die Dysbiose durch die Erkrankung verstärkt, die wiederum die Dysbiose verstärkt.

▶ Bei Leberzirrhose findet man eine Verminderung der Diversität des Mikrobioms bei gleichzeitigem Anstieg der Gesamtbakterienzahl, gekennzeichnet durch eine Abnahme von kommensalen Spezies und ein Überwiegen von pathogenen Keimen.

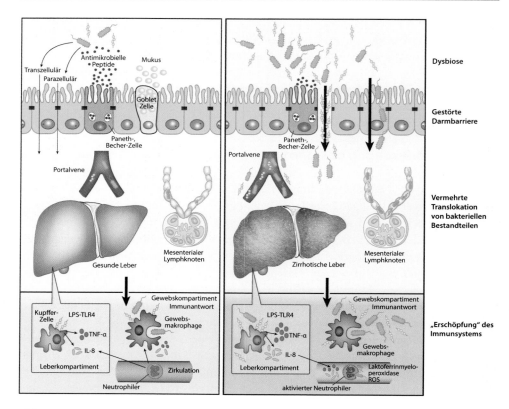

Abb. 11.2 Bei Zirrhose stören Darmdysbiose und bakterielle Überwucherung die üblichen Schutz-mechanismen der Darmbarriere, was zu einer erhöhten bakteriellen Translokation (über trans- und parazelluläre Wege) und einer Endotoxinaufnahme führt. Diese Produkte erreichen die Leber und die Mesenteriallymphknoten, aktivieren Immunzellen und verursachen eine proinflammatorische Zytokinfreisetzung. Zirkulierende neutrophile Granulozyten degranulieren als Reaktion auf die Zy-tokine. Diese Neutrophilen setzen eine Vielzahl von Molekülen, einschließlich Lactoferrin, Myelo-peroxidase und Reaktive Sauerstoffspezies (ROS), in den Kreislauf frei, die zu einer systemischen Entzündungsreaktion beitragen. (Nach DOI: 10.1111/apt.14397) LPS: Lipopolysaccharid, TNF-al-pha: Tumornekrosefaktor alpha, IL-8: Interleukin 8, TLR: Toll like Rezeptor

11.4 Einflussfaktoren auf das Mikrobiom

Einflussfaktoren auf die Mikrobiomzusammensetzung sind der Schweregrad der Leber-erkrankung sowie die Einnahme von Medikamenten, die Ätiologie der Lebererkrankung, der Ernährungszustand und Inflammation (Stadlbauer et al. 2020). Medikamente beeinflussen das Mikrobiom stark, wie z. B. Analysen der Lifelines Kohorte zeigen. Fast 20 % der Variationen zwischen individuellen Genomen werden durch Medikamentenein-nahmen erklärt (Zhernakova et al. 2016). Protonenpumpenhemmer (PPI) sind einer der stärksten Modulatoren des Mikrobioms. Im bereits durch die Zirrhose vorgeschädigten Mikrobiom kommt es zu einer weiteren Reduktion der Diversität und damit zu einem Verlust der Kolonisationsresistenz – das bedeutet, dass pathogene Keime bessere Bedingungen vorfinden, um sich zu vermehren. Zusätzlich zur Reduktion der Diversität können bestimmte Änderungen in der Zusammensetzung des Darmmikrobioms beobachtet werden. Diese Veränderungen umfassen den Rückgang der Darmsymbionten *Clostridiales*, *Ruminococcaceae* und *Bifidobacterium*, sowie den Anstieg von *Enterococcaceae*, *Streptococcaceae*, *Lactobacillaceae*, *Enterobacteriaceae* und *Veillonella*. Generell entwickelt sich eine Dysbiose weg von typischen symbiotischen Bakterien hin zu potenziell pathogenen oder oralen Stämmen. Der Anstieg von oralen Bakterien im Darmmikrobiom, auch Oralisierung genannt, stellt ein konsistentes Muster in der PPI-assoziierten Dysbiose dar. Vor allem *Streptococcus*- und *Veillonella*-Spezies, die zum gesunden Mikrobiom der Mundhöhle gehören, migrieren während einer PPI-Therapie in die distalen Abschnitte des Darms. Ihr Vorkommen im Darmmikrobiom konnte bei Leberzirrhose-Patientinnen und -Patienten mit erhöhten fäkalen Calprotectin-Werten und einem Anstieg der Darmpermeabilität assoziiert werden (Horvath et al. 2019). Diese Dysbiose führt also zu einer vermehrten intestinalen Inflammation und einer Darmbarrierestörung mit daraus resultierender Translokation von bakteriellen Produkten. Im Tiermodell konnte gezeigt werden, dass die Kombination von Alkohol mit Säuremangel zu einer Progression der Lebererkrankung führt. PPI-Einnahme ist bei Zirrhose mit einem erhöhten Infektionsrisiko, vermehrtem Auftreten von Komplikationen und möglicherweise mit einer erhöhten Mortalität vergesellschaftet.

▶ Einflussfaktoren auf die Mikrobiomzusammensetzung bei Lebererkrankungen sind die Ätiologie und der Schweregrad der Lebererkrankung sowie die Einnahme von Medikamenten, der Ernährungszustand und Inflammation.

11.4.1 Alkoholassoziierte Lebererkrankungen

Dass Alkohol zu Veränderungen des Darmmikrobioms führt, ist schon seit 40 Jahren bekannt, noch lange bevor Sequenzierungstechniken die Untersuchung des Mikrobioms deutlich einfacher und effizienter gemacht haben. Chronischer Alkoholabusus führt zu einer intestinalen Dysmotilität, stört den Gallenfluss und das Immunsystem. Genetische Polymorphismen spielen möglicherweise auch eine Rolle, die genauen Mechanismen sind aber noch unklar. Eine Dysbiose mit quantitativen und qualitativen Veränderungen auf allen taxonomischen Ebenen des Mikrobioms wurde bei alkoholischen Lebererkrankungen vielfach nachgewiesen. Typischerweise finden sich eine Reduktion an kommensalen Bakterienspezies, die als gut für den Wirt (Mensch) angesehen werden, und ein Anstieg an potenziell pathogenen Spezies, z. B. toxinproduzierenden *Enterococcus faecalis*, was mit einer Verschlechterung der Leberfunktion sowie einem schlechteren Outcome assoziiert ist (Duan et al. 2019).

Nicht alle Patient*innen, die zu viel Alkohol trinken, entwickeln später eine Zirrhose. Es wird angenommen, dass die Gründe dafür neben genetischen Faktoren und Umwelt-faktoren mit einem veränderten Darmmikrobiom zusammenhängen. Aus dem Darm stam-mende bakterielle Endotoxine sind Co-Faktoren für die Entwicklung einer Leber-schädigung. Eine Verarmung an Bacteroidetes sowie ein vermehrtes Vorkommen von Pro-teobakterien wurde mit dem Auftreten einer Leberschädigung in Verbindung gebracht. Die Veränderungen korrelierten mit einer hohen Konzentration von Serum-Endotoxin, was auf die Entwicklung einer bakteriellen Translokation über eine beeinträchtigte Darmbarriere hindeutet. Vermutlich ist eine Veränderung der Funktion des Darmmikrobioms relevanter als eine Veränderung der Zusammensetzung per se. Es kann auch Bakteriengruppen geben, die sich taxonomisch unterscheiden, aber funktionell äquivalent sind, und dies kann von Individuum zu Individuum unterschiedlich sein (Woodhouse et al. 2018).

Die alkoholische Hepatitis ist die akuteste Form der alkoholbedingten Lebererkrankung und weist eine 28-Tage-Sterblichkeit von annähernd 20 % auf. Alkoholische Hepatitis ist mit einer signifikanten Darmdysbiose assoziiert. Patient*innen mit schwerer alkoholischer Hepatitis haben mehr Bifidobakterien und Streptokokken als alkoholkranke Patienten ohne alkoholische Hepatitis. Enterobakterien und Streptokokken korrelierten positiv mit Schweregrad-Scores, und Enterobakterien korrelierten auch mit Serumbilirubinspiegeln. *Atopobium* und *Clostridium leptum* (entzündungshemmende Darmbakterien) korrelierten negativ mit Blutbilirubin- bzw. Fibrosewerten. Die Veränderungen ließen sich in Tier-modelle übertragen. Als Hinweis auf funktionelle Veränderungen wurden Unterschiede in der Zusammensetzung der Gallensäuren beobachtet, die wiederum direkten Einfluss auf die Pathophysiologie der Erkrankung haben können, da z. B. Chenodeoxycholsäure die Produktion von Alkoholdehydrogenase 1 und damit den Alkoholabbau fördert. Chenodeo-xycholsäure kann auch vom Darmmikrobiom in Ursodeoxycholsäure transformiert wer-den, die wiederum hepatoprotektiv ist (Ridlon et al. 2015).

11.4.2 Cholestatische Lebererkrankungen

Die primär sklerosierende Cholangitis ist eine chronische Erkrankung unklarer Ätiologie, die eine Entzündung und nachfolgende Verengung der Gallenwege verursacht, was zu wiederkehrenden Infektionsepisoden und schließlich zu Zirrhose und Leberversagen führt. Sie ist oft mit entzündlichen Darmerkrankungen, häufiger Colitis ulcerosa verbunden.

Wie bei anderen Lebererkrankungen wurden eine reduzierte Diversität und eine Über-repräsentation von potenziell pathogenen Spezies (*Enterococcus, Fusobacterium, Veillo-nella, Clostridiales*) gefunden. Dieser Befund war unabhängig von einer gleichzeitig be-stehenden Behandlung mit Ursodeoxycholsäure oder Immunsuppression aufgrund von chronisch entzündlichen Darmerkrankungen und war bei Patient*innen mit Zirrhose und vorheriger Lebertransplantation im Vergleich zu Patienten mit stabiler Erkrankung stärker ausgeprägt. Als spezifischer pathogenetischer Zusammenhang konnte gezeigt werden, dass ein *Klebisella pneumoniae*-Stamm im Stuhl von Patient*innen mit primär sklerosierender Cholangitis über eine direkte Epithelschädigung zu einer vermehrten bakteriellen Translokation und einer Th17 mediierten hepatobiliären Schädigung führt. Bei sekundär sklerosierender Cholangitis nach kritischer Erkrankung konnten auch mehrere Jahre nach dem Ereignis noch schwerwiegende Mikrobiomveränderungen festgestellt werden, die teilweise mit der Lebererkrankung und teilweise mit der initialen Intensivbehandlung in Verbindung zu stehen scheinen (Blesl und Stadlbauer 2021).

▶   Bei cholestatischen Lebererkrankungen wurde eine reduzierte Diversität und eine Überrepräsentation von potenziell pathogenen Spezies gefunden.

11.5   Chronische Virushepatitiden

Hepatitis B und C sind weltweit eine häufige Ursache für chronische Lebererkrankungen. Hepatitis B- und C-Infektionen verursachen oft Veränderungen des Darmmikrobioms, wobei es schwierig ist, den direkten Einfluss der Ätiologie vom Einfluss der chronischen Lebererkrankung zu trennen. Unterschiede in unterschiedlichen Erkrankungsstadien mit einer zunehmenden Dysbiose bei zunehmendem Schweregrad der chronischen Lebererkrankung sowie eine Verbesserung der Mikrobiomzusammensetzung bei adäquater antiviraler Therapie deuten auf einen synergistischen Einfluss der viralen Ätiologie und der Zirrhose auf das Darmmikrobiom hin (Neag et al. 2021).

So konnte an Mäusen gezeigt werden, dass ein intaktes intestinales Mikrobiom für eine adäquate Immunreaktion und HBV-Clearance notwendig ist. Junge Mäuse mit einem unreifen Mikrobiom bzw. adulte Mäuse mit einem dysbiotischen Mikrobiom nach Antibiotikagabe weisen eine höhere Rate an persistierender Hepatitis B-Infektion und geringerer HBV-Clearance auf. Diese Beobachtungen können auch eine Erklärung für die höhere Chronifizierungsrate der Hepatitis B bei Neugeborenen sein.

Mikrobiomveränderung bei Hepatitis B
Bei der HBV-Infektion kommt es neben einer direkten Schädigung der Leber auch zu Veränderungen im Mikrobiom. Dies kann zum einen anhand der veränderten Diversität und Zusammensetzung beobachtet werden, andererseits auch an der veränderten funktionellen Kapazität des Mikrobioms. Über die Darm-Leber-Achse beeinflussen sich Mikrobiom und die durch die HBV-Infektion geschädigte Leber gegenseitig. So kommt es unter anderem zu einer Störung der Darmbarriere, welche über eine verminderte Expression von Tight-junctions und ein deutlich erhöhtes Serum-Zonulin objektivierbar ist. Diese Permeabilitätsstörung führt zur vermehrten bakteriellen Translokation, dem Transport von bakteriellen Metaboliten und Toxinen über die Pfortader in die Leber, wo sie über die Aktivierung von Kupfferzellen eine Entzündungsreaktion hervorrufen können (Li et al. 2022).

Im Rahmen der akuten HBV-Infektion kommt es zu einer Verschiebung des Firmicutes/ Bacteroides Ratio in Tierversuchen, welches initial zunimmt und im Verlauf der akuten Infektion deutlich abnimmt. Bei der chronischen Hepatitis B zeigt sich mit zunehmender Schwere der Erkrankung und steigender Viruslast einer Abnahme der Alpha-Diversität, zudem liegen vermehrt *Streptococcus, Veillonella* und *Haemophilus* vor, welche gut mit Serummetaboliten wie aromatischen Aminosäuren korrelieren, die wiederum in der Pathogenese der chronischen Hepatitis B eine Rolle spielen.

Zudem kommt es zu einer Abnahme von Firmicutes und speziell Bifidobakterien bei gleichzeitiger Zunahme von Enterobacteriaceae und Proteobakterien. Diesbezüglich kann das Bifidobacteria/Enterobacteriaceae-Ratio als Verlaufsparameter für die Progression der Lebererkrankung verwendet werden (Li et al. 2022).

Weitere prognostische Marker für die Entwicklung eines HBV-assoziierten akut-auf chronischen Leberversagens (ACLF) ist eine erhöhte Richness von *Enterococcus*, während ein hohes Vorkommen von *Faecalibacterium* mit einem günstigeren Verlauf assoziiert ist.

Die Dysbiose bei HBV-Infektion führt auch zu einem Verlust bakterieller Stämme, welche beim Gallensäurenmetabolismus eine wichtige Rolle spielen. So finden sich als Ausdruck eines gestörten Gallensäurenmetabolismus bei Patienten mit chronischer Hepatitis B und moderater Fibrose vermehrt primäre Gallensäuren im Stuhl. Der bakteriell-mediierte Gallensäurenmetabolismus ist zudem mit der antitumorösen Immunosurveillance der Leber über natürliche Killerzellen assoziiert, sodass die Dysbiose bei Hepatitis B auch einen Einfluss auf die Entstehung eines hepatozellulären Karzinoms haben kann.

Eine antivirale Therapie mit Entecavir hat auf die Dysbiose einen guten Effekt im Mausmodell, und auch in klinischen Studien zeigte sich eine Veränderung des Mikrobioms. Derzeit gibt es nur wenige Daten zum fäkalen Mikrobiota-Transfer bei chronischer Hepatitis B, welche bei Patienten mit bestehender Langzeit-antiviraler Therapie eine HBe-Ag-Clearance induzieren konnten. Diesbezüglich sind jedoch vor einer breiten Anwendung noch weitere Studien notwendig.

Mikrobiomveränderungen bei Hepatitis C

In Studien konnten deutliche Unterschiede in der Zusammensetzung des Mikrobioms und einer Abnahme der Diversität bei chronischer Hepatitis C gezeigt werden. Diese beschriebenen Veränderungen des Mikrobioms scheinen unabhängig von einer Leberzirrhose oder direkten antiviralen Therapie zu bestehen (Huang et al. 2023; Wellhoner et al. 2021).

Typische Veränderung bei chronischer Hepatitis C sind eine Abnahme der Clostridiales (z. B. *Ruminococcaceae* und *Lachnospiraceae*) und Firmicutes bei einem gleichzeitigen Anstieg der *Bacterioidetes, Veillonellaceae* und *Enterobacteriaceae*. Gleichzeitig steigen auch die im Serum messbaren Lipopolysaccharid-Spiegel als Ausdruck einer erhöhten intestinalen Permeabilitätsstörung und bakteriellen Translokation (El-Mowafy et al. 2021).

Bei chronischer Virushepatitis C kommt es unter anderem zu einer Störung der Leberfunktion und der Infektion intestinaler B-Lymphozyten. Dies hat neben einer verminderten Sekretion mit veränderter Zusammensetzung der Gallenflüssigkeit auch eine verminderte intestinale IgA-Sekretion mit erhöhter intestinaler Permeabilität im Sinne eines „leaky gut" zur Folge, was wiederum die Leber vermehrt bakteriellen Antigenen (PAMPS/ MAMPS), Toxinen (Lipopolysaccharide) und anderen Metaboliten aussetzt, welche eine Entzündung und Gewebsschädigung der Leber induzieren oder aggravieren können. Die veränderte Gallensekretion bedingt eine Verschiebung der Mikrobiomzusammensetzung hin zu einem proinflammatorischen Phänotyp und reduzierter funktioneller Kapazität. So nimmt z. B. der Anteil an Ruminococcaceae und Lachnospiraceae ab, welche kurzkettige Fettsäuren bilden, die für die Aufrechterhaltung der intestinalen Barrierefunktion und metabolische Homöostase bedeutend sind. Durch die Störungen entlang der Darm-Leber-Achse kommt es so zur Verstärkung der Dysbiose mit Verlust der intestinalen Barrierefunktion und proinflammatorischem Phänotyp, was wiederum ein Fortschreiten der Leberschädigung durch bakterielle Translokation sowie vermehrt in der Pfortader zirkulierende proinflammatorische Zytokine und Metaboliten begünstigt (Marascio et al. 2022).

Es ist daher entscheidend, diesen Teufelskreis zu durchbrechen, um eine weitere Schädigung zu verhindern. In Studien konnte bereits gezeigt werden, dass es nach einer erfolgreichen Therapie einer chronischen Hepatitis C mit dem Erreichen einer Serokonversion zu einer Erholung des intestinalen Mikrobioms hin zu einem gesunden Mikrobiom kommt, solange keine Leberzirrhose vorliegt (Wellhoner et al. 2021) (Tab. 11.1).

11.5.1 Mikrobiomveränderungen außerhalb des Darms

Eine Dysbiose des Speichelmikrobioms wurde bei Zirrhose beschrieben. Die Veränderungen waren mit lokaler und systemischer Inflammation, Translokation von bakteriellen Produkten, Dysbiose im Darm sowie Komplikationen assoziiert, und durch eine professionelle Mundhygiene verbesserten sich die Mikrobiomzusammensetzung und die Leberfunktion (Acharya und Bajaj 2019). Bei dekompensierter Zirrhose wurden auch Veränderungen des Hautmikrobioms beschrieben, die klinische Relevanz dieser Ver-

Tab. 11.1 Zusammenfassung von Mikrobiomveränderungen bei Lebererkrankungen

Erkrankung	Mikrobiomveränderungen
Zirrhose	Reduzierte Diversität, Reduktion von *Lachnospiraceae/Ruminococcus* und *Clostridiales XIV* Anstieg von pathogenen Spezies zB aus den Gruppen *Enterobacteriaceae, Staphylococcaceae* and *Enterococcaceae*
Nichtalkoholische Lebererkrankung	Vermehrt Bacteroidetes, weniger Firmicutes, vermehrt *Proteobacteria, Enterobacteriaceae* und *Escherischia*
Alkoholische Lebererkrankung	Vermindert Bacteroidetes, vermehrt Proteobakterien, vermehrt Firmicutes und *Actinobacteria*, vermehrt Cytolysinproduzierende *Enterokokken*
Cholestatische Lebererkrankungen	Reduzierte Diversität, vermehrt *Enterococcus, Fusobacteria* und *Lactobacillus, Veillonella, Klebisella pneumoniae*
Virushepatitis	Reduktion von Bacteroidetes und Firmicutes; Anstieg von *Proteobacteria* und *Actinobacteria*

änderungen ist aber noch unklar. Bei primär sklerosierender Cholangitis wurde eine Dysbiose des Gallemikrobioms beschrieben. Es zeigten sich eine reduzierte Diversität und ein Anstieg an pathogenen *Enterococcus*-Stämmen.

11.5.2 Mikrobiomveränderungen zur Prognoseabschätzung

Die Dysbiose bei Lebererkrankungen ist als dynamischer Prozess zu sehen. Es kommt zu einer kontinuierlichen Verstärkung der Mikrobiomveränderungen im Rahmen von Dekompensation (z. B. hepatische Enzephalopathie, Infektionen) und bei der Entwicklung eines akut-auf-chronischen Leberversagens. Das macht das Mikrobiom interessant als Quelle für diagnostische oder prognostische Biomarker (Trebicka et al. 2021). Es wurde versucht, Scores basierend auf Unterschieden in bestimmten Taxa im Darmmikrobiom zu entwickeln, um Komplikationen der Zirrhose vorherzusagen bzw. die Mortalität abschätzen zu können. Variabilität in Methoden und Probenmaterial sowie interindividuelle Variabilität durch Ernährungsverhalten und Medikamente machen die Entwicklung eines universellen Scores schwierig. Durch weitere Studien und Forschung kann es jedoch in Zukunft gelingen, verschiedene mikrobielle Profile zu erkennen und spezifischen Erkrankung zuzuordnen und dies diagnostisch und therapeutisch zu nutzen.

▶ Die Zusammensetzung des Mikrobioms kann in der Zukunft vielleicht als diagnostischer oder prognostischer Biomarker genutzt werden, aktuell ist die Datenlage dafür noch zu heterogen.

Tabelle – Diagnostische und prognostische Mikrobiom-basierte Biomarker für Leberzirrhose

Art des Biomarkers	Mögliche Anwendungen Mikrobiom-basierter Biomarker
Diagnostische Biomarker	Metagenomische Signaturen als nicht-invasiver Test für das hepatozelluläre Karzinom
Prognostische Biomarker	Mikrobiom-basierte Biomarker zur frühzeitigen Erkennung von Patienten mit erhöhtem Risiko für ein ACLF, Komplikationen der Leberzirrhose
Prädiktive Biomarker	Identifizierung von Patienten, welche von einer speziellen Intervention oder Therapie profitieren könnten
Biomarker zum Monitoring	Monitoring von Veränderungen im Mikrobiom als Reaktion auf eine Therapie oder Intervention (z. B. nach FMT)

11.6 Hepatozelluläres Karzinom (HCC)

Bisher wurde die Beziehung zwischen dem Darmmikrobiom und Hepatokarzinogenese vor allem in Mausmodellen untersucht. Es gibt bisher noch keine überzeugenden klinischen Studien, die eine Korrelation spezifischer Profile des Darmmikrobioms mit dem HCC-Risiko oder der Modulation des HCC-Risikos belegen. In Tierexperimenten wurde gezeigt, dass veränderte Mikrobiomzusammensetzungen über die Darm-Leber-Achse (mittels Translokation von bakteriellen Produkten – „microbiome associated molecular pattern" [MAMP]) Signalwege aktivieren, die zur Hepatokarzinogenese beitragen. Exogene Faktoren wie fettreiche Diät, Veränderungen im Gallensäurenmetabolismus und daraus resultierende Einflüsse auf die Immunfunktion und genetische Veränderungen spielen synergistische Rollen. Ob es, in Analogie zum kolorektalen Karzinom, auch ein tumoreigenes Mikrobiom gibt, ist beim hepatozellulären Karzinom noch Gegenstand der Forschung.

Der aktuelle Konsens im Zusammenhang mit HCC ist, dass chronische Entzündungs- und Gewebereparaturmechanismen zu einer Umstellung auf eine erhöhte Immuntoleranz, eine Suppression von Antitumor-Immunzellen und eine Zunahme von protumorigenen Leukozyten führen. Dysbiose-assoziierte Veränderungen der Metabolitenprofile, Beeinträchtigung der Darmbarriere und bakterielle Translokation beeinflussen letztendlich die Homöostase der hepatischen Immunantwort und induzieren die Karzinogenese. Bei viral bedingtem HCC zeigten Patient*innen mit hohen Konzentrationen von CD8+ T-Zellen, die auf kommensale Darmbakterien *Bifidobacteria longum* und *Enterococcus hirae* reagieren, eine längere krankheitsfreie Periode, was die Bedeutung des Darmmikrobioms bei der Modulation der Antitumor-T-Zell-Antworten weiter unterstreicht (Schwabe und Greten 2020). *Bacteroides, Lachnospiracea incertae sedis* und *Clostridium XIVa* korrelieren auch positiv mit der HCC-Tumorlast (Li et al. 2022).

Wie bei anderen Tumorerkrankungen hat sich in den letzten Jahren die systemische Therapie, insbesondere die Immuntherapie, rasch weiterentwickelt. Bei anderen Tumorentitäten (Melanom, kolorektales Karzinom, Bronchuskarzinom) wurden bereits Assoziationen der Mikrobiomzusammensetzung mit dem Ansprechen und den Nebenwirkungen der Immuntherapie beobachtet. Es ist daher anzunehmen, dass ähnliche Zusammenhänge auch beim HCC gelten. Die Studienlage dazu ist bisher noch schwach; eine Arbeit zeigte einen Zusammenhang zwischen Ansprechen auf Immuntherapie und der Zusammensetzung des Darm-Mikrobiomst Ansprechen war mit einer höheren Diversität und vermehrt *Akkermansia muciniphila* und *Ruminococcaceae spp.* im Mikrobiom assoziiert (Zheng et al. 2019) Abb. 11.3.

▶ Zusammenhänge zwischen dem Darmmikrobiom und dem hepatozellulären Karzinom sowie mit dem Therapieansprechen auf Tumortherapien wurden untersucht, haben aber noch keinen eindeutigen Zusammenhang gezeigt.

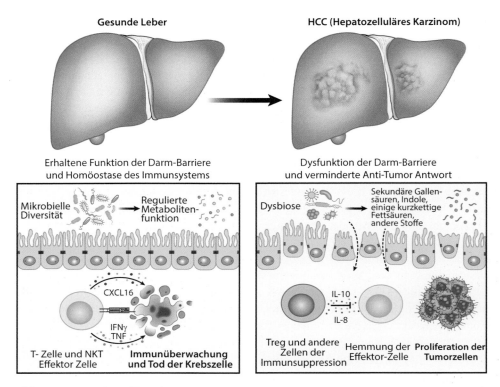

Abb. 11.3 Derzeitige Hypothese über mögliche Zusammenhänge zwischen Veränderungen des Darmmikrobioms und der Darmbarriere, wie sie bei Lebererkrankungen gefunden werden, und verringerter Immunsurveillance, die dann das Wachstum von Tumorzellen begünstigen. IL: Interleukin, TNF: Tumor Nekrosefaktor, IFN: Interferon, CXCL: CXC-Motiv-Chemokin, NKT: Natürliche Killer T-zellen. https://doi.org/10.3390/cancers14092099

Literatur

Acharya C, Bajaj JS (2019) Altered microbiome in patients with cirrhosis and complications. Clin Gastroenterol Hepatol 17:307–321

Blesl A, Stadlbauer V (2021) The gut-liver axis in cholestatic liver diseases. Nutrients 13:1018

Bode JC, Bode C, Heidelbach R, Durr HK, Martini GA (1984) Jejunal microflora in patients with chronic alcohol abuse. Hepatogastroenterology 31:30–34

Cani PD, Amar J, Iglesias MA, Poggi M, Knauf C, Bastelica D, Neyrinck AM, Fava F, Tuohy KM, Chabo C, Waget A, Delmee E, Cousin B, Sulpice T, Chamontin B, Ferrieres J, Tanti JF, Gibson GR, Casteilla L, Delzenne NM, Alessi MC, Burcelin R (2007) Metabolic endotoxemia initiates obesity and insulin resistance. Diabetes 56:1761–1772

Demir M, Lang S, Hartmann P, Duan Y, Martin A, Miyamoto Y, Bondareva M, Zhang X, Wang Y, Kasper P, Bang C, Roderburg C, Tacke F, Steffen HM, Goeser T, Kruglov A, Eckmann L, Starkel P, Fouts DE, Schnabl B (2022) The fecal mycobiome in non-alcoholic fatty liver disease. J Hepatol 76:788–799

Duan Y, Llorente C, Lang S, Brandl K, Chu H, Jiang L, White RC, Clarke TH, Nguyen K, Torralba
    M, Shao Y, Liu J, Hernandez-Morales A, Lessor L, Rahman IR, Miyamoto Y, LY M, Gao B, Sun
    W, Kiesel R, Hutmacher F, Lee S, Ventura-Cots M, Bosques-Padilla F, Verna EC, Abraldes JG,
    Brown RS, JR Vargas V, Altamirano J, Caballeria J, Shawcross DL, HO SB, Louvet A, Lucey
    MR, Mathurin P, Garcia-Tsao G, Bataller R, TU XM, Eckmann L, Van der Donk WA, Young R,
    Lawley TD, Starkel P, Pride D, Fouts DE, Schnabl B (2019) Bacteriophage targeting of gut bac-
    terium attenuates alcoholic liver disease. Nature 575:505–511
El-Mowafy M, Elgaml A, El-Mesery M, Sultan S, Ahmed TAE, Gomaa AI, Aly M, Mottawea W
    (2021) Changes of gut-microbiota-liver axis in hepatitis C virus infection. Biology (Basel) 10:55
Horvath A, Rainer F, Bashir M, Leber B, Schmerboeck B, Klymiuk I, Groselj-Strele A, Durdevic M,
    Freedberg DE, Abrams JA, Fickert P, Stiegler P, Stadlbauer V (2019) Biomarkers for oralization
    during long-term proton pump inhibitor therapy predict survival in cirrhosis. Sci Rep 9:12000
Huang PY, Chen CH, Tsai MJ, Yao CC, Wang HM, Kuo YH, Chang KC, Hung CH, Chuah SK, Tsai
    MC (2023) Effects of direct anti-viral agents on the gut microbiota in patients with chronic he-
    patitis C. J Formos Med Assoc 122:157–163
Kolodziejczyk AA, Zheng D, Shibolet O, Elinav E (2019) The role of the microbiome in NAFLD
    and NASH. EMBO Mol Med 11:e9302
Li YG, Yu ZJ, Li A, Ren ZG (2022) Gut microbiota alteration and modulation in hepatitis B virus-
    related fibrosis and complications: Molecular mechanisms and therapeutic inventions. World J
    Gastroenterol 28:3555–3572
Marascio N, DE Caro C, Quirino A, Mazzitelli M, Russo E, Torti C, Matera G (2022) The Role of
    the Microbiota Gut-Liver Axis during HCV Chronic Infection: A Schematic Overview. J Clin
    Med 11:5936
Neag MA, Mitre AO, Catinean A, Buzoianu AD (2021) Overview of the microbiota in the gut-liver
    axis in viral B and C hepatitis. World J Gastroenterol 27:7446–7461
Petersen C, Bell R, Klag KA, Lee SH, Soto R, Ghazaryan A, Buhrke K, Ekiz HA, Ost KS, Boudina
    S, O'Connell RM, Cox JE, Villanueva CJ, Stephens WZ, Round JL (2019) T cell-mediated regu-
    lation of the microbiota protects against obesity. Science 365:eaat9351
Pimpin L, Cortez-Pinto H, Negro F, Corbould E, Lazarus JV, Webber L, Sheron N, Committee EHS
    (2018) Burden of liver disease in Europe: epidemiology and analysis of risk factors to identify
    prevention policies. J Hepatol 69:718–735
Regnier M, Van Hul M, Knauf C, Cani PD (2021) Gut microbiome, endocrine control of gut barrier
    function and metabolic diseases. J Endocrinol 248:R67–R82
Ridlon JM, Kang DJ, Hylemon PB, Bajaj JS (2015) Gut microbiota, cirrhosis, and alcohol regulate
    bile acid metabolism in the gut. Dig Dis 33:338–345
Rumgay H, Arnold M, Ferlay J, Lesi O, Cabasag CJ, Vignat J, Laversanne M, Mcglynn KA, Soerjo-
    mataram I (2022) Global burden of primary liver cancer in 2020 and predictions to 2040. J He-
    patol 77:1598–1606
Schwabe RF, Greten TF (2020) Gut microbiome in HCC – Mechanisms, diagnosis and therapy. J
    Hepatol 72:230–238
Stadlbauer V, Komarova I, Klymiuk I, Durdevic M, Reisinger A, Blesl A, Rainer F, Horvath A (2020)
    Disease severity and proton pump inhibitor use impact strongest on faecal microbiome composi-
    tion in liver cirrhosis. Liver Int 40:866–877
Thaiss CA, Levy M, Grosheva I, Zheng D, Soffer E, Blacher E, Braverman S, Tengeler AC, Barak
    O, Elazar M, Ben-Zeev R, Lehavi-Regev D, Katz MN, Pevsner-Fischer M, Gertler A, Halpern Z,
    Harmelin A, Aamar S, Serradas P, Grosfeld A, Shapiro H, Geiger B, Elinav E (2018) Hypergly-
    cemia drives intestinal barrier dysfunction and risk for enteric infection. Science 359:1376–1383
Trebicka J, Bork P, Krag A, Arumugam M (2021) Utilizing the gut microbiome in decompensated
    cirrhosis and acute-on-chronic liver failure. Nat Rev Gastroenterol Hepatol 18:167–180

Tripathi A, Debelius J, Brenner DA, Karin M, Loomba R, Schnabl B, Knight R (2018) The gut-liver axis and the intersection with the microbiome. Nat Rev Gastroenterol Hepatol 15:397–411

Wellhoner F, Doscher N, Woelfl F, Vital M, Plumeier I, Kahl S, Potthoff A, Manns MP, Pieper DH, Cornberg M, Wedemeyer H, Heidrich B (2021) Eradication of chronic HCV infection: improvement of dysbiosis only in patients without liver cirrhosis. Hepatology 74:72–82

Woodhouse CA, Patel VC, Singanayagam A, Shawcross DL (2018) Review article: the gut microbiome as a therapeutic target in the pathogenesis and treatment of chronic liver disease. Aliment Pharmacol Ther 47:192–202

Zheng Y, Wang T, Tu X, Huang Y, Zhang H, Tan D, Jiang W, Cai S, Zhao P, Song R, Li P, Qin N, Fang W (2019) Gut microbiome affects the response to anti-PD-1 immunotherapy in patients with hepatocellular carcinoma. J Immunother Cancer 7:193

Zhernakova A, Kurilshikov A, Bonder MJ, Tigchelaar EF, Schirmer M, Vatanen T, Mujagic Z, Vila AV, Falony G, Vieira-Silva S, Wang J, Imhann F, Brandsma E, Jankipersadsing SA, Joossens M, Cenit MC, Deelen P, Swertz MA, Lifelines Cohort S, Weersma RK, Feskens EJ, Netea MG, Gevers D, Jonkers D, Franke L, Aulchenko YS, Huttenhower C, Raes J, Hofker MH, Xavier RJ, Wijmenga C, Fu J (2016) Population-based metagenomics analysis reveals markers for gut microbiome composition and diversity. Science 352:565–569

Zhu L, Baker SS, Gill C, Liu W, Alkhouri R, Baker RD, Gill SR (2013) Characterization of gut microbiomes in nonalcoholic steatohepatitis (NASH) patients: a connection between endogenous alcohol and NASH. Hepatology 57:601–609

Mikrobiom und Pankreas

12

Fabian Frost

Inhaltsverzeichnis

12.1   Das exokrine Pankreas reguliert das Darmmikrobiom 146
12.2   Die Bedeutung des Darmmikrobioms in der Pathophysiologie der
        akuten Pankreatitis 147
12.3   Die Folgen der chronischen Pankreatitis für das Darmmikrobiom 150
12.4   Das Tumormikrobiom des Pankreaskarzinoms 151
Literatur 153

Das retroperitoneal gelegene Pankreas besteht zum Großteil aus Zellen des exokrinen Systems. Dieses sezerniert jeden Tag über einen Liter Flüssigkeit in den gastrointestinalen Trakt. Eine wichtige Komponente dieses Sekrets ist Bicarbonat zur Antagonisierung der Magensäure. Zusätzlich enthält es eine Reihe von verschiedenen Proteasen, Amylase und Lipase, die für die Verdauung der Nahrung benötigt werden, sowie antimikrobielle Peptide. Aufgrund der engen anatomischen und funktionellen Lagebeziehung des Pankreas zum gastrointestinalen Trakt und dem dort residenten Mikrobiom besteht eine enge wechselseitige Beziehung zwischen Pankreas und Mikrobiom in Gesundheit und Krankheit. Im Folgenden soll auf die Bedeutung des exokrinen Pankreas für das Mikrobiom in der Allgemeinbevölkerung und auf die Folgen von Erkrankungen des Pankreas wie der akuten oder chronischen Pankreatitis oder dem Pankreaskarzinom auf die Beziehung zwischen Pankreas und Mikrobiom eingegangen werden.

F. Frost (✉)
Universitätsmedizin Greifswald, Greifswald, Deutschland
e-mail: Fabian.Frost@med.uni-greifswald.de

© Der/die Autor(en), exklusiv lizenziert an Springer-Verlag GmbH, DE, ein Teil
von Springer Nature 2024
C. Schulz, P. Malfertheiner (Hrsg.), *Gastrointestinales Mikrobiom*,
https://doi.org/10.1007/978-3-662-68455-9_12

12.1   Das exokrine Pankreas reguliert das Darmmikrobiom

Der allergrößte Teil der Allgemeinbevölkerung ist pankreasgesund und hat keine Symptome einer exokrinen Pankreasinsuffizienz. Selbst wenn ein Verlust von exokrinem Pankreasgewebe im Laufe des Lebens auftritt, kann dieser aufgrund der großen Funktionsreserve des Pankreas lange kompensiert werden. Manifeste Symptome einer exokrinen Insuffizienz wie Fettstühle, Durchfälle oder Gewichtsverlust sind in der Regel erst ab einem Verlust von mindestens 90 % des exokrinen Pankreasgewebes zu erwarten. Allerdings haben geringere (i. d. R. subklinische) Verluste der exokrinen Pankreasfunktion, die in der Allgemeinbevölkerung deutlich häufiger vorkommen, eine bedeutende Auswirkung auf die Struktur und Funktion des Darmmikrobioms. So wurde in einer repräsentativen Kohorte von 1795 Probanden ohne bekannte Erkrankung des Pankreas aus der longitudinal angelegten Bevölkerungs-basierten Study of Health in Pomerania (SHIP) anhand von Stuhlproben sowohl das Darmmikrobiom (16S-rRNA-Gensequenzierung) als auch die exokrine Pankreasfunktion (Stuhlkonzentration der pankreatischen Elastase, sog. Stuhlelastase) analysiert. Es zeigte sich, dass die subklinischen Variationen der exokrinen Pankreasfunktion in dieser Population einen größeren Anteil der mikrobiellen Variabilität im Darmmikrobiom erklärten als andere bekannte bedeutende Faktoren wie Alter, Geschlecht, Übergewicht (Body Mass Index), Rauchen, Alkoholkonsum oder diverse Ernährungsfaktoren (Frost et al. 2019). Insgesamt waren 30 mikrobielle Taxa, die in ihrer Abundanz zusammen mehr als die Hälfte des Darmmikrobiom darstellten, mit der exokrinen Pankreasfunktion assoziiert. Darüber hinaus wurde in dieser Studie in einer Subgruppe von 435 Probanden mittels Sekretin-stimulierten MRCP-Untersuchungen der sog. Pancreatic Flow Output (PFO) bestimmt. Dieser umfasst das auf Sekretinstimulation von pankreatischen Gangzellen sezernierte Flüssigkeitsvolumen und stellt damit im Wesentlichen einen Funktionstest für die Pankreasgangzellen dar. Im Unterschied dazu wird die pankreatische Elastase vor allem in Azinuszellen gebildet. Im Vergleich der Bedeutung der pankreatischen Gangzellfunktion (PFO) zur Azinuszellfunktion (Stuhlkonzentration der pankreatischen Elastase) zeigte sich, dass die Bedeutung der Azinuszellen für die Zusammensetzung des Mikrobioms deutlich größer ist als die der Gangzellen.

▶   Das exokrine Pankreas ist einer der wichtigsten Regulatoren des Darmmikrobioms
     in der Allgemeinbevölkerung.

Die Wirkung der exokrinen Pankreasaktivität auf das Darmmikrobiom hat weitere Implikationen. Die Abundanz verschiedener Plasmametabolite, wie z. B. Serotonin oder diverse Lysophosphatidylcholine, hängt von der Häufigkeit verschiedener Darmbakterien ab, die wiederum von der exokrinen Pankreasfunktion beeinflusst werden (Pietzner et al. 2021). Somit steuert das exokrine Pankreas verschiedene Plasmametabolite über Veränderungen des Darmmikrobioms. Ob es sich hierbei um eine wechselseitige Beziehung handelt, in der auch die exokrine Pankreasfunktion von Darmbakterien über entsprechende Metabolite manipuliert wird, ist gegenwärtig noch unklar, aber durchaus denkbar.

Die Funktionskapazität exokriner pankreatischer Azinuszellen ist dabei nicht nur für die gegenwärtige Zusammensetzung des Mikrobioms von Bedeutung. Auch in der Langzeitbeobachtung von 1282 Probanden nach 5 Jahren zeigte sich, dass Individuen mit gut erhaltener exokriner Pankreasfunktion eine gesunde höhere Stabilität des Darmmikrobioms aufwiesen (Frost et al. 2021). Im Gegensatz dazu zeigten vor allem Personen mit einer Fettlebererkrankung oder einem Diabetes mellitus den nachteiligen Phänotyp einer Mikrobiominstabilität. Dieser war durch eine besondere Zunahme des Anteils von fakultativ pathogenen Mikroorganismen wie *Streptococcus*, *Escherichia* und anderen *Enterobacteriaceae* sowie des mikrobiellen proinflammatorischen metabolischen Potenzials nach einem Zeitraum von 5 Jahren gekennzeichnet.

Gegenwärtig lassen sich zwei Hypothesen, wie die pankreatischen Azinuszellen auf das Darmmikrobiom Einfluss nehmen, annehmen. Einerseits ist es wahrscheinlich, dass bereits eine subklinische Verminderung der exokrinen Pankreasfunktion zu einer relativen Maldigestion einzelner Nahrungskomponenten führt. Hierdurch verändert sich die Zusammensetzung des intestinalen Chymus, wodurch je nach mikrobiellem metabolischem Profil bestimmte Bakteriengruppen selektiert werden. Passend dazu zeigt sich im Schweinemodell, dass eine Supplementation von Pankreasenzymen Teile der durch eine exokrine Pankreasinsuffizienz induzierten Mikrobiomdysbiose wieder umkehren kann (Hankel et al. 2022). Eine zweite Möglichkeit, wie pankreatische Azinuszellen Einfluss auf das Darmmikrobiom nehmen können, stellen durch diese sezernierte antimikrobielle Peptide wie z. B. Cathelicidine dar. Im Mausmodell zeigen Tiere, bei denen die pankreatische Azinuszellsekretion und damit auch die Sekretion von Cathelicidin-related antimicrobial peptide (CRAMP) gestört ist, eine schwere intestinale Dysbiose mit konsekutiver Septikämie und frühzeitigem Tod (Ahuja et al. 2017). Eine Supplementation der Tiere mit synthetischen Cathelicidinen verlängerte wiederum deren Überleben. Auch beim Menschen werden antimikrobielle Peptide aus der Gruppe der Cathelicidine sezerniert und spielen so wahrscheinlich eine Rolle in der Homöostase des Darmmikrobioms.

12.2 Die Bedeutung des Darmmikrobioms in der Pathophysiologie der akuten Pankreatitis

Die akute Pankreatitis ist die häufigste zur Hospitalisierung führende Erkrankung der Bauchspeicheldrüse. Sie ist gekennzeichnet durch einen Selbstverdau des Pankreas, der von einer akuten lokalen und systemischen Entzündungsreaktion begleitet wird. Die beiden bedeutendsten Auslöser einer akuten Pankreatitis sind ein übermäßiger Alkoholkonsum oder migrierende Gallensteine. Schwere Schübe der Erkrankung sind oft mit einem irreversiblen Untergang von Pankreasgewebe und der Entstehung von Nekroseatealen verbunden. Eine gefürchtete Komplikation stellt hierbei die Ausbildung einer infizierten Nekrose mit möglichem septischen Verlauf infolge der Translokation von Bakterien des Darmmikrobioms in die Nekroseareale dar. In diesen Fällen ist in der Regel die Drainage der infizierten Nekroseareale indiziert. Das Vorkommen einer infizierten Pankreasnekrose ist mit einer erhöhten Mortalität und auch Komplikationsrate während der endoskopischen Drainagetherapie assoziiert (Frost et al. 2022). Genomische und kulturelle Analysen aus infizierten Nekroseproben vom Menschen zeigen, dass dort typischerweise multiple Vertreter aus dem Darmmikrobiom anzutreffen sind. Das umfasst sowohl opportunistische Pathogene wie bspw. *Escherichia coli*, *Klebsiella spp.*, *Citrobacter freundii* oder *Enterococcus spp.*, aber auch die im Darmmikrobiom hochabundanten Anaerobier wie *Bacteroides* oder *Prevotella* neben vielen anderen Taxa (Cacopardo et al. 2013; Frost et al. 2022). Das Reservoir opportunistischer Pathogene im Darmmikrobiom ist bei Patienten mit akuter Pankreatitis, wie in einer Studie mit 130 Erkrankten gezeigt wurde, gegenüber Kontrollpersonen deutlich vergrößert (Zhu et al. 2019). Nebenbefundlich zeigte sich in dieser Studie auch, dass gesundheitsförderliche, die Darmbarriere stärkende Produzenten von kurzkettigen Fettsäuren (z. B. *Faecalibacterium*) oder Milchsäure (z. B. *Bifidobacterium*) bei akuter Pankreatitis im Darmmikrobiom vermindert sind. Mögliche Wege, über die Bakterien aus der Darmflora die zunächst sterilen Nekroseareale infizieren können, sind hämatogen, lymphogen oder aszendierend über den Pankreasgang. Translokationsereignisse von Bakterien in Nekroseareale treten typischerweise nicht direkt am Anfang, sondern erst im Verlauf der akuten Pankreatitis auf. Dies liegt darin begründet, dass in der akuten Pankreatitis auf die initiale starke systemische Entzündungsreaktion eine kompensatorische antiinflammatorische Reaktion folgt (compensatory anti-inflammatory response syndrome, CARS), (Sendler et al. 2020; Sendler und Algül 2021). Es zeigt sich im Tiermodell, dass im Verlauf der akuten Pankreatitis eine verstärkte Aktivität regulatorischer T-Zellen (T_{reg}) die systemische Immunreaktion unterdrückt (Glaubitz et al. 2023). Dies wird auf lokaler Ebene im Dünndarm von einem allgemeinen Verlust von Makrophagen oder Plasmazellen begleitet. Auch die Gesamtzahl von CD3+ T-Lymphozyten in der Darmmukosa sowie intraepithelialer CD8α+ Lymphozyten ist reduziert, wobei sich der Anteil regulatorischer T-Zellen an den verbliebenen T-Zellen deutlich erhöht. Eine experimentelle Depletion regulatorischer T-Zellen im Mausmodell wiederum verstärkt die proinflammatorische Immunantwort, stabilisiert die intestinale Barrierefunktion unter anderem durch verstärkte Expression der Tight-Junction Proteine Occludin oder Claudin-1 und reduziert die Dünndarmüberwucherung mit dem opportunistischen Pathogen *Escherichia*. In der Folge verminderte sich das Ausmaß der bakteriellen Translokation in die Pankreasnekrosen (Glaubitz et al. 2023).

Zusammenfassend liegt bei der akuten Pankreatitis ein Mischbild aus intestinaler Dysbiose des Darmmikrobioms mit einem erhöhten Anteil an typischen opportunistischen Pathogenen sowie einer immunologischen und strukturellen Störung der Darmbarriere vor (Abb. 12.1). Dies begünstigt die Translokation von Bakterien in die Pankreasnekrosen. Grundsätzlich wäre es denkbar, durch eine Manipulation des Darmmikrobioms, z. B. mit Probiotika, Einfluss auf die Entstehung von infektiösen Komplikationen bei der akuten

Abb. 12.1 Pathophysiologie der infizierten Pankreasnekrose. Im Rahmen der akuten Pankreatitis kommt es im Darmmikrobiom zu einer Zunahme von opportunistisch-pathogenen Erregern, einer strukturellen Darmbarrierestörung sowie einem Verlust von mukosalen Immunzellen (z. B. Makrophagen, Plasmazellen und T-Lymphozyten). Dies begünstigt die Translokation von Bakterien aus dem Darmmikrobiom in Pankreasnekroseareale

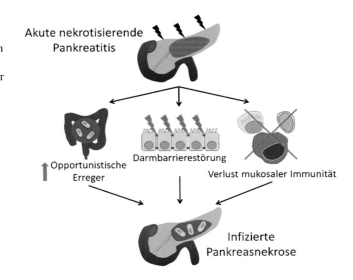

Pankreatitis zu nehmen. Dieser Fragestellung wurde im PROPATRIA (Probiotics in Pancreatitis Trial) nachgegangen (Besselink et al. 2008). In dieser groß angelegten, multizentrischen, randomisierten und kontrollierten Studie wurden 298 Patienten mit akuter und vermuteter schwerer Pankreatitis entweder ein Placebo oder eine Probiotikaformulierung mit verschiedenen Stämmen von *Lactobacillus*, *Lactococcus* und *Bifidobacterium*, die experimentell eine Stärkung der Darmbarriere induzieren können, verabreicht. Das überraschende Resultat dieser Studie war jedoch eine mehr als doppelt so hohe Sterblichkeit in der Interventionsgruppe, unter anderem durch das vermehrte Auftreten von Darmischämien, ohne dass die Rate infektiöser Komplikationen gesenkt werden konnte. Dies führte zum vorzeitigen Studienabbruch. Auf Basis dieser Studie rät die aktuelle S3-Leitlinie Pankreatitis (Beyer et al. 2022) vom Einsatz von Probiotika zur Senkung infektiöser Komplikationen bei der akuten Pankreatitis ab. Die genauen Gründe für das unzufriedenstellende Ergebnis der PROPATRIA Studie werden bis heute kontrovers diskutiert, sind aber im Wesentlichen unverstanden. Abgesehen vom Einsatz von Probiotika stellt der fäkale Mikrobiota-Transfer (FMT) von einem gesunden Spender ein weiteres mögliches Therapieprinzip bei Dysbiose-assoziierten Erkrankungen dar. In einer kürzlich publizierten randomisierten und kontrollierten Studie wurde anhand von insgesamt 60 Probanden mit akuter Pankreatitis die Effektivität eines solchen FMT für die Reduktion von infektiösen Komplikationen untersucht (Ding et al. 2021). Allerdings führte der FMT nicht zu der erhofften Reduktion der Rate infektiöser Komplikationen. Insofern ist es bislang nicht gelungen, aus den Erkenntnissen zur Pathophysiologie rund um das Mikrobiom bei der akuten Pankreatitis effektive klinische Interventionen abzuleiten.

► Bei der akuten Pankreatitis erhöht die Kombination aus intestinaler Dysbiose und gestörter Darmbarriere das Risiko einer bakteriellen Translokation.

12.3 Die Folgen der chronischen Pankreatitis für das Darmmikrobiom

Die chronische Pankreatitis ist durch einen fortlaufenden Entzündungsprozess charakterisiert, der zum schrittweisen Ersatz des Pankreasparenchyms durch Narbengewebe führt. Die häufigste Ursache für eine chronische Pankreatitis stellt ein übermäßiger Alkoholkonsum dar. Daneben spielen verschiedene genetische Faktoren sowie seltene metabolische und Autoimmunerkrankungen eine Rolle. Hierdurch kann es nach Aufbrauchen der Parenchymreserven sowohl zur exokrinen als auch endokrinen Pankreasinsuffizienz kommen. Insbesondere die negativen Auswirkungen der chronischen Pankreatitis auf die exokrine Pankreasfunktion machen hinsichtlich der enormen Bedeutung dieser für die Komposition des Mikrobioms eine mikrobielle Dysbiose bei dieser Erkrankung wahrscheinlich. Diese Annahme wird durch Analysen des Darmmikrobioms bei chronischer Pankreatitis bestätigt, die ähnlich wie bei Patienten mit akuter Pankreatitis das Bild einer schweren Dysbiose zeigen (Frost et al. 2020). Diese ist durch eine reduzierte mikrobielle Diversität und verminderte Abundanz von gesundheitsförderlichen kurzkettigen Fettsäureproduzenten wie *Faecalibacterium* oder *Butyrivibrio* charakterisiert. Gleichzeitig ist das Reservoir von opportunistischen Pathogenen wie *Escherichia, Enterococcus* oder *Streptococcus* deutlich vergrößert. Aktive Raucher sind überproportional von der Dysbiose des Darmmikrobioms betroffen, und Selektionseffekte unter antibiotischer Therapie können den Anteil von *Enterococcus* am Darmmikrobiom bei dieser Patientengruppe nochmal erheblich steigern (Frost et al. 2020). Der hohe Anteil an opportunistischen Pathogenen im Mikrobiom von Patienten mit chronischer Pankreatitis kann problematisch werden, da er die Grundlage für eine Superinfektion von Pseudozysten oder Nekrosen bei akuten Schüben bildet. Zusätzlich gibt es Hinweise, dass die bei chronischer Pankreatitis hochprävalente Mangelernährung (Wiese et al. 2022) mit den proinflammatorischen Veränderungen des Darmmikrobioms zusammenhängt. So konnten in einer randomisierten, kontrollierten Studie mit 60 Probanden (Dos Santos et al. 2017) durch Gabe eines Symbiotikums, das unter anderem verschiedene Stämme von lokal antiinflammatorisch wirkenden Lactobacillen und Bifidobakterien enthielt, der Hämoglobinwert sowie Magnesium- und Albuminspiegel im Blut verbessert werden. Der Anteil der Mangelernährten in der Kohorte unterschied sich zwischen den beiden Gruppen allerdings nicht signifikant. Wie nachhaltig derartige Mikrobiotainterventionen für den langfristigen Verlauf bei der chronischer Pankreatitis sind und ob sich hierdurch auch ein relevanter Effekt auf die Lebensqualität oder die Mortalität ergibt, ist bei fehlenden Studiendaten derzeit unklar.

► Das Darmmikrobiom bei der chronischen Pankreatitis ist durch eine deutliche Zunahme von fakultativen Pathogenen gekennzeichnet.

12.4   Das Tumormikrobiom des Pankreaskarzinoms

Das Pankreaskarzinom ist nach wie vor eine der größten therapeutischen Herausforderungen in der gastrointestinalen Onkologie. Es stellt eine der häufigsten Krebstodes-
ursachen dar und zeigt nicht zuletzt aufgrund der Alterung der Bevölkerungsstruktur eine
ansteigende Inzidenz. Die Prognose ist weiterhin schlecht mit einer 5-Jahres-Überlebensrate
von unter 10 %, insbesondere in fortgeschrittenen Stadien. Hieraus ergibt sich der große
Bedarf an neuen Therapiestrategien.

Das Mikrobiom ist in den letzten Jahren hier besonders in den Fokus der Aufmerksamkeit gerückt. So konnte in einer retrospektiven Studie im Pankreaskarzinomgewebe das
üblicherweise im oralen Mikrobiom vorkommende *Fusobacterium* nachgewiesen werden
(Mitsuhashi et al. 2015). Der Nachweis von *Fusobacterium* war dabei mit einer erhöhten
Mortalität assoziiert. Generell lassen sich im humanen Pankreaskarzinomgewebe deutlich
mehr Bakterien als im umliegenden gesunden Pankreasgewebe nachweisen (Pushalkar
et al. 2018). Das bedeutet, dass das Pankreaskarzinom über ein eigenes Tumormikrobiom
verfügt (Abb. 12.2). Zumindest im Tiermodell ist bislang der Nachweis gelungen, dass
eine Modulation des Mikrobioms auch das Tumorwachstum beeinflussen kann. So reduzierte die Ablation des gastrointestinalen Mikrobioms mittels Breitspektrumantibiose im
Pankreaskarzinommodell in der Maus die Entstehungsfrequenz von präinvasiven und invasiven Karzinomen und senkte das Tumorgewicht (Pushalkar et al. 2018). In einer zeit-
gleich publizierten Untersuchung konnte, ebenfalls im Mausmodell, eine Reduktion des
Tumorwachstums durch Antibiotika-induzierte Ablation des Darmmikrobioms erzielt
werden (Sethi et al. 2018). Die Konfiguration des Tumormikrobioms zeigt darüber hinaus
eine deutliche Korrelation mit dem Überleben. In einer multizentrischen Studie wurde das
Tumormikrobiom von Pankreaskarzinompatienten mit kurzem Überleben unter 5 Jahren
(short-term survivor) mit Langzeitüberlebenden größer 5 Jahre (long-term survivor) verglichen (Riquelme et al. 2019). Hier zeigten sich deutliche Unterschiede in der Komposition des Tumormikrobioms zwischen den beiden Gruppen. Langzeitüberlebende wiesen in
ihrem Tumormikrobiom eine höhere mikrobielle Diversität sowie einen größeren Anteil
an *Bacillus clausii*, *Saccharopolyspora*, *Streptomyces* und *Pseudoxanthomonas* auf. Zusätzlich zeigte sich in ihrem Tumormikrobiom eine verstärkte Präsenz von CD3- und
CD8-positiven T-Zellen. Der Transfer des Darmmikrobioms von Langzeit- oder Kurzzeit-
überlebenden in einem Pankreaskarzinommodell der Maus resultierte außerdem in einem
verminderten Tumorvolumen in der Gruppe der Langzeitüberlebenden. Diese Studien
deuten darauf hin, dass eine ungünstige Konfiguration des Tumormikrobioms durch eine
immunsuppressive Wirkung das Tumorwachstum begünstigen kann. Ferner deuten die
tierexperimentellen Daten darauf hin, dass eine therapeutische Manipulation des Mikrobioms mittels FMT-Einfluss auf das Wachstum des Pankreaskarzinoms nehmen kann. Ob
sich das Prinzip des FMT auch beim Menschen eignet, um die Prognose beim Pankreaskarzinom zu verbessern ist allerdings noch gänzlich unklar. Eine erste Phase-1-Studie
(NCT04975217) hierzu bei Erkrankten mit operablem Pankreaskarzinom läuft derzeit am
MD Anderson Cancer Center.

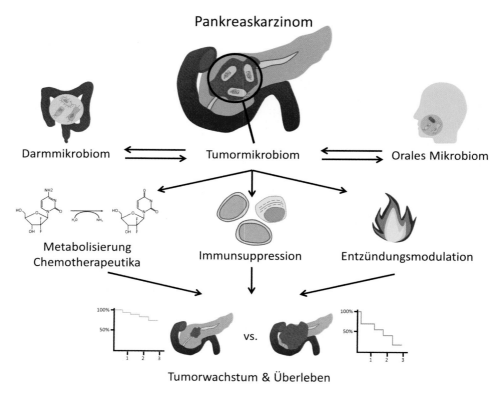

Abb. 12.2 Das Tumormikrobiom des Pankreaskarzinoms. Im Pankreaskarzinom befinden sich Bakterien, die aus dem Mund- und Darmmikrobiom stammen. Dieses Tumormikrobiom beeinflusst über eine Modulation von Entzündungsprozessen, die Suppression des Immunsystems und die Metabolisierung von Chemotherapeutika wahrscheinlich das Wachstum des Pankreaskarzinoms und somit das Überleben

▶   Das Tumormikrobiom im Pankreaskarzinom korreliert mit dem Therapieansprechen und Langzeitüberleben.

Das Tumormikrobiom könnte, abgesehen von einer möglichen Bedeutung als Therapieziel, allerdings auch als Biomarker für die Therapiestratifizierung Einzug in die Behandlungspfade beim Pankreaskarzinom finden. Diverse Gammaproteobacteria wie *Escherichia coli* verfügen über Enzyme (z. B. Cytidin-Desaminase) zur Metabolisierung des häufig in der Therapie des Pankreaskarzinoms eingesetzten Chemotherapeutikums Gemcitabin. Der Transfer von Gammaproteobacteria in Tumore kann diesen im Mausmodell Gemcitabin-Resistenz verleihen (Geller et al. 2017). Gammaproteobacteria ließen sich in der gleichen Studie bei 113 humanen Pankreaskarzinomproben in der Mehrzahl der Fälle nachweisen. Die Studie zeigt, dass das Tumormikrobiom nicht nur zur Progression des Pankreaskarzinoms, sondern auch zur (fehlenden) Effektivität seiner Therapie beitragen könnte. Die verfügbaren Daten sind allerdings aktuell noch deutlich zu limitiert, um eine Handlungsempfehlungen für die Praxis abzuleiten. Eine weitere Herausforderung in der Erforschung des Tumormikrobioms stellt das Risiko der bakteriellen Kontamination von Pankreaskarzinomproben dar. So kann es ab Entnahme bis zur Aufarbeitung oder auch bei der Sequenzierung zu einer Kontamination kommen. Pankreaskarzinomproben sind für diese Fehlerquellen aufgrund der erheblich geringeren zu erwartenden Bakterienkonzentration im Vergleich zu bspw. dem Darmmikrobiom deutlich anfälliger. Weitere Studien sind hier erforderlich (Abb. 12.2).

Fazit

Das exokrine Pankreas ist einer der wichtigsten Wirtsfaktoren in der Regulation des Mikrobioms in der Allgemeinbevölkerung ohne Pankreaserkrankung. Entzündliche Erkrankungen wie die akute und chronische Pankreatitis sind mit einer Dysbiose des Darmmikrobioms vergesellschaftet. Diese begünstigt bei der akuten nekrotisierenden Pankreatitis in Verbindungen mit der gestörten Darmbarriere und einer eingeschränkten lokalen mukosalen Immunität die Translokation von opportunistischen Darmpathogenen in die Nekroseareale. Auch das Pankreaskarzinom hat ein eigenes Tumormikrobiom, das vermutlich sowohl für seine Entstehung als auch Progression von Bedeutung ist und darüber hinaus möglicherweise die Effektivität von Chemotherapeutika beeinflusst. Die große Herausforderung in den nächsten Jahren wird darin bestehen, die vielen Erkenntnisse in konkrete, auf das Mikrobiom zielende Therapieoptionen umzusetzen. Die ersten Studien hierzu laufen gegenwärtig.

Literatur

Ahuja M, Schwartz DM, Tandon M, Son A, Zeng M, Swaim W et al (2017) Orai1-mediated antimicrobial secretion from pancreatic acini shapes the gut microbiome and regulates gut innate immunity. Cell Metabolism 25(3):635–646. https://doi.org/10.1016/j.cmet.2017.02.007

Besselink MG, van Santvoort HC, Buskens E, Boermeester MA, van Goor H, Timmerman HM et al (2008) Probiotic prophylaxis in predicted severe acute pancreatitis: a randomised, double-blind, placebo-controlled trial. Lancet (London, England) 371(9613):651–659. https://doi.org/10.1016/S0140-6736(08)60207-X

Beyer G, Hoffmeister A, Michl P, Gress TM, Huber W, Algül H et al (2022) S3-Leitlinie Pankreatitis – Leitlinie der Deutschen Gesellschaft für Gastroenterologie, Verdauungs- und Stoffwechselkrankheiten (DGVS) – September 2021 – AWMF Registernummer 021-003. Z Gastroenterol 60(3):419–521. https://doi.org/10.1055/a-1735-3864

Cacopardo B, Pinzone M, Berretta S, Fisichella R, Di Vita M, Zanghì G et al (2013) Localized and systemic bacterial infections in necrotizing pancreatitis submitted to surgical necrosectomy or percutaneous drainage of necrotic secretions. BMC surgery 13 Suppl 2(Suppl 2):S50. https://doi.org/10.1186/1471-2482-13-S2-S50

Ding L, He C, Li X, Huang X, Lei Y, Ke H et al (2021) Efficacy and safety of faecal microbiota transplantation for acute pancreatitis: a randomised, controlled study. Front Med 8:772454. https://doi.org/10.3389/fmed.2021.772454

Dos Santos PQ, Guedes JC, Jesus RP d, Santos RRD, Fiaconne RL (2017) Effects of using symbiotics in the clinical nutritional evolution of patients with chronic pancreatitis: Study prospective, randomized, controlled, double blind. Clin Nutr ESPEN 18:9–15. https://doi.org/10.1016/j.clnesp.2017.01.005

Frost F, Kacprowski T, Rühlemann M, Bülow R, Kühn J-P, Franke A et al (2019) Impaired exocrine pancreatic function associates with changes in intestinal microbiota composition and diversity. Gastroenterology 156(4):1010–1015. https://doi.org/10.1053/j.gastro.2018.10.047

Frost F, Weiss FU, Sendler M, Kacprowski T, Rühlemann M, Bang C et al (2020) The gut microbiome in patients with chronic pancreatitis is characterized by significant dysbiosis and overgrowth by opportunistic pathogens. Clin Trans Gastroenterol 11(9):e00232. https://doi.org/10.14309/ctg.0000000000000232

Frost F, Kacprowski T, Rühlemann M, Pietzner M, Bang C, Franke A et al (2021) Long-term instability of the intestinal microbiome is associated with metabolic liver disease, low microbiota diversity, diabetes mellitus and impaired exocrine pancreatic function. Gut 70(3):522–530. https://doi.org/10.1136/gutjnl-2020-322753

Frost F, Schlesinger L, Wiese ML, Urban S, von Rheinbaben S, Tran QT et al (2022) Infection of (peri-)pancreatic necrosis is associated with increased rates of adverse events during endoscopic drainage: a retrospective study. J Clin Med 11(19). https://doi.org/10.3390/jcm11195851

Geller LT, Barzily-Rokni M, Danino T, Jonas OH, Shental N, Nejman D et al (2017) Potential role of intratumor bacteria in mediating tumor resistance to the chemotherapeutic drug gemcitabine. Science (New York, N.Y.) 357(6356):1156–1160. https://doi.org/10.1126/science.aah5043

Glaubitz J, Wilden A, Frost F, Ameling S, Homuth G, Mazloum H et al (2023) Activated regulatory T-cells promote duodenal bacterial translocation into necrotic areas in severe acute pancreatitis. Gut. https://doi.org/10.1136/gutjnl-2022-327448

Hankel J, Mößeler A, Hartung CB, Rath S, Schulten L, Visscher C et al (2022) Responses of ileal and fecal microbiota to withdrawal of pancreatic enzyme replacement therapy in a porcine model of exocrine pancreatic insufficiency. Int J Mol Sci 23(19). https://doi.org/10.3390/ijms231911700

Mitsuhashi K, Nosho K, Sukawa Y, Matsunaga Y, Ito M, Kurihara H et al (2015) Association of Fusobacterium species in pancreatic cancer tissues with molecular features and prognosis. Oncotarget 6(9):7209–7220. https://doi.org/10.18632/oncotarget.3109

Pietzner M, Budde K, Rühlemann M, Völzke H, Homuth G, Weiss FU et al (2021) Exocrine pancreatic function modulates plasma metabolites through changes in gut microbiota composition. J Clin Endocrinol Metabolism 106(5):e2290–e2298. https://doi.org/10.1210/clinem/dgaa961

Pushalkar S, Hundeyin M, Daley D, Zambirinis CP, Kurz E, Mishra A et al (2018) The pancreatic cancer microbiome promotes oncogenesis by induction of innate and adaptive immune suppression. Cancer Dis 8(4):403–416. https://doi.org/10.1158/2159-8290.CD-17-1134

Riquelme E, Zhang Y, Zhang L, Montiel M, Zoltan M, Dong W et al (2019) Tumor microbiome diversity and composition influence pancreatic cancer outcomes. Cell 178(4):795–806.e12. https://doi.org/10.1016/j.cell.2019.07.008

Sendler M, Algül H (2021) Pathogenese der akuten Pankreatitis. Der Internist 62(10):1034–1043. https://doi.org/10.1007/s00108-021-01158-y

Sendler M, van den Brandt C, Glaubitz J, Wilden A, Golchert J, Weiss FU et al (2020) NLRP3 inflammasome regulates development of systemic inflammatory response and compensatory anti-inflammatory response syndromes in mice with acute pancreatitis. Gastroenterology 158(1):253–269.e14. https://doi.org/10.1053/j.gastro.2019.09.040

Sethi V, Kurtom S, Tarique M, Lavania S, Malchiodi Z, Hellmund L et al (2018) Gut microbiota promotes tumor growth in mice by modulating immune response. Gastroenterology 155(1):33–37.e6. https://doi.org/10.1053/j.gastro.2018.04.001

Wiese ML, Gärtner S, von Essen N, Doller J, Frost F, Tran QT et al (2022) Malnutrition is highly prevalent in patients with chronic pancreatitis and characterized by loss of skeletal muscle mass but absence of impaired physical function. Front Nutr 9:889489. https://doi.org/10.3389/fnut.2022.889489

Zhu Y, He C, Li X, Cai Y, Hu J, Liao Y et al (2019) Gut microbiota dysbiosis worsens the severity of acute pancreatitis in patients and mice. J Gastroenterol 54(4):347–358. https://doi.org/10.1007/s00535-018-1529-0

Adipositas und metabolisches Syndrom

13

Herbert Tilg

Inhaltsverzeichnis

13.1   Intestinale Mikrobiota und Adipositas 158
    13.1.1   Adipositasspezifische Enterotypen 158
    13.1.2   Diät beeinflusst das Mikrobiom 159
13.2   Intestinale Mikrobiota und metabolisches Syndrom/Typ-2-Diabetes 160
    13.2.1   Diabetesmedikamente beeinflussen das Mikrobiom 161
    13.2.2   Relevante Metabolite 161
13.3   Immunometabolische Mechanismen 162
    13.3.1   Kurzkettige Fettsäuren („short chain fatty acids", SCFA) 162
    13.3.2   Angeborene Immunität 162
13.4   Metabolisch aktive Bakterienstämme: *Akkermansia muciniphila* 163
13.5   Fäkaler Mikrobiota-Transfer als Therapieoption für metabolische Dysfunktion 164
Literatur 165

In unserem Verdauungstrakt residieren Trillionen von Mikroorganismen, meist Bakterien. Während diesen Keimen initial primär Verdauungsfunktionen zugesprochen wurden, haben Forschungen der letzten Jahre gezeigt, dass neben immunologischen Aufgaben vor allem metabolische Funktionen in Gesundheit und Krankheit eine zentrale Rolle spielen (de Vos et al. 2022). Es wird heute vermutet, dass es sich ca. um 1 kg Keime handelt und mindestens 5000 verschiedene Spezies vorliegen (Pasolli et al. 2019). Forschungen der

H. Tilg (✉)
Universitätsklinik für Innere Medizin I, Gastroenterologie, Hepatologie, Endokrinologie & Stoffwechsel, Medizinische Universität Innsbruck, Innsbruck, Österreich
e-mail: herbert.tilg@i-med.ac.at

letzten Jahre haben gezeigt, dass sowohl bei Adipositas als auch bei metabolischem Syndrom und Typ-2-Diabetes (T2D) eine „spezifische Mikrobiotasignatur" vorliegt. Diese Signatur, die oft begleitet ist von einer gestörten Darmbarriere, führt möglicherweise z. T. zu einer „metabolen" Infektion und dürfte bei der bei diesen Erkrankungen häufig beobachteten „low-grade Inflammation" eine Rolle spielen. In diesem Artikel werden die Dysbiose bei Adipositas, metabolischem Syndrom und v. a. T2D sowie mögliche therapeutische Ansätze wie der fäkale Mikrobiota-Transfer diskutiert.

13.1 Intestinale Mikrobiota und Adipositas

In der Tat war die Adipositas eine der ersten Erkrankungen, bei welcher intensive Untersuchungen in diese Richtung angestellt wurden. Bereits 1964 konnte gezeigt werden, dass sich die Fettabsorption bei keimfreien und konventionellen Ratten unterschied (Evrard et al. 1964). In Folge war es vor allem eine Studie von Fredrik Bäckhed, die überzeugend darstellen konnte, dass in keimfreien Mäusen die Fettentwicklung und Insulinresistenz massiv gestört war (Backhed et al. 2004). Eine fundamental wichtige Arbeit im Jahr 2006 von Peter Turnbaugh zeigte, dass, wenn keimfreie Mäuse mit dem Stuhl von genetisch dicken Mäusen kolonisiert wurden, diese eine Gewichtszunahme zeigten im Vergleich zu Kontrollmäusen (Turnbaugh et al. 2006). Zahlreiche klinische Studien konnten in Folge zeigen, dass auch bei adipösen Menschen Veränderungen der Mikrobiota vorliegen. Le Chatalier und KollegInnen zeigten, dass neben der Veränderung der Zusammensetzung der Keime auch die Anzahl der Gene („gene count" oder „bacterial richness") eine wesentliche Rolle spielt, und eine „low gene count" assoziiert war mit Adipositas, nichtalkoholischer Fettlebererkrankung, Insulinresistenz, Dyslipidämie und erhöhtem C-reaktiven Protein (CRP) (Le Chatelier et al. 2013). Bestimmte Bakterien wie *Faecalibacterium prausnitzii*, Lactobacillus, Bifidobacterium, oder *Akkermansia muciniphila* waren in dieser Studie mit einer „high gene count" und damit metabolischer Gesundheit assoziiert.

▶   Unter anderem aus dieser und zahlreichen anderen Studien kann gefolgert werden, dass bei Adipositas Bakterienstämme dominieren, die proinflammatorisch agieren und Entzündung eher fördern, während sog. antientzündliche Stämme wie *F. prausnitzii* zu wenig vorhanden sind (Abb. 13.1).

13.1.1 Adipositasspezifische Enterotypen

Innerhalb der Phyla Bacteroidetes dürfte das Verhältnis Prevotella zu Bacteroides eine wichtige Rolle spielen, nachdem eine Bacteroides-Dominanz mit einer klassischwestlichen Ernährung korreliert ist. Der *Prevotella*-Enterotyp ist mit einem niedrigen Body Mass Index (BMI) assoziiert und der Bacteroides-2-Enterotyp mit Adipositas und erhöhtem BMI. Interessante zuletzt isolierte Keime, die möglicherweise eine protektive

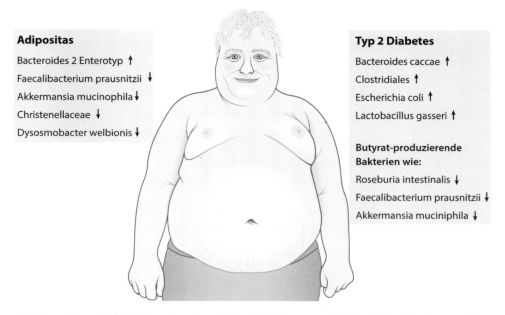

Adipositas

Bacteroides 2 Enterotyp ↑

Faecalibacterium prausnitzii ↓

Akkermansia mucinophila ↓

Christenellaceae ↓

Dysosmobacter welbionis ↓

Typ 2 Diabetes

Bacteroides caccae ↑

Clostridiales ↑

Escherichia coli ↑

Lactobacillus gasseri ↑

Butyrat-produzierende Bakterien wie:

Roseburia intestinalis ↓

Faecalibacterium prausnitzii ↓

Akkermansia muciniphila ↓

Abb. 13.1 Sowohl bei Adipositas als auch Typ-2-Diabetes entwickelt sich häufig eine sog. Dysbiose, d. h. die Zusammensetzung der Mikrobiota ändert sich auf verschiedenen Ebenen. Eine Gewichtsabnahme kann diese Dysbiose bei Adipositas z. T. korrigieren. Einzelne Keime mit vermehrter oder verminderter Konzentration im Stuhl sind in der Abbildung aufgelistet

Rolle bei Adipositas darstellen, sind *Christenellaceae* und *Dysosmobacter welbionis* (Le Roy et al. 2022).

▶   Die Ernährung ist über das gesamte Leben vermutlich der Hauptfaktor, der die Mikrobiota beeinflusst und modelliert.

In der Tat konnte auch bei PatientInnen mit einem „low gene count" gezeigt werden, dass sich eine energierestriktive Ernährung positiv auf die „microbial richness" auswirkt und den klinischen Phänotyp günstig beeinflusst (Cotillard et al. 2013). Diese Studie unterstreicht, dass eine intensive Interaktion zwischen Mikrobiota und Ernährung auch bei Adipositas vorliegt.

13.1.2 Diät beeinflusst das Mikrobiom

Eine kalorienreduzierte Ernährung (sowohl kohlenhydratbasiert als auch fettbasiert) ist in der Lage, das Mikrobiom fundamental zu beeinflussen, wie in einer deutsch-schweizerisch-österreichischen Studie gezeigt wurde (Remely et al. 2015). Nach drei Monaten Diät mit Gewichtsabnahme kam es zu einer substanziellen Änderung der Mikrobiota, und in der Tat nahm die Konzentration „metabolisch günstiger" Keime wie Lactobacillus, *Clostridium cluster IV, F. prausnitzii* oder *A. muciniphila* signifikant zu. Auch Präbiotika sind in der Lage, bei Adipositas das Mikrobiom zu modifizieren. Inulin-Fruktane führen bei adipösen Frauen zu höheren intestinalen Konzentrationen an Lactobacillen, Bifidobakterien, *Clostridium Cluster IV* und zu günstigen Veränderungen mehrerer Stoffwechselprozesse (Dewulf et al. 2013). Für verschiedene Probiotika liegen bisher keine überzeugenden Daten vor. Experimentelle und klinische Daten haben zuletzt gezeigt, dass Probiotika möglicherweise die fäkale/mukosale Mikrobiomrekonstitution nach Antibiotikagabe sogar verschlechtern können, im Vergleich zur spontanen Rekonstitution (Suez et al. 2018). Die klinische Relevanz der adipositasassoziierten Dysbiose bleibt vorerst unklar. Bestimmte mikrobiotaregulierte Metabolite dürften eine besondere Rolle einnehmen, und das Gleichgewicht potenziell toxischer Metabolite wie z. B. Endotoxin versus protektive Metabolite wie kurzkettige Fettsäuren (short chain fatty acids, SCFA), Indole, Gallensäuren oder verschiedene Aminosäuren dürfte für das metabolische Endergebnis entscheidend sein.

> **Fazit**
> Zusammenfassend kann festgestellt werden, dass die Mikrobiota bei Adipositas verändert ist und damit eine klinische Rolle spielen dürfte. Die Rolle einzelner Bakterienstämme ist noch unklar, auch wenn sich gerade zuletzt einzelne herauskristallisiert haben, die eine wichtige protektive Rolle einnehmen könnten (wie z. B. *Christenellaceae, Dysosmobacter welbionis, A. muciniphila*). Dieses Wissen zum Nutzen der PatientInnen zu transferieren, bleibt eine Herausforderung an die biomedizinische Forschung.

13.2   Intestinale Mikrobiota und metabolisches Syndrom/Typ-2-Diabetes

Zahlreiche Studien vor allem zu Typ-2-Diabetes (T2D), haben in den letzten zehn Jahren belegt, dass die intestinale Mikrobiota bei metabolischer Dysfunktion eine wichtige Rolle spielt. Eine erste Studie wurde vor über 10 Jahren aus China publiziert (Qin et al. 2012). In dieser durchaus bahnbrechenden Studie wurde bereits ein Metagenomansatz verwendet (d. h. „tiefe und genaue Sequenzierung aller mikrobieller Bestandteile"). PatientInnen mit T2D zeigten eine intestinale Dysbiose, charakterisiert durch einen Mangel an butyratproduzierenden Bakterien wie *Roseburia intestinalis* oder *F. prausnitzii,* während opportunistische Keime wie *Bacteroides caccae*, verschiedene Clostridiales und *Escherichia coli* überwucherten. Eine wichtige Aussage war zudem, dass bei PatientInnen mit T2D bei funktionellen Analysen nicht nur die Butyratfunktion deutlich beeinträchtigt war, sondern Funktionen wie oxidativer Stress massiv überrepräsentiert waren. Diese Tatsache erscheint sehr wichtig, da dies miterklären könnte, warum eine „proinflammatorsche Mikrobiota" bei T2D zur klinisch häufig beobachteten „low-grade inflammation" (erfasst mittels hoch-sensitivem CRP) beitragen könnte. Das heißt, die Mikrobiota könnte die systemische Entzündung bei T2D treiben (Tilg et al. 2020). Eine weitere sehr wichtige Populations-studie aus Skandinavien wurde wenig später wiederum in *Nature* veröffentlicht (Karlsson et al. 2013). Hier verwendeten die Autoren eine „shotgun sequencing"-Technologie, und es wurden postmenopausale T2D Frauen untersucht. Die Analysen zeigten, dass wiede-rum *Roseburia intestinalis* und *F. prausnitzii* vermindert waren, während verschiedene Lactobacillus species wie *L. gasseri, Streptococcus mutans* und bestimmte Clostridiales vermehrt waren (Abb. 13.1).

▶   Diese beiden Studien haben letztlich die wichtige Erkenntnis geliefert, dass bei Pa-tientInnen mit T2D eine „gut microbiome signature" besteht.

13.2.1 Diabetesmedikamente beeinflussen das Mikrobiom

In den letzten Jahren konnten dazu neue Erkenntnisse gewonnen werden. So war es unklar, inwieweit bestimmte Medikamente bei T2D ebenfalls einen Einfluss auf die Zusammen-setzung der Mikrobiota haben könnten. Für Metformin, ein Basistherapeutikum für sehr viele T2D-PatientInnen mit häufigen gastrointestinalen Nebenwirkungen wie Diarrhoe, war initial vermutet worden, einen Einfluss zu haben. Wu und MitarbeiterInnen konnten in der Tat in einer doppelblinden Studie an T2D-PatientInnen nachweisen, dass Metformin ganz wesentlich das Mikrobiom modelliert (Wu et al. 2017). In dieser Arbeit konnten die Autoren zeigen, dass aber unabhängig von Metformin bei T2D eine Mikrobiomsignatur besteht und dass der klinische Phänotyp von Mensch auf Maus übertragen werden kann, suggerierend, dass in der Tat im Stuhl ein Mikromilieu existiert, das metabolisch wirksam ist und zu einer metabolischen Dysfunktion führt. Wu und MitarbeiterInnen konnten in einer großen Folgestudie dann zeigen, dass unabhängig von jeglicher Medikation und vor allem bei behandlungsnaiven T2D-PatientInnen eine typische Signatur im Mikrobiom be-steht (Wu et al. 2020).

▶   Der Zusammenhang zwischen Mikrobiom und T2D war damit etabliert, allerdings sind zugrunde liegende Mechanismen bis heute zum Großteil unverstanden.

13.2.2 Relevante Metabolite

Eine Studie wiederum aus Göteborg konnte zeigen, dass ein mikrobieller Metabolit, näm-lich Imidazolpropionat, das Insulinsignalling durch Aktivierung von mTORC1 (mechanis-tic target of rapamycin complex 1) beeinflusst (Koh et al. 2018). Dieser Metabolit wurde u. a. im Pfortaderblut von T2D-PatientInnen vermehrt nachgewiesen. Zusammenfassend darf festgestellt werden, dass bei T2D überzeugend gezeigt wurde, dass eine Dysbiose vorliegt. Die Aufgabe der nächsten Jahre wird sein, zugrunde liegende Mechanismen besser zu verstehen, um evtl. neue Therapien für diese Erkrankung basierend auf dem Mikrobiom zu entwickeln.

13.3 Immunometabolische Mechanismen

13.3.1 Kurzkettige Fettsäuren („short chain fatty acids", SCFA)

Komplexe Kohlenhydrate vermag der Körper selbst nicht zu verdauen, und diese Aufgabe übernimmt die Mikrobiota. Endprodukte dieses Prozesses sind die kurzkettigen Fettsäuren Butyrat, Azetat und Propionat. Diese stellen 5–10 % des täglichen Energiebedarfs zur Verfügung, diffundieren passiv über die Epithelbarriere in den Körper bzw. binden sich an sog. G-Protein-gekoppelte Rezeptoren (GPCRs). Über diese Ligand-Rezeptorinteraktion sind im Organismus sehr viele immunologische wie metabolische Vorgänge reguliert. Metabolisch vermittelt diese Interaktion zahlreiche günstige Effekte, u. a. einen erhöhten Energieumsatz. Komplexe Kohlenhydrate sind vor allem auch in pflanzlichen faserreichen Produkten enthalten. Die klinische Relevanz einer faserreichen Kost bei T2D wurde kürzlich in einer kontrollierten klinischen Studie gezeigt (Zhao et al. 2018). Hier zeigte sich, dass eine faserreiche Kost eine vermehrte Produktion von SCFA im Verdauungstrakt bewirkt, die Diversität der Mikrobiota steigert und dazu führt, dass vermehrt SCFA-produzierende Bakterien vorhanden sind, und alle diese Tatsachen waren mit einer verbesserten Diabeteseinstellung vergesellschaftet. Bereits frühere Studien hatten gezeigt, dass faserreiche Kost die Insulinsensitivität beim Menschen verbessern kann (Robertson et al. 2003). Diese Studien unterstreichen die Bedeutung der Achse Ernährung-Mikrobiota und Metabolismus. Wichtige biologische Funktionen von SCFA werden über Interaktion mit GPCRs vermittelt, die u. a. an Epithelzellen, Immunzellen und Adipozyten exprimiert sind. Über diese Rezeptoren werden viele metabolische Funktionen, wie z. B. die Induktion von Glukagon-like Peptid-1 (GLP-1), hoch reguliert oder regulatorische T-Zellen generiert. SCFA-induzierte regulatorische T-Zellen spielen vermutlich eine wichtige Rolle in der Erhaltung der intestinalen immunologischen Toleranz, und damit zeigt sich wunderbar die Achse Ernährung-Mikrobiota mit Immunologie (Smith et al. 2013).

13.3.2 Angeborene Immunität

Zahlreiche Faktoren der angeborenen Immunität wie Zytokine, Toll-like Rezeptoren (TLR) oder Bestandteile des Inflammasoms dürften bei chronisch entzündlichen Prozessen („low grade inflammation") assoziiert mit metabolischem Syndrom und T2D eine wichtige Rolle spielen (Tilg und Kaser 2011). Mäuse ohne TLR5 entwickeln ein metabolisches Syndrom, Hyperlipidämie, Hypertension, Insulinresistenz, Adipositas und eine gestörte Mikrobiota (Vijay-Kumar et al. 2010). Auch verschiedene Zytokine wie z. B. Interleukin-22 (IL-22) haben „metabolische" Funktionen. IL-22 ist wichtig für die Erhaltung der intestinalen Barriere, ist damit in der Lage, eine gestörte Barriere in bestimmten Situationen zu reparieren und kann dabei gleichzeitig Adipositas und metabolische Dysfunktion korrigieren (Wang et al. 2014). Diese Studie zeigt gleichzeitig die enge Vernetzung von Immunologie, Entzündung und Metabolismus Kap. 16.

13.4 Metabolisch aktive Bakterienstämme: *Akkermansia muciniphila*

Akkermansia muciniphila, initial entdeckt von Willem de Vos, hat sich als prototypischer metabolischer Bakterienstamm etabliert. *A. muciniphila*, ein gramnegatives Bakterium, ist ein „major player" der Mikrobiota und repräsentiert 3–4 % der intestinalen Mikrobiota. Die intestinale Konzentration dieses Bakteriums ist bei übergewichtigen Mäusen und Menschen mit Adipositas und T2D verringert (Everard et al. 2013). Zahlreiche präklinische Untersuchungen haben gezeigt, dass dieses Bakterium eine zentrale Rolle spielt in der Erhaltung einer stabilen intestinalen Mukusschicht, Entzündung lokal limitiert und vor T2D und Adipositas schützt. Metformin, ein Paradediabetesmedikament, ist auch in der Lage, die Konzentrationen von *A. muciniphila* zu steigern (Shin et al. 2014). Auch eine Behandlung von diabetischen Mäusen mit Vancomycin verbessert die Stoffwechselsituation und erhöht die Konzentration von *A. muciniphila*. Diese Studien hinterlegen, dass verschiedene Medikamente die Mikrobiota substanziell beeinflussen können. Human konnte gezeigt werden, dass die Konzentrationen dieses Bakteriums auch das Ausmaß der Gewichtsabnahme nach bestimmten Diäten beeinflussen. Nicht überraschend wurde daher zuletzt ein „designed *A. muciniphila* probiotic" entwickelt und klinisch getestet. In ersten humanen Studien konnte gezeigt werden, dass *A. muciniphila* bei adipösen Erwachsenen zu einer Verbesserung metabolischer Parameter führt, auch wenn die Gewichtsabnahme nicht signifikant war (Depommier et al. 2019). Ernährung ist ein weiterer wichtiger Faktor, nachdem Polyphenole, reichlich enthalten in Weintrauben und anderen Nahrungsmitteln, ebenfalls die intestinale Konzentration von *A. muciniphila* steigern können (Roopchand et al. 2015). Übermäßiger Alkoholkonsum im Menschen depletiert *A. muciniphila*, und die Gabe dieses Bakteriums kann im Tiermodell alkoholinduzierte Leberschädigung massiv verbessern (Grander et al. 2018).

▶   Alle diese Studien zeigen, dass *A. muciniphila* primär stoffwechselprotektive Funktionen ausübt, und weitere klinischen Studien sollten zeigen, ob auch PatientInnen mit Adipositas und metabolischer Dysfunktion von einer solchen Behandlung in Zukunft profitieren können.

13.5   Fäkaler Mikrobiota-Transfer als Therapieoption für metabolische Dysfunktion

Kap. 21 Das vorhin Berichtete suggeriert, dass eine Manipulation der intestinalen Mikrobiota unter anderem durch einen fäkalen Mikrobiota-Transfer (FMT) zu einer Verbesserung metabolischer Parameter führen könnte. Bei bestimmten Erkrankungen wie einer *Clostridioides difficile*-Infektion, vor allem nach *Clostridioides difficile*-Relaps, hat sich der FMT als Therapie der Wahl etabliert. Die Arbeitsgruppe von Max Nieuwdorp aus Amsterdam hat sich mit dieser Therapieform bei Adipositas, metabolischem Syndrom und T2D intensiv beschäftigt. Eine erste vielversprechende Studie wurde 2012 von Vrieze und MitarbeiterInnen publiziert (Vrieze et al. 2012). Hier fanden die Autoren, dass sich die Insulinsensitivität sechs Wochen nach Applikation einer FMT aus schlanken Spendern bei PatientInnen mit metabolischem Syndrom verbessert, parallel mit einer Zunahme von butyratproduzierenden intestinalen Bakterien. Eine kleine Studie konnte zeigen, dass, falls als Stuhlspender Personen mit metabolischem Syndrom verwendet wurden, sich die Insulinsensitivität verschlechterte im Vergleich zu Spendern, die sich einer Magenbypass-operation unterzogen hatten (de Groot et al. 2020). Eine andere kleine Studie zeigte keinen Effekt eines FMT (schlanke Spender) und einer mediterranen Ernährung auf Personen mit metabolischem Syndrom (Koopen et al. 2021). In einer Studie aus Hongkong zeigte sich, dass die Kombination aus FMT plus Lifestyle-Interventionen zu einer Besserung des Lipidprofils und der Lebersteifigkeit führte und auch die Diversität der Mikrobiota günstig beeinflusste (Ng et al. 2022). Ein FMT mit mehreren gemischten Spendern zeigt einen günstigen Einfluss auf butyratproduzierende Bakterienstämme, was sich als metabolisch günstig erweisen könnte. Eine andere kleine kontrollierte Studie bei PatientInnen mit Adipositas und metabolischem Syndrom zeigte einen Effekt wiederum auf das Mikrobiom, aber nicht auf metabolische Parameter (Ghorbani et al. 2023). Ein FMT von übergewichtigen Spendern auf PatientInnen mit metastasierenden gastrointestinalen Tumoren hatte allerdings keinen Einfluss auf die Kachexie (de Clercq et al. 2021). Auch bei Adipositas finden sich bisher keine Daten, dass ein FMT klinisch wirksam ist. Eine randomisierte klinische Studie zeigte keinen Effekt, wenn Stuhl eines schlanken Spenders auf schwer adipöse PatientInnen sechs Monate vor einer bariatrischen Chirurgie übertragen wurde (Lahtinen et al. 2022). Die Gabe von in Kapseln aufgearbeitetem Stuhl über einen Zeitraum von drei Monaten war auch nicht in der Lage, bei adipösen PatientInnen den BMI zu reduzieren (Allegretti et al. 2020). Die größte Studie bei Adipositas kombinierte einen oral-duodenalen FMT mit entweder hoch- oder niedrig fermentierbarer Fasergabe. Dabei zeigte die Kombination aus FMT + niedrig-fermentierbarer Faserkost eine Verbesserung der Insulinsensitivität (Mocanu et al. 2021).

► Insgesamt darf zusammengefasst werden, dass das Konzept, über FMT Adipositas bzw. das metabolische Syndrom zu therapieren, zwar faszinierend ist, aber im klinischen Alltag bisher noch nicht zu befriedigenden und ausreichend positiven Ergebnissen geführt hat. Möglicherweise ist in Zukunft die Kombination mit bestimmten Diäten entscheidend.

Fazit

Das Interesse an der intestinalen Mikrobiota vor allem auch bei Adipositas und metabolischem Syndrom hat im letzten Jahrzehnt massiv zugenommen. Forschungen haben gezeigt, dass man bei diesen Erkrankungen eine „intestinale Mikrobiotasignatur" findet, die möglicherweise zur Pathophysiologie dieser Erkrankungen beiträgt. Allerdings ist unverändert unklar, welche Bakterienstämme eher als treibende und krankheitsmachende Kraft zu sehen sind, während andere vermutlich protektiv wirken. Ein wohl schützender und metabolisch günstiger Keim ist *A. muciniphila*. Dieser Keim wird gerade als „smart probiotic" in klinischen Studien getestet. Ein FMT galt als großer Hoffnungsträger bei diesen Erkrankungen, allerdings muss man sagen, dass erste Studien hier noch nicht überzeugend waren. Das Feld bleibt spannend, und es bleibt zu hoffen, dass sich neue Erkenntnisse aus der Grundlagenforschung in absehbarer Zeit zum Wohle unserer PatientInnen umsetzen lassen.

Literatur

Allegretti JR, Kassam Z, Mullish BH, Chiang A, Carrellas M, Hurtado J et al (2020) Effects of fecal microbiota transplantation with oral capsules in obese patients. Clin Gastroenterol Hepatol 18:855–63.e2

Backhed F, Ding H, Wang T, Hooper LV, Koh GY, Nagy A et al (2004) The gut microbiota as an environmental factor that regulates fat storage. Proc Natl Acad Sci U S A 101:15718–15723

de Clercq NC, van den Ende T, Prodan A, Hemke R, Davids M, Pedersen HK et al (2021) Fecal microbiota transplantation from overweight or obese donors in cachectic patients with advanced gastroesophageal cancer: a randomized, double-blind, placebo-controlled, Phase II study. Clin Cancer Res 27:3784–3792

Cotillard A, Kennedy SP, Kong LC, Prifti E, Pons N, Le Chatelier E et al (2013) Dietary intervention impact on gut microbial gene richness. Nature 500:585–588

Depommier C, Everard A, Druart C, Plovier H, Van Hul M, Vieira-Silva S et al (2019) Supplementation with Akkermansia muciniphila in overweight and obese human volunteers: a proof-of-concept exploratory study. Nat Med 25:1096–1103

Dewulf EM, Cani PD, Claus SP, Fuentes S, Puylaert PG, Neyrinck AM et al (2013) Insight into the prebiotic concept: lessons from an exploratory, double blind intervention study with inulin-type fructans in obese women. Gut 62:1112–1121

Everard A, Belzer C, Geurts L, Ouwerkerk JP, Druart C, Bindels LB et al (2013) Cross-talk between Akkermansia muciniphila and intestinal epithelium controls diet-induced obesity. Proc Natl Acad Sci U S A 110:9066–9071

Evrard E, Hoet PP, Eyssen H, Charlier H, Sacquet E (1964) Faecal lipids in germ-free and conventional rats. Br J Exp Pathol 45:409–414

Ghorbani Y, Schwenger KJP, Sharma D, Jung H, Yadav J, Xu W et al (2023) Effect of faecal microbial transplant via colonoscopy in patients with severe obesity and insulin resistance: a randomized double-blind, placebo-controlled Phase 2 trial. Diabetes Obes Metab 25:479–490

Grander C, Adolph TE, Wieser V, Lowe P, Wrzosek L, Gyongyosi B et al (2018) Recovery of ethanol-induced Akkermansia muciniphila depletion ameliorates alcoholic liver disease. Gut 67:891–901 de Groot P, Scheithauer T, Bakker GJ, Prodan A, Levin E, Khan MT et al (2020) Donor metabolic characteristics drive effects of faecal microbiota transplantation on recipient insulin sensitivity, energy expenditure and intestinal transit time. Gut 69:502–512

Karlsson FH, Tremaroli V, Nookaew I, Bergstrom G, Behre CJ, Fagerberg B et al (2013) Gut metagenome in European women with normal, impaired and diabetic glucose control. Nature 498:99–103

Koh A, Molinaro A, Stahlman M, Khan MT, Schmidt C, Manneras-Holm L et al (2018) Microbially produced imidazole propionate impairs insulin signaling through mTORC1. Cell 175:947–61.e17

Koopen AM, Almeida EL, Attaye I, Witjes JJ, Rampanelli E, Majait S et al (2021) Effect of fecal microbiota transplantation combined with mediterranean diet on insulin sensitivity in subjects with metabolic syndrome. Front Microbiol 12:662159

Lahtinen P, Juuti A, Luostarinen M, Niskanen L, Liukkonen T, Tillonen J et al (2022) Effectiveness of fecal microbiota transplantation for weight loss in patients with obesity undergoing bariatric surgery: a randomized clinical trial. JAMA Netw Open 5:e2247226

Le Chatelier E, Nielsen T, Qin J, Prifti E, Hildebrand F, Falony G et al (2013) Richness of human gut microbiome correlates with metabolic markers. Nature 500:541–546

Le Roy T, Moens de Hase E, Van Hul M, Paquot A, Pelicaen R, Regnier M et al (2022) Dysosmobacter welbionis is a newly isolated human commensal bacterium preventing diet-induced obesity and metabolic disorders in mice. Gut 71:534–543

Mocanu V, Zhang Z, Deehan EC, Kao DH, Hotte N, Karmali S et al (2021) Fecal microbial transplantation and fiber supplementation in patients with severe obesity and metabolic syndrome: a randomized double-blind, placebo-controlled phase 2 trial. Nat Med 27:1272–1279

Ng SC, Xu Z, Mak JWY, Yang K, Liu Q, Zuo T et al (2022) Microbiota engraftment after faecal microbiota transplantation in obese subjects with type 2 diabetes: a 24-week, double-blind, randomised controlled trial. Gut 71:716–723

Pasolli E, Asnicar F, Manara S, Zolfo M, Karcher N, Armanini F et al (2019) Extensive unexplored human microbiome diversity revealed by over 150,000 genomes from metagenomes spanning age, geography, and lifestyle. Cell 176:649–62.e20

Qin J, Li Y, Cai Z, Li S, Zhu J, Zhang F et al (2012) A metagenome-wide association study of gut microbiota in type 2 diabetes. Nature 490:55–60

Remely M, Tesar I, Hippe B, Gnauer S, Rust P, Haslberger AG (2015) Gut microbiota composition correlates with changes in body fat content due to weight loss. Benef Microbes 6:431–439

Robertson MD, Currie JM, Morgan LM, Jewell DP, Frayn KN (2003) Prior short-term consumption of resistant starch enhances postprandial insulin sensitivity in healthy subjects. Diabetologia 46:659–665

Roopchand DE, Carmody RN, Kuhn P, Moskal K, Rojas-Silva P, Turnbaugh PJ et al (2015) Dietary polyphenols promote growth of the gut bacterium Akkermansia muciniphila and attenuate high-fat diet-induced metabolic syndrome. Diabetes 64:2847–2858

Shin NR, Lee JC, Lee HY, Kim MS, Whon TW, Lee MS et al (2014) An increase in the Akkermansia spp. population induced by metformin treatment improves glucose homeostasis in diet-induced obese mice. Gut 63:727–735

Smith PM, Howitt MR, Panikov N, Michaud M, Gallini CA, Bohlooly YM et al (2013) The microbial metabolites, short-chain fatty acids, regulate colonic Treg cell homeostasis. Science 341:569–573

Suez J, Zmora N, Zilberman-Schapira G, Mor U, Dori-Bachash M, Bashiardes S et al (2018) Post-antibiotic gut mucosal microbiome reconstitution is impaired by probiotics and improved by autologous FMT. Cell 174:1406–23.e16

Tilg H, Kaser A (2011) Gut microbiome, obesity, and metabolic dysfunction. J Clin Invest 121:2126–2132

Tilg H, Zmora N, Adolph TE, Elinav E (2020) The intestinal microbiota fuelling metabolic inflammation. Nat Rev Immunol 20:40–54

Turnbaugh PJ, Ley RE, Mahowald MA, Magrini V, Mardis ER, Gordon JI (2006) An obesity-associated gut microbiome with increased capacity for energy harvest. Nature 444:1027–1031

Vijay-Kumar M, Aitken JD, Carvalho FA, Cullender TC, Mwangi S, Srinivasan S et al (2010) Metabolic syndrome and altered gut microbiota in mice lacking Toll-like receptor 5. Science 328:228–231

de Vos WM, Tilg H, Van Hul M, Cani PD (2022) Gut microbiome and health: mechanistic insights. Gut 71:1020–1032

Vrieze A, Van Nood E, Holleman F, Salojarvi J, Kootte RS, Bartelsman JF et al (2012) Transfer of intestinal microbiota from lean donors increases insulin sensitivity in individuals with metabolic syndrome. Gastroenterology 143:913–6.e7

Wang X, Ota N, Manzanillo P, Kates L, Zavala-Solorio J, Eidenschenk C et al (2014) Interleukin-22 alleviates metabolic disorders and restores mucosal immunity in diabetes. Nature 514:237–241

Wu H, Esteve E, Tremaroli V, Khan MT, Caesar R, Manneras-Holm L et al (2017) Metformin alters the gut microbiome of individuals with treatment-naive type 2 diabetes, contributing to the therapeutic effects of the drug. Nat Med 23:850–858

Wu H, Tremaroli V, Schmidt C, Lundqvist A, Olsson LM, Kramer M et al (2020) The gut microbiota in prediabetes and diabetes: a population-based cross-sectional study. Cell Metab 32:379–90.e3

Zhao L, Zhang F, Ding X, Wu G, Lam YY, Wang X et al (2018) Gut bacteria selectively promoted by dietary fibers alleviate type 2 diabetes. Science 359:1151–1156

Herz-Kreislauferkrankungen

14

Jenny Schlichtiger, Dominik Schüttler und Stefan Brunner

Inhaltsverzeichnis

14.1 Hintergrund 169
14.2 Pathophysiologie der Atherosklerose und die Rolle des Mikrobioms 170
    14.2.1 Entstehung Atherosklerose 170
    14.2.2 Die Rolle des Mikrobioms in der Entstehung kardiovaskulärer Erkrankung 171
14.3 Konsequenz für die Therapie der Atherosklerose 174
    14.3.1 Therapie und Prophylaxe der Atherosklerose 174
Literatur 176

Der Einfluss des Darmmikrobioms auf die kardiovaskuläre Gesundheit ist Gegenstand der aktuellen Forschung und bietet die Möglichkeit neuer therapeutischer Ansatzpunkte.

14.1 Hintergrund

Kardiovaskuläre Erkrankungen sind weltweit die führende Todesursache und verursachen jährlich über 17 Mio. Todesfälle. Unter den kardiovaskulären Erkrankungen (CVD) werden vier von fünf Todesfälle durch Herzinfarkte oder Schlaganfälle verursacht (WHO

J. Schlichtiger (✉) · S. Brunner
LMU München, Medizinische Klinik 1, München, Deutschland
e-mail: Jenny.Schlichtiger@med.uni-muenchen.de; Stefan.Brunner@med.uni-muenchen.de

D. Schüttler
Gilching, Deutschland

© Der/die Autor(en), exklusiv lizenziert an Springer-Verlag GmbH, DE, ein Teil
von Springer Nature 2024
C. Schulz, P. Malfertheiner (Hrsg.), *Gastrointestinales Mikrobiom*,
https://doi.org/10.1007/978-3-662-68455-9_14

CVD Risk Chart Working Group 2019). Pathophysiologisch liegt diesen Erkrankungen in der Regel der arteriosklerotische Umbau des Gefäßsystems zugrunde, der zunächst stumm über viele Jahre voranschreitet. Zu den maßgeblichen Risikofaktoren für die Entwicklung einer Atherosklerose zählen metabolische Erkrankungen wie Diabetes mellitus, arterieller Hypertonus und Hypercholesterinämie, die neben genetischer Prädisposition maßgeblich durch Lifestylefaktoren beeinflusst werden. Zum einen wirken sich eine ungesunde, fettreiche Diät und Überernährung ungünstig auf kardiovaskuläre Risikofaktoren wie erhöhte Serum-Lipidwerte, Adipositas, Diabetes und Bluthochdruck aus (Fan et al. 2021; Jebari-Benslaiman et al. 2022). Zusätzlich hat die Ernährung im Rahmen von Verdauungsprozessen einen direkten Einfluss auf die Besiedelung der Darmflora und auf die durch Darmbakterien produzierten Metabolite. Die Zusammensetzung der Darmmikrobiota aus Bakterien, Pilzen und Viren wirkt sich auf zahlreiche pathophysiologische Prozesse im Körper aus. Im Darm produzierte Metabolite werden an den Blutkreislauf abgegeben und können im gesamten Organismus wirken. Vor allem eine fleisch- und fettreiche Diät führt zur Synthese und Abgabe von proinflammatorischen Stoffwechselmetaboliten ins Blut. Dieser Mechanismus stellt nicht nur einen neuen Link in der Erklärung der Pathophysiologie von Atherosklerose dar, er bietet auch Potenzial für neue Therapiestrategien sowie für primär- und sekundärprophylaktische Maßnahmen (Ahmad et al. 2019; Kappel und Lehrke 2019; Libby 2021).

Der Einfluss des Darmmikrobioms auf die kardiovaskuläre Gesundheit ist Gegenstand der aktuellen Forschung. Bei der folgenden Darstellung handelt es sich um die aktuelle Forschungsevidenz. Die Ergebnisse zahlreicher Studien basieren auf tierexperimentellen Erkenntnissen. Die bisher durchgeführten klinischen Studien verfügen teilweise nur über geringe Probandenzahlen, weshalb einige der Zusammenhänge zwischen dem Darmmikrobiom und der kardiovaskulären Gesundheit sowie eine mögliche Generalisierbarkeit der Forschungsergebnisse nicht abschließend geklärt sind.

14.2 Pathophysiologie der Atherosklerose und die Rolle des Mikrobioms

14.2.1 Entstehung Atherosklerose

Die Entstehung einer Atherosklerose wird zunächst durch Läsionen des vaskulären Endothels initiiert. Die Ätiologie der Entstehung dieser Läsionen bleibt weitgehend unklar, stark begünstigt werden sie durch das Wirken von Scherkräften, die die Gefäßwände durch mechanische Belastung schädigen. Entsprechend sind Gefäßverzweigungen Prädiktionsstellen, da diese selbst unter normotonen Blutdruckwerten erhöhtem mechanischen Stress ausgesetzt sind. Durch die Beschädigung der Gefäßwand kommt es zu Störungen der hämodynamischen Regulationsfunktion des Endothels. Zusätzlich verursacht die mechanische Stimulation der Gefäßwand die Freisetzung von endothelialen atherogen wirkenden Faktoren.

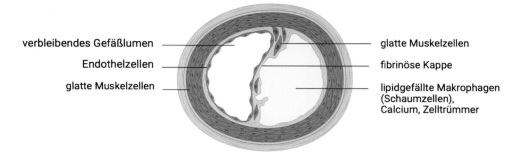

verbleibendes Gefäßlumen — glatte Muskelzellen

Endothelzellen — fibrinöse Kappe

glatte Muskelzellen — lipidgefällte Makrophagen (Schaumzellen), Calcium, Zelltrümmer

Abb. 14.1 Skizze einer fortgeschrittenen atherosklerotischen Plaque

Die Verletzung der Intima und das gestörte Blutflussmuster ermöglichen die Adhäsion von Plasmalipoproteinen. Nach Adhäsion der LDL-Moleküle (low density lipoprotein) werden diese durch freie Sauerstoffradikale des extrazellulären Mediums oder direkt über die enzymatische Aktivierung von Phospholipasen oder Lipidoxygenasen oxidiert (oxLDL). In der modifizierten Form wird oxLDL von Makrophagen aufgenommen und kann über Bindung an Toll-like Rezeptoren (TLR) weitere proinflammatorische Signalwege aktivieren. Die lipidbeladenen Makrophagen (Schaumzellen) bilden als Konglomerat die frühe arteriosklerotische Läsion („fatty streak"). Durch diese intrazelluläre Akkumulation von Cholesterin kommt es zum Ausfall von Cholesterinmikrokristallen, die über die Aktivierung des Inflammasomes die Ausschüttung von Interleukin 1 (IL-1) bewirken, wodurch zahlreiche proinflammatorische Zytokine exprimiert werden. Durch die endotheliale Entzündungsreaktion werden sowohl Monozyten als auch Lymphozyten rekrutiert. Diese stimulieren die glatten Muskelzellen der Media, die in den subendothelialen Raum einwandern und dort proliferieren. Das fortgeschrittene Atherom (Abb. 14.1) besteht nun aus einem zentralen Nekroseareal apoptotischer Zellen, lipidhaltiger Makrophagen, glatter Muskelzellen, neu ausgebildeter Vaskularisation und einer dünnen Fibrinkappe aus migrierten glatten Muskelzellen und extrazellulärer Matrix, die die Plaque vom intravasalen Blutfluss trennt. Im Stadium der fortgeschrittenen Atherosklerose erfolgt zusätzlich die Kalzifizierung der Plaques, initiiert durch die Bildung von Mikrokalk (Ahmad et al. 2019; Björkegren und Lusis 2022; Fan und Watanabe 2022; Jebari-Benslaiman et al. 2022).

Die Plaque wirkt nun obstruierend; es kommt zu einer verstärkten Modifikation der Blutflussmuster sowie zu einer Verringerung des Blut- und Sauerstoffangebots (Björkegren und Lusis 2022; Tibaut et al. 2017).

14.2.2 Die Rolle des Mikrobioms in der Entstehung kardiovaskulärer Erkrankung

Basierend auf der Pathogenese der Atherosklerose und den damit assoziierten Risikofaktoren nehmen metabolische Prozesse eine zentrale Rolle in der Pathophysiologie kardiovaskulärer Erkrankungen ein. Diskutiert werden aktuell zwei Erklärungsansätze für den Einfluss des Darmmikrobioms auf die kardiovaskuläre Gesundheit:

Inflammation durch intestinale Barrierestörungen

Funktion und Integrität der Darmwand werden durch strukturelle Faktoren wie tight junctions, Epithelzellen, intestinalen Mukus und darin enthaltene Immunfaktoren aufrechterhalten. Barrierestörungen können unter anderem durch Wassereinlagerungen im Rahmen eines intestinalen Ödems, wie es unter anderem bei Herzinsuffizienz vorkommt, entstehen. In diesem Fall wird durch die Einlagerung von Flüssigkeit die Integrität dieser permeablen Grenzstruktur gestört, wodurch Bakterien und deren Stoffwechselmetabolite in den Blutkreislauf diffundieren. Dieser Prozess wird als Endotoxämie bezeichnet und soll über die Aktivierung einer proinflammatorischen Immunantwort einer der wesentlichen pathophysiologischen Faktoren für den Einfluss des Darmmikrobioms auf kardiovaskuläre Erkrankungen sein (Hills et al. 2019; Witkowski et al. 2021). Im Blut von Patienten mit akut dekompensierter Herzinsuffizienz und einem konsekutiv entstandenem intestinalen Ödem konnten erhöhte Spiegel proinflammatorischer Zytokine gemessen werden. Weiter erlaubt die erhöhte Permeabilität der Darmwand die Translokation von Lipopolysacchariden (LPS), einem Zellwandbestandteil gramnegativer Bakterien, in den Blutkreislauf. Diese werden durch auf Immunzellen sitzenden TLR erkannt und gebunden, wodurch es wiederum zu einer vermehrten Ausschüttung proinflammatorischer Zytokine kommt. In Studien konnte gezeigt werden, dass niedrige LPS-Level mit einer reduzierten arteriosklerotischen Degeneration der Aorta assoziiert sind (Witkowski et al. 2021).

Allerdings kann die Erhöhung des Risikos einer CVD nicht für alle Krankheiten festgestellt werden, die zu einer erhöhten Permeabilität der Darmwand führen. So findet sich in der Literatur keine Assoziation zwischen chronisch entzündlichen Darmerkrankungen, die ebenfalls zu einer inflammatorisch bedingten Störung der Permeabilität führen, und einem erhöhten Risiko für kardiovaskuläre Events (Witkowski et al. 2020).

Das Darmmikrobiom als Stoffwechselorgan

Zusätzlich zu der intestinalen Barrierefunktion fungiert der Darm selbst als Stoffwechselorgan und gibt Metabolite in den Blutkreislauf ab. Folgenden Stoffwechselprodukten wird eine Rolle bei der Entwicklung von Atherosklerose zugeschrieben:

Trimethylamid-N-oxid (TMAO)

TMAO ist ein Produkt des Stoffwechsels aus den Vorläufern Cholin, Phosphatidylcholin und Karnitin und konnte sowohl in Tiermodellen als auch in humanen Kohortenstudien als Prädiktor für CVD identifiziert werden. Die Vorläufermoleküle sind in einer Vielzahl von tierischen Produkten enthalten (rotes Fleisch, Eigelb). Nach Aufnahme erfolgt zunächst die bakterielle Synthese von Trimethylamid (TMA) im Darm, dieses gelangt über das Darmlumen in den Blutkreislauf und wird in der Leber durch die hepatische Flavin-Monooxygenase zu TMAO metabolisiert. Es konnte gezeigt werden, dass die TMAO-Serumkonzentration nicht nur als Prädiktor der Entstehung einer CVD dient, sondern auch zur Prognoseabschätzung dienen kann (Ahmad et al. 2019; Rahman et al. 2022).

Ein bedeutsamer Anteil von TMAO wird aus Karnitin synthetisiert. Dieses kommt vorwiegend in rotem Fleisch vor. In einigen Beobachtungsstudien konnte gezeigt werden, dass Probanden mit erhöhten Karnitinspiegeln im Serum ein erhöhtes Risiko für so-genannte major cardiac events (MACE) wie Herzinfarkte, Schlaganfälle und Tod hatten (Ahmad et al. 2019; Hills et al 2019).

Weniger abhängig von der Ernährung ist Cholin als Edukt der Synthese von TMAO, da dieses in hohen Konzentrationen in der Gallensäure enthalten ist und über den entero-hepatischen Kreislauf fortwährend in das Darmlumen gelangt (Ahmad et al. 2019; Hills et al 2019).

TMAO beschleunigt die Entstehung sowie den Progress von Atherosklerose. Die Asso-ziation zwischen erhöhten Spiegeln von TMAO im Serum und thrombotischen Ereig-nissen wie Herzinfarkten und Schlaganfällen konnte in verschiedenen klinischen Studien belegt werden. Ätiologisch gibt es Hinweise auf eine Modifikation des humanen Calcium-Plättchen-Signals, durch dessen Stimulation es zur überschießenden Koagulationsreaktion kommen kann. Erhöhte Thromboseneigungen konnten sowohl in Vollblut als auch in In-vivo-Modellen arterieller Läsionen nachgewiesen werden. Neben der Plättchenfunktion wird durch TMAO zudem die Expression von Gewebefaktoren (tissue factor) induziert, wodurch der extrinsische Pfad der Gerinnungskaskade von Endothelzellen angestoßen wird. Über diesen Mediator werden sowohl Thrombosen als auch vaskuläre Entzündungs-reaktionen initiiert und gefördert.

Phenylacetyglutamine (PAG)
PAG wird durch Bakterien der Darmflora während des Metabolismus von Phenylalanin produziert. Durch die Interaktion von PAG mit G-Protein-Rezeptoren (GPRs) kommt es zu einer Modifikation adrenerger Rezeptoren, die eine ausschlaggebende Rolle in der Ge-nese kardialer Erkrankungen und der Plättchenfunktion spielen. Es ist Gegenstand der ak-tuellen Forschung, welche adrenergen Rezeptoren von PAG aktiviert werden können. Be-reits gezeigt werden konnte eine Assoziation erhöhter PAG-Spiegel mit einem erhöhten Risiko für das Auftreten von MACE (Witkowski et al. 2020).

Kurzkettige Fettsäuren (SCFA, small-chain fatty acids)
Die wichtigsten Vertreter kurzkettiger Fettsäuren sind Acetat, Proprionat und Butyrat. Diese werden vor allem beim Abbau komplexer pflanzlicher Ballaststoffe durch Fermentationsprozesse anaerober Bakterien gebildet. Sie dienen unter anderem den Endo-thelzellen des Darmes zur Energiegewinnung. Ein Teil der SCFA gelangt direkt in den Blutkreislauf. SCFA beeinflussen über GPRs den Lipid- und Glukosestoffwechsel und wirken über die Freisetzung von Zytokinen proinflammatorisch. Neben dem direkten Ef-fekt auf die intravasale Entzündungsreaktion als Katalysator der Entwicklung einer Atherosklerose scheinen hohe Konzentrationen an SCFA die Entwicklung von Bluthoch-druck, Zucker-, Fettstoffwechselstörung und Adipositas zu begünstigen (Ahmad et al. 2019; Hills et al. 2019; Witkowski et al. 2021).

▶   Das intestinale Mikrobiom hat über den bakteriellen Metabolismus direkt Einfluss auf die Entstehung einer Atherosklerose.

14.3   Konsequenz für die Therapie der Atherosklerose

14.3.1 Therapie und Prophylaxe der Atherosklerose

Im Zentrum des therapeutischen Vorgehens bei atherosklerotischer Gefäßdegeneration steht sowohl als primär- als auch als sekundärprophylaktische Strategie die Modifikation sogenannter Lifestyle-Faktoren. Hierzu zählt auch eine Umstellung der Ernährung: Es wird die Einhaltung einer mediterranen Diät empfohlen. Weiterhin soll auf ausreichende Bewegung ebenso geachtet werden wie auf eine absolute Nikotinkarenz. Da der Progress der Atherosklerose häufig stumm verläuft und sich im schlechtesten Fall erst durch einen akuten Gefäßverschluss klinisch manifestiert, wird bei ausbleibendem Erfolg der Anpassung der Lifestyle-Faktoren die medikamentöse Einstellung der Risikofaktoren (Cholesterin, Hypertonie, Diabetes) empfohlen (Arnett et al. 2019; Collet et al. 2020).

Die Rolle des Darmmikrobioms in der Entstehung von Atherosklerose böte die Möglichkeit neuer therapeutischer Ansatzpunkte. Um einen positiven Einfluss auf die Zusammensetzung des Mikrobioms und die Absorption von Nährstoffen und Stoffwechselprodukten zu erreichen, wird die Supplementation folgender Stoffe diskutiert:

Polyphenole
Polyphenole sind aromatische Verbindungen, die vor allem in pflanzlichen Nahrungsmitteln wie Äpfeln, Beeren und Citrusfrüchten vorkommen. Einer polyphenolreichen Ernährung werden sowohl kardioprotektive als auch antidiabetische Effekte zugeschrieben. In Studien konnte sowohl in Tierversuchen als auch in klinischen Beobachtungen die positive Wirkung verschiedener Polyphenole gezeigt werden. Die Umsetzung von Flavonoiden im Darm beispielsweise bewirkt eine Veränderung der Zusammensetzung des Mikrobioms. So konnte gezeigt werden, dass die Abundanz von *Bacteroides* und *Bifidobacteria* zunahm. Beiden Phyla wird ein Einfluss auf den Erhalt der Normalflora und ein Kolonisationsschutz vor pathogenen Keimen zugeschrieben. Darüber hinaus besitzt Actocyanid (als Vertreter der Flavonoide) eine plättchenhemmende Wirkung, was sich vor allem als Prophylaxe bei bereits bestehender kardiovaskulärer Vorerkrankung oder bestehendem Risikoprofil positiv auswirken würde. Actocyanid fördert die Bildung des vasodilatierend wirkenden Endothelfaktors Stickstoffmonoxid, wodurch zusätzlich eine kardioprotektive Wirkung angenommen werden kann. Es konnte gezeigt werden, dass Personen mit einer westlichen Diät weniger Polyphenole metabolisieren können, was sich erschwerend auf die Ausnutzung potenziell supportiver Effekte der Phenole auswirken könnte (Ahmad et al. 2019).

Die Wirkung von Polyphenolen auf die Zusammensetzung des Mikrobioms scheint sich relevant auf die Ausbildung einer Adipositas auszuwirken: Quercetin als weiterer Vertreter der Flavonoide soll zum einen eine antioxidative und antiinflammatorische Wirkung haben, zum anderen soll es die Zusammensetzung der Darmflora beeinflussen. Im Tiermodell konnten nach Quercetinzufuhr eine erhöhte Bacteroidetes-Firmicutes-Ratio sowie eine reduzierte Besiedelung mit *Erysipelotrichaceae* und *Vacillus* gemessen werden. Beides kann einen protektiven Einfluss auf die Entwicklung einer Adipositas haben (Ahmad et al. 2019).

Der Stellenwert einer Supplementation mit Polyphenolen als prophylaktische und therapeutische Intervention ist nicht abschließend geklärt und Gegenstand aktueller Forschung (Ahmad et al. 2019).

Prä-, Pro- und Synbiotika

Durch den Einsatz von Präbiotika kann sich unter anderem die Konzentration an Acetatbildenden Bakterien erhöhen. Acetat reguliert viele Stoffwechselwege mit Einfluss auf die kardiovaskuläre Krankheitsgenese. In Tierversuchen konnte gezeigt werden, dass die Gabe des Präbiotikums Inulin in Kombination mit dem Polyphenol Isoquercetin eine protektive Wirkung gegen die Entwicklung eines metabolischen Syndroms hat. Die Tiere verzeichneten eine geringere Gewichtszunahme sowie eine verbesserte Glukosetoleranz und Insulinsensitivität im Vergleich zu Kontrolltieren. Außerdem konnte durch Inulin die fäkale Konzentration der SCFA gesteigert werden (Ahmad et al. 2019; Hills et al. 2019; Rahman et al. 2022).

Die Ergebnisse zu Prä-, Pro- und Synbiotika aus Tierversuchen konnten bis jetzt noch nicht in humanen Studien bestätigt werden. Es ist aktuell noch unklar, ob die zugeführten Probiotika resistent gegenüber der menschlichen Magensäure sind und ob sie in der Lage zu einer dauerhaften Kolonisation im Dickdarm sind. Die aktuellen Forschungsbestrebungen fokussieren auf den Einfluss der Prä-, Pro- und Synbiotika auf kardiovaskuläre Risikofaktoren. Es bleibt derzeit unklar, ob sich ebenfalls direkte Effekte auf die Entwicklung und den Progress der CVD ableiten lassen (Ahmad et al. 2019; Hills et al. 2019; Rahman et al. 2022; Witkowski et al. 2020) Kap. 20.

Selektive TMAO-Hemmer

Die Wirkung der selektiven TMAO-Hemmer basiert auf einer irreversiblen Hemmung der TMA-generierenden Enzyme, wodurch eine Reduktion des Plasma-TMAO-Spiegels erreicht wird. Im Tierversuch konnten zudem eine deutlich geringere Akkumulation von Makrophagen mit Cholesterin mit konsekutiver Bildung von Schaumzellen sowie eine reduzierte Bildung atherosklerotischer Läsionen durch den Einsatz von selektiven TMAO-Hemmern nachgewiesen werden. Die Modifikation des Darmmikrobioms ist Gegenstand der aktuellen Forschung und könnte in der Zukunft eine bedeutende Rolle spielen (Ahmad et al. 2023; Rahman et al. 2022).

Fäkaler Mikrobiota-Transfer

(siehe Kap. 21) Die Transplantation von Stuhl zur Wiederherstellung der bakteriellen Vielfalt gehört bereits zu den Standardverfahren bei der Behandlung von rezidivierenden Clostridioides difficile-Infektionen. Studien konnten zudem positive Effekte bei Probanden mit metabolischem Syndrom und Adipositas zeigen. Umgekehrt konnte im Tierversuch gezeigt werden, dass der fäkale Mikrobiota-Transfer (FMT) von hypertensiven Mäusen auf sterile Versuchstiere zur Ausbildung eines primären arteriellen Hypertonus in der gesunden Gruppe führte (Ahmad et al. 2019).

Diese Ergebnisse zeigen, dass die Beeinflussung der Diversität des Mikrobioms durch FMT auch einen Einfluss auf kardiovaskuläre Risikofaktoren zu haben scheint. Bei aktuell limitierter Studienlage gibt es noch keine ausreichende Evidenz eines Einflusses von implantiertem Mikrobiom auf kardiovaskuläre Erkrankungen (Rahman et al. 2022).

Die aktuelle Studienlage zeigt bereits, dass das Mikrobiom eine bedeutende Rolle in der Genese der Atherosklerose und assoziierter Risikofaktoren zu spielen scheint. Welche Mechanismen in der Pathogenese als Ansatzpunkt für die zukünftige therapeutische Behandlung und Prävention dienen können, ist Gegenstand der aktuellen Forschung. Die bisherigen Erkenntnisse bestätigen bereits die zentrale Rolle der Ernährung als Teil der primären therapeutischen Empfehlungen zur Anpassung der Lifestyle-Faktoren.

► Aktuelle Studien untersuchen Interventionsmöglichkeiten zur Beeinflussung des intestinalen Mikrobioms mit dem Ziel der Reduktion proatherogener Bakterien.

Literatur

Ahmad AF, Dwivedi G, O'Gara F, Caparros-Martin J, Ward NC (2019) The gut microbiome and cardiovascular disease: current knowledge and clinical potential. Am J Physiol Heart Circ Physiol 317(5):H923–H938. https://doi.org/10.1152/ajpheart.00376.2019. Epub 2019 Aug 30

Arnett DK, Blumenthal RS, Albert MA, Buroker AB, Goldberger ZD, Hahn EJ, Himmelfarb CD, Khera A, Lloyd-Jones D, McEvoy JW, Michos ED, Miedema MD, Muñoz D, Smith SC Jr, Virani SS, Williams KA Sr, Yeboah J, Ziaeian B (2019) 2019 ACC/AHA guideline on the primary prevention of cardiovascular disease: a report of the American College of Cardiology/American Heart Association Task Force on Clinical Practice Guidelines. Circulation 140(11):e596–e646. https://doi.org/10.1161/CIR.0000000000000678. Epub 2019 Mar 17. Erratum in: Circulation. 2019 Sep 10;140(11):e649-e650. Erratum in: Circulation. 2020 Jan 28;141(4):e60. Erratum in: Circulation. 2020 Apr 21;141(16):e774. PMID: 30879355; PMCID: PMC7734661

Björkegren JLM, Lusis AJ (2022) Atherosclerosis: recent developments. Cell 185(10):1630–1645. https://doi.org/10.1016/j.cell.2022.04.004. Epub 2022 May 2. PMID: 35504280; PMCID: PMC9119695

Collet JP, Thiele H, Barbato E, Barthélémy O, Bauersachs J, Bhatt DL, Dendale P, Dorobantu M, Edvardsen T, Folliguet T, Gale CP, Gilard M, Jobs A, Jüni P, Lambrinou E, Lewis BS, Mehilli J, Meliga E, Merkely B, Mueller C, Roffi M, Rutten FH, Sibbing D, Siontis GCM, ESC Scientific Document Group (2020) ESC Guidelines for the management of acute coronary syndromes in patients presenting without persistent ST-segment elevation. Eur Heart J 2021 42(14):1289–1367. https://doi.org/10.1093/eurheartj/ehaa575. Erratum in: Eur Heart J. 2021 May 14;42(19):1908. Erratum in: Eur Heart J. 2021 May 14;42(19):1925. Erratum in: Eur Heart J. 2021 May 13;: PMID: 32860058

Fan J, Watanabe T (2022) Atherosclerosis: known and unknown. Pathol Int 72(3):151–160. https://doi.org/10.1111/pin.13202. Epub 2022 Jan 25. PMID: 35076127

Hills RD Jr, Pontefract BA, Mishcon HR, Black CA, Sutton SC, Theberge CR (2019) Gut microbiome: profound implications for diet and disease. Nutrients 11(7):1613. https://doi.org/10.3390/nu11071613. PMID: 31315227; PMCID: PMC6682904

Jebari-Benslaiman S, Galicia-García U, Larrea-Sebal A, Olaetxea JR, Alloza I, Vandenbroeck K, BenitoVicente A, Martín C (2022) Pathophysiology of atherosclerosis. Int J Mol Sci 23(6):3346. https://doi.org/10.3390/ijms23063346. PMID: 35328769; PMCID: PMC8954705

Kappel BA, Lehrke M (2019) Mikrobiom, Diabetes und Herz: neue Zusammenhänge? [Microbiome, diabetes and heart: a novel link?]. Herz 44(3):223–230. German. https://doi.org/10.1007/s00059-019-4791-x. PMID: 30847506

Libby P (2021) The changing landscape of atherosclerosis. Nature 592(7855):524–533. https://doi.org/10.1038/s41586-021-03392-8. Epub 2021 Apr 21. PMID: 33883728

Rahman MM, Islam F, Rashid MH, Mamun AA, Rahaman MS, Islam MM, AFK M, Sutradhar PR, Mitra S, Mimi AA, Emran TB, Fatimawali IR, Tallei TE, Ahmed M, Cavalu S (2022) The gut microbiota (microbiome) in cardiovascular disease and its therapeutic regulation. Front Cell Infect Microbiol 20(12):903570. https://doi.org/10.3389/fcimb.2022.903570. PMID: 35795187; PMCID: PMC9251340

Tibaut M, Mekis D, Petrovic D (2017) Pathophysiology of myocardial infarction and acute management strategies. Cardiovasc Hematol Agents Med Chem 14(3):150–159. https://doi.org/10.2174/1871525714666161216100553. PMID: 27993119

Tousoulis D, Kampoli AM, Papageorgiou N, Androulakis E, Antoniades C, Toutouzas K, Stefanadis C (2011) Pathophysiology of atherosclerosis: the role of inflammation. Curr Pharm Des 17(37):4089–4110. https://doi.org/10.2174/138161211798764843. PMID: 22204371

WHO CVD Risk Chart Working Group (2019) World Health Organization cardiovascular disease risk charts: revised models to estimate risk in 21 global regions. Lancet Glob Health 7(10):e1332–e1345. https://doi.org/10.1016/S2214-109X(19)30318-3. Epub 2019 Sep 2. Erratum in: Lancet Glob Health. 2023 Feb;11(2):e196. PMID: 31488387; PMCID: PMC7025029

Witkowski M, Weeks TL, Hazen SL (2020) Gut microbiota and cardiovascular disease. Circ Res 127(4):553–570. https://doi.org/10.1161/CIRCRESAHA.120.316242. Epub 2020 Jul 30. PMID: 32762536; PMCID: PMC7416843

Wolf D, Ley K (2019) Immunität und Entzündung bei Arteriosklerose [Immunity and inflammation in atherosclerosis]. Herz 44(2):107–120. https://doi.org/10.1007/s00059-019-4790-y. PMID: 30859253; PMCID: PMC6623985

Wong ND, Budoff MJ, Ferdinand K, Graham IM, Michos ED, Reddy T, Shapiro MD, Toth PP (2022) Atherosclerotic cardiovascular disease risk assessment: an American Society for Preventive Cardiology clinical practice statement. Am J Prev Cardiol 15(10):100335. https://doi.org/10.1016/j.ajpc.2022.100335. PMID: 35342890; PMCID: PMC8943256

Das Mikrobiom und die Lunge: Zusammenhänge und Auswirkungen auf die Lungengesundheit

15

Maximilian Valentin Malfertheiner

Inhaltsverzeichnis

15.1 Das Mikrobiom der Lunge 179
15.2 Die Darm-Lungen-Achse 181
15.3 Asthma bronchiale und das Mikrobiom 182
    15.3.1 Veränderungen im Lungenmikrobiom bei COPD 183
    15.3.2 Auswirkungen des Lungenmikrobioms auf die COPD 183
    15.3.3 Therapeutische Ansätze zur Modulation des Lungenmikrobioms bei COPD ... 183
15.4 Mukoviszidose und das Mikrobiom 184
15.5 Erkältungskrankheiten und das Mikrobiom 185
15.6 Das Mikrobiom und Lungenkarzinom 185
15.7 Schlussfolgerung und Ausblick 186
    15.7.1 Zusammensetzung und Dynamik 186
    15.7.2 Ursachen und Effekte 186
    15.7.3 Interaktionen mit dem Wirt 187
Literatur 188

15.1 Das Mikrobiom der Lunge

Das Mikrobiom der Lunge ist im Vergleich zum Darmmikrobiom durch eine geringere Biodiversität und eine deutlich weniger dichte Besiedlung charakterisiert, aber dennoch von Bedeutung für die Erhaltung gesunder Atemwege. Die vorherrschenden Mikroorganismen in den Atemwegen sind Bakterien wie *Streptokokken*, *Staphylokokken*, *Hae-*

M. V. Malfertheiner (✉)
Pneumologie, Caritas Krankenhaus St. Maria, Donaustauf, Deutschland
e-mail: maximilian.malfertheiner@klinik-donaustauf.de

mophilus und *Veillonella*, außerdem finden sich Viren aus der Familie der Paramyxoviren und Coronaviren, Pilze der Gattung Candida und Aspergillus (Segal et al. 2016). Auch das Mikrobiom der Atemwege ist ähnlich dem intestinalen Mikrobiom in unterschiedlichen anatomischen Abschnitten differenziert ausgeprägt. Im Oropharynx findet sich eine sehr dichte Besiedlung mit Mikroorganismen, die graduell von der Trachea abwärts in Richtung der tiefen Atemwege abnimmt. Die Zusammensetzung des Mikrobioms in Bronchien, Bronchiolen und Alveolen ist aufgrund der eingeschränkten Untersuchungstechniken deutlich schwieriger zu untersuchen. Untersuchungsmaterial für Mikrobiomanalysen, welche aus den Atemwegen gewonnen werden, sind beschränkt auf das Sekret, das aus den zentralen Atemwegen stammt, oder auf die bronchioalveoläre Lavage (BAL). Bei der BAL wird eine definierte Menge isotoner Spüllösung (100–120 ml) aus einem zentralen Atemweg in die Peripherie der Lunge gespült und wieder abgesaugt. Diese Technik dient dazu, Material (Zellen) aus dem Alveolarraum zu gewinnen, schließt jedoch die Bronchiolen und Bronchien mit ein, wodurch eine genaue Zuordnung des Mikrobioms zum alveolären Kompartiment nicht möglich ist. Die gezielteste Probenentnahme ist mittels geschützter Bürstenbiopsien möglich, wobei auch hierbei Kontaminationen nicht vermieden werden können (Gronseth et al. 2017).

Die Zusammensetzung des Lungenmikrobioms wird wesentlich von Umweltfaktoren wie Luftverschmutzung, Exposition auf Allergene und Rauchen beeinflusst. Das Immunsystem spielt eine wichtige Rolle in der Erhaltung eines eubiotischen Mikrobioms. Bei Schwächung des Immunsystems kommt es vermehrt zur Dysbiose (Huang et al. 2017).

Die Entwicklung des Mikrobioms in der Lunge beginnt mit der Geburt und wird von der Art der Entbindung (vaginal oder durch Kaiserschnitt) beeinflusst (Arrieta et al. 2015). Während die vaginale Entbindung eine durch Ureaplasmen geprägte Besiedlung der unteren Atemwege begünstigt, kommt es bei Kindern nach Kaiserschnitt zu einer vermehrten Besiedelung der unteren Atemwege mit Staphylokokken (Pattaroni et al. 2018).

Das Mikrobiom der Lunge ist durch äußere Einflüsse einer noch größeren Dynamik und ständigen Veränderung ausgesetzt als das intestinale Mikrobiom, das durch eine Reihe vorgeschalteter Kontrollsysteme stabiler gehalten wird (z. B. durch die Magensäure). Insgesamt weist das Mikrobiom der Lunge eine geringe Biomasse auf und ist von dynamischen Einflüssen der mikrobiellen Besiedlung und Clearance reguliert. Denn im Unterschied zu anderen Schleimhäuten muss die Lunge eine geringere Besiedelung beibehalten, um ihre wichtigste physiologische Funktion, den Gasaustausch, nicht zu beeinträchtigen. Um eine geringe Bakterienbelastung konstant zu halten, gibt es spezifische Mechanismen, die eine Reduktion von Mikroben erleichtern; hierzu zählen die mukoziliäre Clearance, der Hustenstoß sowie angeborene und adaptive Immunreaktionen des Wirtes (Natalini et al. 2023).

Eine Reihe von Faktoren wie Alter, Krankheiten und medizinische Interventionen, insbesondere antibiotische Therapien, haben wesentliche Einflüsse auf das Mikrobiom der Lunge. Eine Dysbiose kann zu Krankheiten und akuten oder auch chronischen Entzündungen der Atemwege beitragen (Sze et al. 2012). Beispielhaft spielen chronische Besiedelungen mit *Pseudomonaden* oder *Acinetobacter* eine entscheidende Rolle in der Progression von Bronchiektasen. Die Atemwege und die Lunge sind jedoch nicht nur vom lokalen Mikrobiom beeinflusst, auch das intestinale Mikrobiom spielt eine Rolle.

▶   Das Mikrobiom der Lunge ist einem dynamischen Prozess von Besiedelung und Clearance unterworfen. Die mikrobielle Besiedelung im alveolären Lungenbereich ist gering, um den physiologischen Gasaustausch zu gewährleisten.

15.2   Die Darm-Lungen-Achse

Die Darm-Lungen-Achse beschreibt die komplexe Wechselwirkung und Kommunikation zwischen dem Darmmikrobiom und der Lunge und hat im Wechselspiel Auswirkungen auf die Gesundheit und Erkrankungen beider Organe (Budden et al. 2016). Als modellhaftes Beispiel hierfür kann angeführt werden, dass Seropositivität von *Helicobacter pylori*, insbesondere Zytotoxin-assoziierten Gen-A-positiven (cagA+) Stämmen, mit einer verringerten Inzidenz von Asthma und Allergien im Kindes- und Jugendalter einhergeht (Chen und Blaser 2008).

Das Darmmikrobiom und das Lungenmikrobiom weisen einige weitere gemeinsame mikrobielle Eigenschaften auf. So werden bestimmte Bakterienstämme sowohl im Darm als auch in der Lunge gefunden. Dazu gehören Mitglieder der Gattungen *Prevotella*, *Bacteroides* und *Streptokokken*. Diese mikrobielle Gemeinschaft legt nahe, dass es eine Kommunikation und Interaktion zwischen Darm und Lunge gibt und eine Migration von Mikroorganismen zwischen den Systemen stattfinden kann (Budden et al. 2016).

Eine gestörte Darmflora, beispielsweise durch antibiotische Therapien induziert oder infolge ungesunder Ernährung, kann Veränderungen im Lungenmikrobiom hervorrufen. Diese Veränderungen können die Empfänglichkeit für Atemwegsinfektionen erhöhen oder zu einer Entzündungsreaktion der Atemwege beitragen (Marsland et al. 2015).

Der genaue Mechanismus, wie das Mikrobiom von Darm und Lunge miteinander kommunizieren und interagieren, ist noch ungenügend aufgeklärt. Es gibt jedoch einzelne Mechanismen, welche diese Interaktionen vermitteln könnten und diskutiert werden.

Das Immunsystem: Das Immunsystem spielt eine zentrale Rolle bei der Interaktion zwischen Darm und Lunge. Das Darmmikrobiom beeinflusst die Entwicklung und Regulation des Immunsystems, welches auch die Immunantwort in der Lunge beeinflusst. Ein gestörtes Darmmikrobiom kann zu einer abgeschwächten oder gelegentlich gesteigerten Immunantwort in der Lunge führen und damit das Risiko für Atemwegserkrankungen erhöhen.

Metabolische Produkte: Das Darmmikrobiom produziert eine Vielzahl von Stoffwechselprodukten, unter anderem verschiedene kurzkettige Fettsäuren (SCFAs). Diese Stoffwechselprodukte können über den Blutkreislauf in die Lunge gelangen. Stoffwechselprodukte des Darmmikrobioms könnten damit auch Struktur und Funktion des Lungenmikrobioms beeinflussen.

Mikrobielle Migration: Ein weiterer möglicher Mechanismus ist die Migration von Mikroorganismen zwischen Darm und Lunge. Es wird angenommen, dass Bakterien oder deren Bestandteile aus dem Darm in die Lunge gelangen können und dort eine Immunantwort oder Entzündung auslösen können. Belege hierfür gibt es von intensivmedizinisch behandelten Patienten (Wheatley et al. 2022). Umgekehrt können Mikroorganismen aus der Lunge auch in den Gastrointestinaltrakt gelangen. Dies geschieht durch Verschlucken von Sekret, welches die mukoziliäre Clearance in die Mundhöhle transportiert. Aufgrund der Säurebarriere des Magens ist die Passage von Mikroorganismen in tiefere Darmabschnitte jedoch eingeschränkt.

Die Identifizierung der Mechanismen der mikrobiellen Kommunikation und Interaktion zwischen Darm und Lunge könnte neue Ansätze für die Prävention und Behandlung von Atemwegserkrankungen eröffnen (Dickson und Huffnagle 2015).

Im Weiteren soll auf selektive Erkrankungen des Respirationstrakts und die Assoziationen mit dem Mikrobiom eingegangen werden.

▶ Die Darm-Lungenachse wird über das Darmmikrobiom, mikrobielle Stoffwechselprodukte und Immunmechanismen moduliert. In geringerem Ausmaß kann es auch zu einer wechselseitigen Besiedelung mit Mikrobiota aus dem jeweiligen anderen Organ kommen.

15.3   Asthma bronchiale und das Mikrobiom

Asthma bronchiale ist eine chronische entzündliche Erkrankung der Atemwege, die durch eine Hyperreagibilität der Bronchien auf unterschiedliche Reize gekennzeichnet ist. Bei der Entwicklung eines Asthma bronchiale nimmt man an, dass das Mikrobiom Einfluss auf die Immunantwort des Bronchialepithels in den unteren Atemwegen hat. Eine zeitliche Assoziation besteht bei der Diagnose eines Asthma bronchiale häufiger mit einem zuvor durchgemachten viralen Infekt der Atemwege. Auch konnte gezeigt werden, dass eine Exposition des Bronchialsystems auf ein Mikrobiom mit hoher Diversität zu einem geringeren Risiko für ein Asthma bronchiale führt (Roduit et al. 2017).

Veränderungen in der Zusammensetzung und Diversität des Lungenmikrobioms wurden mit Asthmaexazerbationen und der Schwere der Symptome in Verbindung gebracht (Huang und Boushey 2015). Eine gestörte Balance im Lungenmikrobiom kann zu einer Dysregulation des Immunsystems führen, was zu einer erhöhten Entzündungsreaktion in den Atemwegen mit mehr Symptomen bei den Patienten führt (Hilty et al. 2010).

Das Vorhandensein oder Fehlen von spezifischen Bakterien wie *Prevotella* und *Proteobacteria* ist in diesem Zusammenhang zu sehen (Larsen 2017).

Die Modulation des Lungenmikrobioms könnte künftig ein möglicher Ansatz für die Behandlung oder sogar Prävention von Asthma sein. Probiotika, präbiotische Substanzen und die Veränderung der Ernährung sind aktuelle Ansätze. Noch stehen wir jedoch am Anfang, um die Wirksamkeit und Sicherheit dieser Ansätze zu bestätigen (Bisgaard et al. 2007).

15.3.1 Veränderungen im Lungenmikrobiom bei COPD

Die Rolle des Mikrobioms bei chronisch obstruktiver Lungenerkrankung (COPD).

Die chronisch obstruktive Lungenerkrankung (COPD) ist weltweit mit 300 Mio. Betroffenen eine der häufigsten respiratorischen Erkrankungen und geht mit erheblicher Morbidität und Mortalität einher. Die COPD ist eine progressive Lungenerkrankung, die durch eine anhaltende Entzündung der Atemwege und eine Obstruktion der Atemwege definiert ist. Patienten mit einer COPD erleiden häufig Exazerbationen. In den letzten Jahren hat man durch Mikrobiomanalysen neue Einblicke in die Entzündungsprozesse bei der COPD gewonnen (Sze et al. 2012). Gegenstand aktueller Forschung sind die Zusammensetzung und Dynamik des Lungenmikrobioms bei der COPD, aber auch Auswirkungen des Mikrobioms auf den Progress der Erkrankung und therapeutische Ansätze mittels Modulation des Lungenmikrobioms.

Bei Menschen mit COPD können Veränderungen in der Zusammensetzung und Vielfalt des Lungenmikrobioms auftreten. Die Anzahl potenziell pathogener Mikroorganismen wie *Pseudomonas aeruginosa*, *Haemophilus influenza* und *Moraxella catarrhalis* ist erhöht, während die Vielfalt und Anzahl der nichtpathogenen Bakterien wie *Veillonella* oder *Prevotella* verringert ist. Diese Veränderungen im Mikrobiom können zur chronischen Entzündung, gesteigerten Mukusproduktion und Atrophie der Bronchialschleimhaut beitragen.

Bei COPD-Patienten ist im Vergleich zu gesunden Personen das Lungenmikrobiom weniger stabil und unterliegt erheblichen Schwankungen in seiner Zusammensetzung. Dies hat auch mitunter schwere Auswirkungen auf den Krankheitsverlauf (Bisgaard et al. 2007).

15.3.2 Auswirkungen des Lungenmikrobioms auf die COPD

Pathogene Erreger wie *Pseudomonas aeruginosa*, *Haemophilus influenza* und *Moraxella catarrhalis* sind mit erhöhter Symptomlast und Exazerbationen assoziiert. Hierbei spielen auch Stoffwechselprodukte wie kurzkettige Fettsäuren, Acetat und Propionat eine Rolle in der Entstehung eines Lungenemphysems (Lee et al. 2023).

15.3.3 Therapeutische Ansätze zur Modulation des Lungenmikrobioms bei COPD

Die Modulation des Lungenmikrobioms bietet potenzielle therapeutische Ansätze zur Behandlung von COPD, die folgende einschließen:

Probiotika: Die gezielte Zugabe von nützlichen Bakterienstämmen wie z. B. *Lactobacillus* oder *Bifidobacterium* könnte dazu beitragen, das Ungleichgewicht im Lungenmikrobiom zu korrigieren und Entzündungsreaktionen zu reduzieren.

Antibiotika: Bei akuten Exazerbationen von COPD kann der Einsatz von Antibiotika erforderlich sein, um schädliche Bakterien abzutöten und Infektionen zu behandeln.

Präbiotika: Die Einnahme von präbiotischen Substanzen, die das Wachstum nützlicher Bakterien im Darm fördern, könnte indirekt das Lungenmikrobiom beeinflussen und entzündungshemmende Effekte haben.

Phagentherapie: Phagen sind Viren, die spezifisch Bakterien angreifen können. Die Verwendung von Phagen zur gezielten Beseitigung schädlicher Bakterien im Lungenmikrobiom wird als vielversprechende Therapieoption erforscht.

15.4   Mukoviszidose und das Mikrobiom

Die Mukoviszidose ist eine komplexe genetische Erkrankung, die hauptsächlich die Lunge und das Verdauungssystem betrifft. Der klinische Verlauf ist meist durch Infektionen der tiefen Atemwege bestimmt.

Unterschiede im Mikrobiom von Mukoviszidose-Patienten im Vergleich zu gesunden Vergleichspersonen liegen v. a. darin, dass sich *Pseudomonas aeruginosa* und andere opportunistische Krankheitserreger wie *Burkholderia gladioli, Aspegillus spp.* oder nichttuberkulöse Mykobakterien in den Atemwegen ansiedeln und chronische Infektionen verursachen. Diese Infektionen sind eine der Hauptursachen für die progressive Schädigung der Lunge bei Mukoviszidose-Patienten.

Das Mikrobiom bei Mukoviszidose wird bereits in den frühen Lebensphasen, einschließlich der frühen Kindheit, geprägt (Frayman et al. 2017). In einer longitudinalen Untersuchung von Geburt bis zum 6. Lebensjahr wurde das Vorhandensein von *Haemophilus influenzae* und *Staphylococcus aureus* mit einem erhöhten Risiko für eine spätere Entwicklung von Lungenkomplikationen bei Mukoviszidose in Verbindung gebracht (Frayman et al. 2017).

Durch die Behandlung mit CFTR-Modulatoren wird heute die Krankheitslast der Mukoviszidose-Patienten erheblich gesenkt. Diese hoch effektive Therapie führt auch zur deutlichen Reduktion der bakteriellen Besiedlung der unteren Atemwege (Pallenberg et al. 2022).

Im Vordergrund der Mukoviszidoseprogression stehen zumeist die Infektionen der Atemwege, aber auch das Darmmikrobiom ist von Bedeutung für die Patienten. Das Darmmilieu bei Mukoviszidose führt aufgrund einer verringerten Bicarbonatsekretion und erhöhten Azidität sowie einer erhöhten luminalen Viskosität zu deutlicher Verschiebung der intestinalen Mikrobiombalance. Der sehr häufige Einsatz von Antibiotika bei diesen Patienten verursacht eine reduzierte Besiedelung und Diversität im Gastrointestinaltrakt. Zudem ist die Population entzündungsfördernder Bakterien höher, während immunmodulatorische Gattungen wie *Bacteroides* und *Bifidobacterium* reduziert sind (Testa et al. 2022).

▶ Besiedelung mit *Pseudomonas aeruginosa* bei Patienten mit Mukoviszidose ist ein entscheidender Faktor für die Krankheitsprogression. Der Einfluss der CFTR-Modulatoren senkt die Krankheitslast jedoch erheblich.

15.5 Erkältungskrankheiten und das Mikrobiom

Erkältungskrankheiten sind häufige Infektionen der oberen Atemwege, die durch verschiedene Viren verursacht werden, wie zum Beispiel Rhinoviren. Eine gestörte Balance im Mikrobiom der Atemwege kann zu einer erhöhten Anfälligkeit für Erkältungskrankheiten führen. Ein gesundes Lungenmikrobiom trägt zur Aufrechterhaltung der Immunantwort bei, indem es die richtige Balance zwischen entzündungsfördernden und entzündungshemmenden Signalen gewährleistet (Man et al. 2017).

Das Lungenmikrobiom hat bei Erkältungskrankheiten nicht nur Einfluss auf die Anfälligkeit, sondern auch auf den Krankheitsverlauf. Eine gestörte Balance im Mikrobiom kann zu einem schwereren Krankheitsverlauf und einer längeren Erholungszeit führen (Bosch et al. 2013).

Interessante Ansätze zur Immunmodulation mit antiviralen Effekten gibt es bereits durch den Einsatz von *Lactobacillus rhamnosus* und *Bifidumbacterium lactis HN019*. Diesen wird ein Einfluss auf dendritische Zellen zugesprochen, welche die T-Zell-Antwort auf virale Effekte steuern (Amrouche und Chikindas 2022).

15.6 Das Mikrobiom und Lungenkarzinom

Das Lungenkarzinom ist eine der häufigsten Krebserkrankungen weltweit und führt zu einer beträchtlichen Anzahl von Todesfällen. In Deutschland gibt es pro Jahr etwa 55.000 Neuerkrankungen und 45.000 Todesfälle durch Lungenkarzinome. Neuere Untersuchungen ergaben Hinweise, dass das Lungenmikrobiom an der Entstehung und Progression von Lungenkarzinomen beteiligt sein könnte.

Eine gestörte Balance im Lungenmikrobiom kann entzündliche Prozesse fördern und das Tumorwachstum begünstigen. Bestimmte Mikroorganismen im Lungenmikrobiom haben entzündungsfördernde Eigenschaften mit Produktion von entzündlichen Mediatoren, Zytokinen und Chemokinen. Diese Entzündungsreaktionen können wiederum das Tumorwachstum unterstützen, indem sie die Proliferation von Krebszellen fördern, die Angiogenese anregen und die Tumorinvasion und -metastasierung erleichtern (Jin et al. 2019).

Darüber hinaus können Veränderungen im Lungenmikrobiom die Wirksamkeit von Krebstherapien beeinflussen. Studien haben gezeigt, dass das Lungenmikrobiom die Ansprechraten auf Immuntherapien, wie z. B. Checkpoint-Inhibitoren, beeinflussen kann. Ein gestörtes Mikrobiom kann das Ansprechen auf die Therapie verringern, indem es die Immunantwort hemmt oder eine immunosuppressive Umgebung im Tumorgewebe schafft (Bredin und Naidoo 2022).

Das Mikrobiom spielt nicht nur eine passive Rolle bei der Entstehung und Progression von Lungenkarzinomen, sondern ist auch durch die Interaktion mit dem Tumorgewebe und dem umgebenden Immunsystem aktiv an der Tumorprogression beteiligt. Das Lungenmikrobiom kann das Tumormikromilieu beeinflussen und das Tumorimmunsystem modulieren (Greathouse et al. 2018).

Die genauen Mechanismen, wie das Lungenmikrobiom Lungenkarzinome beeinflusst, sind noch nicht entschlüsselt. Es wird vermutet, dass die Mikroorganismen im Mikrobiom über verschiedene Mechanismen wie die Produktion von Toxinen, die Aktivierung von inflammatorischen Signalwegen oder die Interaktion mit dem Immunsystem zur Tumorentstehung beitragen können (Hosgood et al. 2014).

Die Modulation des Lungenmikrobioms könnte Ansätze zur Prävention und Behandlung von Lungenkarzinomen bieten. Durch die gezielte Veränderung der Mikrobiomzusammensetzung oder die Stimulation bestimmter mikrobieller Stämme könnten das entzündliche Mikromilieu und das Tumorwachstum gehemmt werden. Die Kombination von Mikrobiommodulation und konventionellen Krebstherapien könnte die Wirksamkeit der Behandlung verbessern.

> Das Mikrobiom beeinflusst das Mikromilieu von Lungenkarzinomen und das therapeutische Ansprechen auf immunmodulatorische Therapien (PD-L1-Inhibitoren).

15.7   Schlussfolgerung und Ausblick

Große Fortschritte in der Erforschung des Lungenmikrobioms sind erzielt worden, aber viele offene Fragen und Wissenslücken bleiben bestehen. Dies leitet uns zu folgenden Fragestellungen, die angegangen werden müssen:

15.7.1 Zusammensetzung und Dynamik

Wie sind die normale Zusammensetzung und die Dynamik des Lungenmikrobioms bei gesunden Personen? Wie unterscheiden sie sich bei verschiedenen Altersgruppen, ethnischen Gruppen oder geografischen Standorten? Es ist wichtig, die Grundlagen der Besiedelung der Atemwege zu verstehen, um Abweichungen bei Krankheiten besser beurteilen zu können.

15.7.2 Ursachen und Effekte

Was sind die Ursachen für Veränderungen des Lungenmikrobioms? Wie beeinflusst das Mikrobiom der Lunge die Entwicklung und Progression von Lungenerkrankungen? Ein besseres Verständnis der zugrunde liegenden Mechanismen wird helfen, präventive und therapeutische Ansätze zu entwickeln.

15.7.3 Interaktionen mit dem Wirt

Wie interagieren die Mikroorganismen mit dem Lungengewebe und dem Immunsystem? Welche Rolle spielt das Lungenmikrobiom bei der Modulation der Immunantwort und der Entzündungsregulation? Die Aufklärung dieser Interaktionen wird Einblicke in die Pathophysiologie von Lungenerkrankungen liefern.

Die Erforschung des Lungenmikrobioms steht vor Herausforderungen hinsichtlich der Probenentnahme und der Analysetechniken. Es ist wichtig, geeignete Werkzeuge und Methoden zu entwickeln, um das Lungenmikrobiom genau zu charakterisieren. Einige der vielversprechenden Techniken sind:

Metagenomik: Durch die Sequenzierung des gesamten mikrobiellen Genoms können umfassende Informationen über die Zusammensetzung und Funktionen des Lungenmikrobioms gewonnen werden. Metagenomische Ansätze ermöglichen die Identifizierung von Bakterien, Viren, Pilzen und anderen Mikroorganismen sowie die Analyse ihrer genetischen Potenziale.

Metabolomik: Die Analyse des Metaboloms, also der Stoffwechselprodukte, die vom Lungenmikrobiom produziert werden, kann wichtige Einblicke in die mikrobielle Aktivität und deren Auswirkungen auf den Wirt geben. Die Identifizierung und Quantifizierung von Metaboliten kann dabei helfen, funktionelle Zusammenhänge zwischen dem Lungenmikrobiom und Lungenerkrankungen zu verstehen.

In-vitro-Modelle: Die Entwicklung von In-vitro-Modellen, die die Lungenmikrobiota und ihre Interaktionen mit dem Lungengewebe simulieren, ermöglicht experimentelle Studien und das Testen von Hypothesen unter kontrollierten Bedingungen. Solche Modelle können helfen, die komplexen Wechselwirkungen zwischen dem Lungenmikrobiom und dem Wirt zu erforschen.

Die Untersuchung des Lungenmikrobioms eröffnet neue Möglichkeiten für die Entwicklung von diagnostischen und therapeutischen Ansätzen. Einige potenzielle klinische Implikationen sind:

Diagnostik: Die Analyse des Lungenmikrobioms könnte als diagnostischer Marker für bestimmte Lungenerkrankungen dienen. Durch die Identifizierung von charakteristischen mikrobiellen Signaturen könnten frühe Hinweise auf das Risiko oder den Verlauf von Erkrankungen wie Asthma oder chronisch obstruktive Lungenerkrankung (COPD) gewonnen werden.

Therapie: Die Modulation des Lungenmikrobioms könnte therapeutische Möglichkeiten bieten. Ansätze wie Probiotika, Präbiotika oder die gezielte Veränderung der Ernährung könnten darauf abzielen, das Gleichgewicht des Lungenmikrobioms wiederherzustellen und Entzündungen zu reduzieren.

Prävention: Ein besseres Verständnis der Zusammenhänge zwischen dem Lungenmikrobiom und Lungenerkrankungen könnte zur Entwicklung von Präventionsstrategien führen. Maßnahmen wie die Verbesserung der Darmgesundheit oder die Exposition gegenüber bestimmten Mikroorganismen könnten das Risiko von Lungenerkrankungen verringern.

Die Kenntnis des individuellen Lungenmikrobioms könnte dazu beitragen, personalisierte Ansätze zu entwickeln. Durch die Berücksichtigung der individuellen mikrobiellen Profile können präzisere Diagnosen gestellt und gezieltere Therapien eingesetzt werden. Mikrobiotabasierte Interventionen könnten auch die Wirksamkeit von Behandlungen verbessern, indem sie individuelle Unterschiede in der mikrobiellen Zusammensetzung berücksichtigen.

Literatur

Amrouche T, Chikindas ML (2022) Probiotics for immunomodulation in prevention against respiratory viral infections with special emphasis on COVID-19. AIMS Microbiol 8(3):338–356

Arrieta M-C, Stiemsma LT, Dimitriu PA, Thorson L, Russell S, Yurist-Doutsch S et al (2015) Early infancy microbial and metabolic alterations affect risk of childhood asthma. Sci Translatl Med 7(307):307ra152

Bisgaard H, Hermansen MN, Buchvald F, Loland L, Halkjaer LB, Bønnelykke K et al (2007) Childhood asthma after bacterial colonization of the airway in neonates. N Engl J Med 357(15):1487–1495

Bosch AATM, Biesbroek G, Trzcinski K, Sanders EAM, Bogaert D (2013) Viral and bacterial interactions in the upper respiratory tract. PLoS Pathog 9(1):e1003057-e

Bredin P, Naidoo J (2022) The gut microbiome, immune check point inhibition and immune-related adverse events in non-small cell lung cancer. Cancer Metastasis Rev 41(2):347–366

Budden KF, Gellatly SL, Wood DLA, Cooper MA, Morrison M, Hugenholtz P et al (2016) Emerging pathogenic links between microbiota and the gut-lung axis. Nat Rev Microbiol 15(1):55–63

Chen Y, Blaser MJ (2008) Helicobacter pylori colonization is inversely associated with childhood asthma. J Infect Dis 198(4):553–560

Dickson RP, Huffnagle GB (2015) The lung microbiome: new principles for respiratory bacteriology in health and disease. PLoS Pathog 11(7):e1004923-e

Frayman KB, Armstrong DS, Carzino R, Ferkol TW, Grimwood K, Storch GA et al (2017) The lower airway microbiota in early cystic fibrosis lung disease: a longitudinal analysis. Thorax 72(12):1104–1112

Greathouse KL, White JR, Vargas AJ, Bliskovsky VV, Beck JA, von Muhlinen N et al (2018) Interaction between the microbiome and TP53 in human lung cancer. Genome Biol 19(1):123

Gronseth R, Drengenes C, Wiker HG, Tangedal S, Xue Y, Husebo GR et al (2017) Protected sampling is preferable in bronchoscopic studies of the airway microbiome. ERJ Open Res 3(3):00019-2017

Hilty M, Burke C, Pedro H, Cardenas P, Bush A, Bossley C et al (2010) Disordered microbial communities in asthmatic airways. PLoS One 5(1):e8578-e

Hosgood HD 3rd, Sapkota AR, Rothman N, Rohan T, Hu W, Xu J et al (2014) The potential role of lung microbiota in lung cancer attributed to household coal burning exposures. Environ Mol Mutagen 55(8):643–651

Huang YJ, Boushey HA (2015) The microbiome in asthma. J Allergy Clin Immunol 135(1):25–30

Huang YJ, Erb-Downward JR, Dickson RP, Curtis JL, Huffnagle GB, Han MK (2017) Understanding the role of the microbiome in chronic obstructive pulmonary disease: principles, challenges, and future directions. Transl Res 179:71–83

Jin C, Lagoudas GK, Zhao C, Bullman S, Bhutkar A, Hu B et al (2019) Commensal microbiota promote lung cancer development via γδ T cells. Cell 176(5):998–1013.e16

Larsen JM (2017) The immune response to Prevotella bacteria in chronic inflammatory disease. Immunology 151(4):363–374

Lee SH, Kim J, Kim NH, Kim OH, Shon CH, Kim SJ et al (2023) Gut microbiota composition and metabolite profiling in smokers: a comparative study between emphysema and asymptomatic individuals with therapeutic implications. Thorax 78:1080–1089

Man WH, de Steenhuijsen Piters WAA, Bogaert D (2017) The microbiota of the respiratory tract: gatekeeper to respiratory health. Nat Rev Microbiol 15(5):259–270

Marsland BJ, Trompette A, Gollwitzer ES (2015) The gut-lung axis in respiratory disease. Ann Am Thoracic Soc 12(Supplement 2):S150–S1S6

Natalini JG, Singh S, Segal LN (2023) The dynamic lung microbiome in health and disease. Nat Rev Microbiol 21(4):222–235

Pallenberg ST, Pust MM, Rosenboom I, Hansen G, Wiehlmann L, Dittrich AM et al (2022) Impact of Elexacaftor/Tezacaftor/Ivacaftor therapy on the cystic fibrosis airway microbial metagenome. Microbiol Spectr 10(5):e0145422

Pattaroni C, Watzenboeck ML, Schneidegger S, Kieser S, Wong NC, Bernasconi E et al (2018) Early-life formation of the microbial and immunological environment of the human airways. Cell Host Microbe 24(6):857–65.e4

Roduit C, Frei R, Depner M, Karvonen AM, Renz H, Braun-Fahrlander C et al (2017) Phenotypes of atopic dermatitis depending on the timing of onset and progression in childhood. JAMA Pediatr 171(7):655–662

Segal LN, Clemente JC, Tsay J-CJ, Koralov SB, Keller BC, Wu BG et al (2016) Enrichment of the lung microbiome with oral taxa is associated with lung inflammation of a Th17 phenotype. Nat Microbiol 1:16031

Sze MA, Dimitriu PA, Hayashi S, Elliott WM, McDonough JE, Gosselink JV et al (2012) The lung tissue microbiome in chronic obstructive pulmonary disease. Am J Respir Crit Care Med 185(10):1073–1080

Testa I, Crescenzi O, Esposito S (2022) Gut dysbiosis in children with cystic fibrosis: development, features and the role of gut-lung axis on disease progression. Microorganisms 11(1):9

Wheatley RM, Caballero JD, van der Schalk TE, De Winter FHR, Shaw LP, Kapel N et al (2022) Gut to lung translocation and antibiotic mediated selection shape the dynamics of Pseudomonas aeruginosa in an ICU patient. Nat Commun 13(1):6523

Mikrobiom und der Einfluss auf das Immunsystem (luminal, mukosal, systemisch)

Antonia Beimert, David Anz und Ignazio Piseddu

Inhaltsverzeichnis

16.1   Einleitung 192
16.2   Das Mikrobiom in der Regulation der angeborenen Immunität 193
    16.2.1   Kontrolle der epithelialen Barrierefunktion 193
    16.2.2   Kontrolle der Funktion angeborener Immunzellen 194
16.3   Das Mikrobiom in der Regulation der adaptiven Immunität 196
    16.3.1   Zelluläre Immunität 197
    16.3.2   Humorale Immunität 198
    16.3.3   Immungedächtnis 200
16.4   Das Mikrobiom im Kontext der Ausbildung systemischer Immunantworten 200
    16.4.1   Das Mikrobiom und Impfungen 201
    16.4.2   Das Mikrobiom bei chronisch-entzündlichen Darmerkrankungen
             und anderen Autoimmunerkrankungen 202
    16.4.3   Das Mikrobiom in der Tumor-Immuntherapie 204
Literatur 207

A. Beimert · D. Anz
LMU Klinikum, Abteilung für Klinische Pharmakologie, Medizinische Klinik und Poliklinik IV, München, Deutschland
e-mail: Antonia.Beimert@med.uni-muenchen.de; David.Anz@med.uni-muenchen.de

I. Piseddu (✉)
LMU Klinikum, Campus Großhadern, Medizinische Klinik und Poliklinik II, München, Deutschland
e-mail: Ignazio.Piseddu@med.uni-muenchen.de

16.1   Einleitung

Die mutualistische Beziehung zwischen Darmmikrobiom und Organismus ist für Entwicklung und Funktion des Immunsystems von entscheidender Bedeutung. Bereits die frühe postnatale Interaktion zwischen enteralen Mikroorganismen und dem Neugeborenen hat vermutlich Einfluss auf die langfristige Immunentwicklung und die spätere Suszeptibilität gegenüber entzündlichen Erkrankungen (Zhao und Elson 2018). Aber auch im Erwachsenenalter modulieren Mikroorganismen konstant die mukosale und systemische Immunität, während das Immunsystem im Gegenzug die Mikrobiotakomposition reguliert und die Aufgabe bewältigen muss, Toleranz gegenüber Kommensalen zu etablieren und gleichzeitig eine effektive Immunabwehr gegen mögliche Pathogene zu generieren. Neben der Mikrobiota selbst beeinflussen darüber hinaus auch deren Metabolite die Entwicklung und Funktion des Immunsystems. Die wechselseitige Beziehung zwischen kommensalen Bakterien im Darm und dem Immunsystem repräsentiert demnach einen fundamentalen Mechanismus des ständigen Fein-*Tunings* essenzieller Immunfunktionen (Belkaid und Harrison 2017).

Im folgenden Kapitel soll die Beziehung zwischen enteraler Mikrobiota und den unterschiedlichen Komponenten der menschlichen Immunität beleuchtet, deren Relevanz im Hinblick auf immunvermittelte Pathologien hervorgehoben und die aus diesem Wissen resultierenden therapeutischen Interventionsmöglichkeiten dargestellt werden (Abb. 16.1).

Die wechselseitige Beziehung zwischen der intestinalen Mikrobiota und dem Immunsystem wirkt sich fundamental auf die immunologische Funktionalität des Organismus aus. Einerseits stellt die Mikrobiota einen entscheidenden Faktor zur Entwicklung und Regulation angeborener und adaptiver Immunantworten dar, andererseits können kommensale Mikroben im Rahmen von Pathologien oder therapeutischen Interventionen wie Autoimmunität, Allergie, Krebs-Immuntherapie sowie Impfung einen entscheidenden Beitrag leisten.

Abb. 16.1 Wechselseitige Beziehung zwischen dem Immunsystem und der intestinalen Mikrobiota. (Adaptiert nach DOI: 10.1016/j. immuni.2017.04.008)

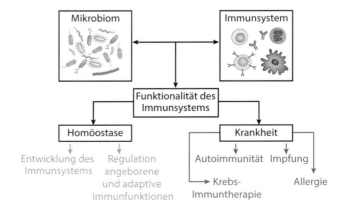

16.2   Das Mikrobiom in der Regulation der angeborenen Immunität

Im Kontext der Regulation angeborener Immunantworten, also der ersten Verteidigungslinie des Immunsystems, leistet das Mikrobiom einen wichtigen Beitrag zur Ausbildung einer potenten epithelialen Barriere an der enteralen Mukosa sowie zur Optimierung der Funktionalität angeborener Immunzellen. Diese Interaktion soll im folgenden Abschnitt beleuchtet werden.

16.2.1 Kontrolle der epithelialen Barrierefunktion

Um die funktionell wichtige homöostatische Beziehung mit der enteralen Mikrobiota aufrechtzuerhalten, ohne lokale sowie systemische Schäden zu riskieren, ist die Minimierung des Kontakts zwischen Mikrobiom und mukosaler Oberfläche im Sinne einer anatomischen Abgrenzung essenziell. Die mikrobielle Translokation und nachfolgende Inflammation werden im Darm insbesondere durch das komplexe Zusammenspiel von Epithelzellen, der intestinalen Mukusschicht inklusive antimikrobieller Peptide sowie den Abwehrmechanismen enteraler Immunzellen verhindert (Belkaid und Harrison 2017).

Die Produktion von Mukus inklusive der darin enthaltenen antimikrobiellen Peptide als primärer Schutzschild gegen bakterielle Translokation und Inflammation der enteralen Mukosa findet zumindest teilweise in Abhängigkeit des Mikrobioms statt (Belkaid und Harrison 2017). Während manche dieser antimikrobiellen Peptide konstitutiv von mukosalen Epithelzellen exprimiert werden, werden andere durch Bindung Kommensalen-abhängiger Moleküle an Mustererkennungsrezeptoren (*pattern recognition receptors*, PRRs) wie Toll-*like*-Rezeptoren (TLRs) oder NOD-*like*-Rezeptoren (NLRs) auf Mukosaepithelzellen induziert (Hooper und Macpherson 2010). Ein prominentes Beispiel hierfür ist das antimikrobielle Lectin RegIIIγ, welches eine direkte bakterizide Wirkung auf grampositive Bakterien besitzt. Die Expression dieses Proteins untersteht einer ausgeprägten, PRR-abhängigen Regulation durch die mikrobielle Flora des Darms, was sehr elaboriert anhand von Expressionsstudien in rekolonisierten keimfreien Mäusen gezeigt werden konnte (Belkaid und Harrison 2017).

Bestimmte Spezies, wie *segmentierte filamentöse Bakterien* (*SFB*), können diese Barriere jedoch durchdringen. Daraufhin werden mikrobielle Antigene dieser Spezies nach Phagozytose durch Antigen-präsentierende Zellen (APC) und konsekutiver Migration in mesenterische Lymphknoten an Effektorzellen präsentiert und können dort eine Immunreaktion auslösen. Da APC jedoch in der Regel nicht über die mesenterischen Lympknoten hinaus migrieren können, bleibt die Immunantwort auf das intestinale Kompartiment begrenzt und unerwünschte systemische Immunreaktionen werden verhindert (Li et al. 2022a). Die Funktion und Orchestration angeborener Immunzellantworten sind folglich ebenfalls entscheidend für die Aufrechterhaltung der intestinalen Homöostase.

16.2.2 Kontrolle der Funktion angeborener Immunzellen

Trotz der umfassenden Maßnahmen zur anatomischen Abgrenzung von Mikrobiom und dem Wirts-Immunsystem können nach Kolonisation durch kommensale Bakterien einzelne Bakterien oder bakterielle Metabolite die physischen Barrieren penetrieren und systemisch nachgewiesen werden (Clarke et al. 2010). Mittlerweile gibt es breite experimentelle Evidenz, die diesen systemisch detektierbaren Molekülen eine essenzielle Rolle in der Modulation von Entwicklung, Reifung und Funktion angeborener Immunzellen attribuiert (Abb. 16.2).

▶   Das Mikrobiom trägt über die Induktion der epithelialen Produktion antimikrobieller Peptide zur Barrierefunktion der enteralen Mukosa bei, ist über diverse Mechanismen an der Optimierung des angeborenen Immunsystems beteiligt und wird zudem gleichzeitig durch dieses beeinflusst.

Abb. 16.2 Regulation angeborener Immunzellen durch das enterale Mikrobiom. (Adaptiert nach DOI: 10.1016/j.immuni.2017.04.008)

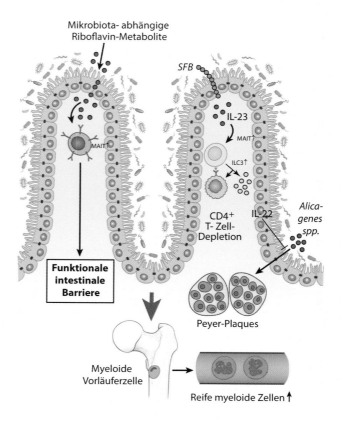

Kommensale Mikrobiota beeinflussen auf vielfältige Weise die Funktion und Entwicklung des angeborenen Immunsystems. Mikrobiota-stämmige Riboflavin-Metabolite sorgen für die Ausbildung sowie Funktionalität von MAIT-Zellen. Weiterhin werden durch die Mikrobiota ILCs im Darm einerseits zur Induktion von IL-22 angeregt, was die Penetration bestimmter pathogener Spezies wie *Alicagenes* verhindert, andererseits werden durch ILCs Kommensalen-spezifische CD4[+] T-Zellen depletiert. Über die intestinale Mukosa hinaus werden durch Mikrobiom-assoziierte Moleküle außerdem die Reifung des myeloiden Zellpools im Knochenmark sowie die Funktionalität myeloider Zellen in der Peripherie verstärkt.

Hinsichtlich des Einflusses des Mikrobioms auf die Myelopoese konnte bereits vor Jahrzehnten gezeigt werden, dass keimfreie oder antibiotikabehandelte Tiere eine Reduktion in der Ausbildung granulozytär-makrophagozytärer Kolonien im Knochenmark sowie in der Funktionalität des angeborenen Immunsystems aufweisen (Goris et al. 1985; Tada et al. 1996). In der Zwischenzeit wurden weitere Studien veröffentlicht, in denen die funktionelle Ausbildung des myeloiden Zellpools in Abhängigkeit der Präsenz sowie der Komposition des enteralen Mikrobioms beschrieben wurde (Belkaid und Harrison 2017). Auf funktioneller Ebene wurde außerdem gezeigt, dass von Kommensalen produzierte kurzkettige Fettsäuren in der enteralen Mukosa das Genexpressionsprofil von Makrophagen und damit deren Funktionalität modulieren können (Chang et al. 2014). Ferner kann von Kommensalen stammendes Peptidoglykan im Serum des Wirts die Eradikation der Pathogene *Streptococcus pneumoniae* sowie *Staphylococcus aureus* durch neutrophile Granulozyten auf eine NOD1-abhängige Weise verbessern (Clarke et al. 2010). Selbst in anatomisch entfernten Regionen scheinen residente angeborene Immunzellen durch das enterale Mikrobiom moduliert zu sein. In diesem Kontext konnten beispielsweise Kim und Kollegen zeigen, dass die durch Antibiotika induzierte enterale Dysbiose eine proinflammatorische Polarisierung von Alveolarmakrophagen mit konsekutiv gesteigerter Atemwegsinflammation zur Folge hat (Belkaid und Harrison 2017).

Neben myeloiden Zellen wie Makrophagen werden auch weitere der angeborenen Immunität zugeschriebene Zelltypen durch das intestinale Mikrobiom moduliert. Ein Beispiel hierfür sind die angeborenen lymphoiden Zellen (*innate lymphoid cells*, ILCs). ILCs sind eine Familie unterschiedlicher Zell-Subpopulationen, welche insbesondere an mukosalen Oberflächen präsent sind und hier eine essenzielle Rolle in der Regulation von Immunantworten und Gewebsinflammation einnehmen (Tait Wojno 2016). Auch dieser Zelltyp scheint in einer wechselseitigen Beziehung mit kommensalen Mikroben zu existieren. Die Produktion des Zytokins IL-22 durch ILC beispielsweise vermittelt die Eindämmung bestimmter Mikroben wie *Alcaligenes spp.* in mukosalen Lymphgeweben und verhindert somit eine systemische Inflammation (Sonnenberg et al. 2012). Darüber hinaus konnte gezeigt werden, dass ein bestimmter ILC-Subtyp, nämlich ILC3, Immunantworten gegen Kommensalen reguliert, indem diese mit Kommensalen-reaktiven CD4[+] T-Zellen in einer MHC-II-abhängigen Weise interagieren und diese depletieren können (Belkaid und Harrison 2017).

Ein weiterer Zelltyp der angeborenen Immunität, dessen Rolle im Kontext des enteralen Mikrobioms in den letzten Jahren beschrieben wurde, sind Mukosa-assoziierte invariante T (MAIT)-Zellen. Diese evolutionär konservierten Zellen erkennen als Teil des angeborenen Immunsystems mit ihrem invarianten T-Zell-Rezeptor mikrobielle Liganden wie Riboflavin aus der mikrobiellen Vitamin B-Synthese und repräsentieren in der Immunabwehr an mukosalen Barrieren eine entscheidende Immunzellsubpopulation (Nel et al. 2021). Die Entwicklung dieser Zellpopulation ist hochgradig abhängig von der Präsenz des Mikrobioms, da sie in keimfreien Mäusen absent ist (Belkaid und Harrison 2017). Bei Defizienz von MAIT-Zellen wurde von einer kompromittierten intestinalen Barriere berichtet, während fehlgerichtete Immunreaktionen von MAIT-Zellen mit Autoimmunphänomenen wie der Entwicklung chronisch-entzündlicher Darmerkrankungen (CED) assoziiert wurden (Belkaid und Harrison 2017). Die genauen Mechanismen der gegenseitigen Regulation von kommensalen Bakterien im Darm und den angeborenen Immunzellen in der intestinalen Mukosa sind teilweise noch unvollständig verstanden und Teil des aktiven grundlagenwissenschaftlichen Interesses.

16.3   Das Mikrobiom in der Regulation der adaptiven Immunität

Auch in der Regulation der adaptiven Immunität nimmt das enterale Mikrobiom eine entscheidende Rolle ein (Abb. 16.3). Das adaptive Immunsystem kann grob vereinfacht in eine zelluläre und eine humorale Komponente untergliedert werden und zeichnet sich ferner durch die Ausbildung eines immunologischen Gedächtnisses aus. Auf die Relevanz

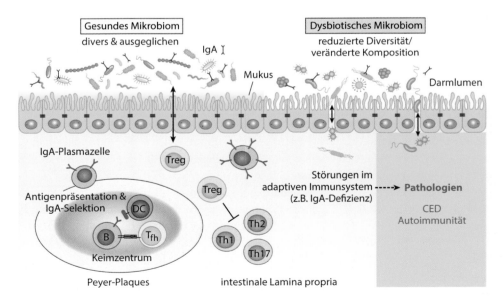

Abb. 16.3 Wechselseitige Beziehung zwischen adaptiver Immunität und intestinalem Mikrobiom. (Adaptiert nach DOI: 10.1111/imr.12185)

dieser Aspekte in Zusammenhang mit dem intestinalen Mikrobiom soll im Folgenden eingegangen werden.

Während der Homöostase stehen ein diverses und ausgeglichenes Mikrobiom und das adaptive Immunsystem in enger wechselseitiger Beziehung. Bakterielle Antigene induzieren in den Keimzentren intestinaler Peyer-Plaques die Bildung von IgA-Immunglobulinen, die wiederum etwa durch Bindung der Bakterien an der Aufrechterhaltung einer Immunbalance mit dem Mikrobiom beteiligt sind. Ebenso stehen pro- und antiinflammatorische T-Zellen regulierend mit der Mikrobiota in Kontakt. Eine mikrobielle Dysbiose im Sinne von veränderter Komposition und Diversitätsverlust steht in Zusammenhang mit gestörten Immunfunktionen sowie Pathologien wie etwa autoimmunen oder chronisch-entzündlichen Erkrankungen.

16.3.1 Zelluläre Immunität

Das enterale Mikrobiom spielt eine essenzielle Rolle in der Modulation und Regulation zellulärer Immunantworten. Indem verschiedene Bakterienstämme die Differenzierung unterschiedlicher T-Zell-Subtypen induzieren (Zhao und Elson 2018), sorgt die Mikrobiota beispielsweise für ein Gleichgewicht zwischen pro- und antiinflammatorischen T-Zellen (Li et al. 2022a).

Aufgrund der enorm hohen Anzahl an Antigenkontakten im Darm (mikrobielle, orale und Autoantigene) ist hier insbesondere eine starke regulatorische Immunkomponente notwendig. Dazu tragen vor allem FOXP3[+] regulatorische T-Zellen (Treg) bei. Passend dazu sind IL-10[+] Treg während immunologischer Homöostase im Vergleich zu anderen Organen vermehrt im intestinalen Gewebe vorhanden (Maynard et al. 2007) Prinzipiell wird zwischen natürlichen, im Thymus generierten Treg (nTreg) und peripher, etwa im intestinalen Lymphgewebe, induzierten Treg (iTreg) unterschieden. Für die Toleranz hinsichtlich Kommensalen sowie Umweltantigenen werden vermutlich kombinierte Effekte der nTreg und iTreg benötigt (Belkaid und Harrison 2017). Auch wenn es widersprüchliche Daten gibt, inwiefern einzelne Bakterienstämme an der Treg-Induktion beteiligt sind, gibt es dennoch gewisse Evidenz, dass die intestinale Mikrobiota zur Induktion von Treg beiträgt. So werden Treg zwar auch im Darm keimfreier Mäuse gefunden, aber einige Studien konnten zeigen, dass die Mikrobiota die Induktion und Aktivierung von intestinalen Treg entscheidend fördert (Belkaid und Harrison 2017; Geuking et al. 2011). Intestinale Bakterien, wie etwa einige Clostridien-Stämme, aber auch bakterielle Metabolite wie kurzkettige Fettsäuren können intestinale Treg induzieren und damit Schutz vor immunvermittelten Erkrankungen leisten (Zhao und Elson 2018). Diese Beispiele verdeutlichen, dass Treg, die im Darm unter anderem durch die Mikrobiota induziert werden, entscheidend an der intestinalen Homöostase beteiligt sind, indem sie die Toleranz des Darmmikrobioms gewährleisten und überschießende Immunität verhindern.

Für eine effektive adaptive Immunreaktion und zur Verhinderung einer bakteriellen Translokation und systemischen Inflammation sind weitere CD4[+] T-Zellen, insbesondere

Th17-Zellen, aber auch andere Subtypen wie Th1- und Th2-Zellen und follikuläre T-Helferzellen (Tfh) bedeutsam. Für das immunologische Gleichgewicht spielt vor allem deren Verhältnis zu den oben beschriebenen Treg eine entscheidende Rolle (Li et al. 2022a). Th17-Zellen sind nicht nur bei entzündlichen Erkrankungen zahlreich vorhanden, sondern auch während der intestinalen Homöostase relevant und an deren Aufrechterhaltung beteiligt (Zhao und Elson 2018). Enterale Mikrobiota tragen über diverse Mechanismen zur Th17-Induktion bei. Beispielsweise führt die Sezernierung von IL-6 und TGF-β nach Erkennung und Phagozytose von infizierten apoptotischen Zellen durch dendritische Zellen zur Th17-Differenzierung (Li et al. 2022a). Diese sezernieren die Th17-Zytokine IL-17 und IL-22, wodurch intestinale Epithelzellen zur Produktion antimikrobieller Peptide und zur Verstärkung ihrer epithelialen Barrierefunktion angeregt werden. Zudem fördern Th17-Zellen die IgA-Produktion im intestinalen Lymphgewebe. Bei Mäusen mit durch Antibiotikatherapie gestörter Darmflora findet sich dagegen eine stark reduzierte Zahl an Th17-Zellen in der intestinalen Lamina propria. Das Fehlen von Th17-Zellen kann eine mikrobielle Translokation begünstigen (Belkaid und Harrison 2017). Insgesamt sind Th17-Zellen essenziell für eine effektive intestinale Immunabwehr, wobei gleichzeitig ein Übermaß an Th17-Zellen wiederum ungünstig im Hinblick auf überschießende Immunreaktionen ist, die Entzündung und Autoimmunität begünstigen (Li et al. 2022a).

Th1- und Th2-Zellen befinden sich unter homöostatischen Bedingungen etwa im Gleichgewicht. Das Darmmikrobiom stimuliert in diesem Kontext vor allem Th1-Zellen und verhindert damit ein Ungleichgewicht zugunsten von Th2-Zellen. So kann beispielsweise bakterielles Polysaccharid A von *Bacteroides fragilis* eine Th1-Immunantwort induzieren. Und auch Tfh-Zellen stehen in Beziehung mit dem Darmmikrobiom. Über die Beeinflussung von B-Zell-vermittelten IgA-Immunantworten nehmen Tfh-Zellen unter anderem Einfluss auf das Mikrobiom, und Störungen dieses Zelltyps können zu Veränderungen der Mikrobiomkomposition führen (Li et al. 2022a).

▶   Das Mikrobiom steht mit der adaptiven Komponente des Immunsystems in wechselseitigem Kontakt. Es wird einerseits durch die adaptive Immunität reguliert, andererseits trägt es über die Induktion verschiedener T-Zell-Subtypen entscheidend zum Gleichgewicht pro- und antiinflammatorischer T-Zellen bei.

16.3.2 Humorale Immunität

Im Kontext der humoralen Immunität, die von B-Zellen bzw. Plasmazellen und den von ihnen produzierten Antikörpern vermittelt wird, sind im Intestinum insbesondere sekretorische IgA-Immunglobuline bedeutend für die Aufrechterhaltung der Mikrobiomdiversität und die Begrenzung der Kommensalen auf das Darmkompartiment. Tatsächlich befinden sich beim Menschen etwa 80 % der Plasmazellen in der intestinalen Lamina propria und sezernieren dort IgA-Antikörper. Die Mikrobiota-induzierte IgA-Sekretion kann sowohl T-Zell-abhängig als auch T-Zell-unabhängig erfolgen, wobei jedoch der Großteil der Mikroben eine T-Zell-unabhängige Immunglobulinproduktion anregt (Li et al. 2022a).

Einige Spezies, wie zum Beispiel *SFB*, können jedoch, wie oben beschrieben, die Mukosabarriere durchdringen und durch Interaktion mit APC T-Zell-abhängige IgA-Antworten auslösen (Bunker et al. 2015). Bei Abwesenheit mikrobieller Stimuli, wie etwa in keimfreien Mäusen, werden stark reduzierte IgA-Level beobachtet, woraus sich schließen lässt, dass ein Großteil der intestinalen IgA-Immunglobuline auf Mikrobiota-Signale hin produziert werden (Kato et al. 2014). Mäuse, die aufgrund eines Defekts der aktivierungsinduzierten Cytidin-Desaminase (AID) einen Mangel an hypermutiertem IgA aufweisen, zeigen eine gestörte Darmflora mit übermäßiger Expansion von *SFB,* wobei sich durch Wiederherstellung der IgA-Produktion in der intestinalen Lamina propria eine Erholung der Mikrobiomkomposition erzeugen ließ (Kato et al. 2014). Menschen mit selektivem IgA-Mangel bleiben zwar häufig klinisch asymptomatisch, zeigen aber dennoch ein erhöhtes Risiko für Allergien, Autoimmunität und auch gastrointestinale Erkrankungen (Yazdani et al. 2017). Weiterhin führen IgA-Mangelzustände sowohl im murinen als auch im humanen System nicht nur zu Störungen der Darmflora, sondern auch zu systemisch überschießenden Immunreaktionen. Dies zeigt, dass Mikrobiom-induzierte sekretorische IgA nicht nur lokal essenziell für ein diverses und ausgeglichenes Mikrobiom, sondern dadurch auch ein entscheidender Faktor zur Gewährleistung der systemischen immunologischen Homöostase sind (Kato et al. 2014).

Die Produktion Kommensalen-spezifischer IgA-Antikörper findet durch Interaktion von intestinalen dendritischen Zellen (DC) mit B- und T-Zellen in den Peyer-Plaques sowie durch Präsentation mikrobieller Antigene durch APC in den mesenterischen Lymphknoten statt (Belkaid und Harrison 2017). Diese kompartimentalisierte IgA-Antwort wirkt über verschiedene Mechanismen modulierend auf das Mikrobiom (Li et al. 2022a). Beispielsweise beeinflussen IgA-Antikörper die bakterielle Genexpression (Belkaid und Harrison 2017). Außerdem halten IgA-Antikörper die Bakterien durch Immunkomplexbildung im intestinalen Lumen zurück, wodurch sie den Kontakt der systemischen Immunität mit mikrobiellen Antigenen verhindern, und sind zusätzlich an der Neutralisierung bereits translozierter Bakterien beteiligt (Boullier et al. 2009). In geringerem Maße sind auch IgM- und IgG-Antikörper an der Pathogenkontrolle und Aufrechterhaltung der intestinalen Homöostase beteiligt (Li et al. 2022a). In experimentellen Mausmodellen konnte hierbei gezeigt werden, dass sekretorische IgM- gemeinsam mit sekretorischen IgA-Antikörpern an der Bindung von *Salmonella typhimurium* beteiligt waren und den Pathogeneintritt in Peyer-Plaques verhinderten. In diesem Kontext konnte ferner beobachtet werden, dass intestinale Mikroben, die sowohl von IgA- als auch von IgM-Immunglobulinen gebunden waren, zahlreicher und diverser vorhanden waren als einfach- oder ungebundene Bakterien, was andeutet, dass IgM-Antikörper zur Aufrechterhaltung eines diversen Mikrobioms beitragen können (Li et al. 2022a). Physiologischerweise exprimieren lediglich 3–4 % der intestinalen Plasmazellen IgG-Antikörper (Li et al. 2022a). Dagegen finden sich bei Patienten mit Morbus Crohn und Colitis ulcerosa stark erhöhte intestinale IgG-Level, und dieses gestörte Verhältnis der Immunglobulinklassen mit überschießender mukosaler antibakterieller Immunität deutet in diesem Kontext einen Verlust der Toleranz gegenüber der physiologischen Darmflora bei CED an (Macpherson et al. 1996).

16.3.3 Immungedächtnis

Bezüglich der Entwicklung eines intestinalen Immungedächtnisses in Abhängigkeit des Mikrobioms gibt es weitreichende Evidenz für die Entwicklung einer mukosalen IgA-Gedächtnisantwort. So konnten sowohl im murinen als auch im humanen System Antigen-spezifische, IgA-abhängige B-Zellreaktionen nach Immunisierung mit dem Choleratoxin beobachtet werden, wobei es zu beschleunigten sekundären Immunantworten kam (Campillo-Gimenez et al. 2021). Ferner wurden in der Literatur auch intestinale T-Zell-Gedächtnisantworten beschrieben, die sowohl T-Helferzellen als auch zytotoxische T-Zellen nach Exposition gegenüber Rotaviren umfassen (Campillo-Gimenez et al. 2021). Es ist zudem naheliegend, dass sich im Laufe der Zeit durch Antigenkontakte wie etwa durch Barrieredurchbrüche auch Kommensalen-spezifische Gedächtniszellen ausbilden (Belkaid und Harrison 2017).

Dieses auf das Mikrobiom ausgerichtete immunologische Gedächtnis könte zu einem lebenslang stabilen Mikrobiom beitragen. Diese Annahme kann dadurch gestützt werden, dass sich nach antibiotischer Therapie mit Beeinträchtigung der Darmflora im Nachhinein wieder die ursprüngliche Mikrobiomkomposition einstellt (Sommer et al. 2017). Physiologischerweise sorgt das Immunsystem dadurch also für einen Schutz vor Fehlbesiedlung und vor Erkrankungen, indem es ein gesundes Mikrobiom aufrechterhält. Im Falle eines dysbiotischen Mikrobioms stellt dies jedoch möglicherweise einen krankheitserhaltenden Faktor dar. Das intestinale Immungedächtnis könnte damit auch ein Hindernis darstellen, das Mikrobiom im Rahmen von Pathologien zu therapeutischen Zwecken zu verändern (Campillo-Gimenez et al. 2021; Sommer et al. 2017).

16.4 Das Mikrobiom im Kontext der Ausbildung systemischer Immunantworten

Obwohl die exakten Mechanismen oftmals noch nicht detailliert verstanden sind, gibt es zahlreiche Hinweise, dass das Darmmikrobiom nicht nur die lokale intestinale Immunität beeinflusst, sondern auch systemische Auswirkungen auf Immunreaktionen hat. Keimfrei gezüchtete Mäuse zeigen eine beeinträchtigte immunologische Funktion im Rahmen systemischer Infektionen. Diskutiert werden als Ursache hierfür direkte Einflüsse der Mikrobiota bzw. derer Metabolite etwa durch Eintritt in den Blutkreislauf, aber auch indirekte Effekte durch lokale Stimulation von Immunzellen, welche dann extraintestinale Immunfunktionen ausüben (Lo et al. 2020).

Als beeindruckendes Beispiel sei hier zudem der klinisch erwiesene Einfluss des Mikrobioms im Rahmen von Tumorimmuntherapien auf das Therapieansprechen und vor allem der therapeutische Nutzen eines fäkalen Mikrobiota-Transfers (FMT) zur Überwindung immuntherapeutischer Resistenzen zu nennen (Davar et al. 2021; Baruch et al. 2021). Aber auch der Einfluss des intestinalen Mikrobioms auf die Effektivität von Impfungen sowie auf die Ausbildung von Autoimmunphänomenen stellt die potenten Wechselwirkungen zwischen Immunsystem und Mikrobiota eindrücklich dar.

16.4.1 Das Mikrobiom und Impfungen

Das intestinale Mikrobiom und das Immunsystem stehen in enger funktionaler Beziehung zueinander. Es ist daher naheliegend, dass die Komposition des Mikrobioms auch einen Einfluss auf die immunologische Effektorfunktion im Rahmen von Impfantworten hat. Tatsächlich variiert die Effektivität zugelassener Impfungen in unterschiedlichen Impfkohorten, was sich auf zahlreiche intrinsische (u. a. Alter, Geschlecht, Genetik) sowie extrinsische (u. a. Vakzinierungsregime, chronische Inflammation, Geografie, Ernährungszustand) Faktoren zurückführen lässt (Jordan et al. 2022). Die zugrunde liegenden Mechanismen für die variierende Impfeffektivität unterschiedlicher Kohorten ist jedoch weitgehend unverstanden. Wachsende Evidenz spricht dafür, dass die Immunogenität von Impfungen einer ausgeprägten Assoziation zur Komposition des enteralen Mikrobioms unterliegt (Lynn et al. 2022). Bereits in präklinischen Studien konnte gezeigt werden, dass die TLR5-abhängige Erkennung von Mikrobiombestandteilen für die Effizienz der saisonalen Influenza-Vakzine sowie der Polio-Vakzine entscheidend ist und Antibiotikainduzierte Dysbiose der Effektivität oraler Impfungen schadet (Hall et al. 2008; Oh et al. 2014). In der Zwischenzeit konnte diese Beobachtung auch in einigen humanen Kohorten validiert werden. Harris und Kollegen konnten beispielsweise zeigen, dass das vermehrte Vorkommen von *Streptococcus bovis* im enteralen Mikrobiom von Kindern im Kontext einer oralen Rotavirus-Vakzine signifikant mit einer verstärkten Vakzineantwort korrelierte, während *Bacteroides spp.* und *Prevotella spp.* mit einer verminderten Vakzineeffektivität assoziiert waren (Harris et al. 2017). Darüber hinaus konnte die Präsenz von *Bifidobacteria* in der frühen Kindheit mit einem signifikant besseren immunologischen Ansprechen auf einige parenterale Impfungen assoziiert werden (Huda et al. 2019). Interessanterweise konnte in Interventionsstudien nach Antibiotika-induzierter Dysbiose eine verminderte Effektivität einer parenteralen Influenza-Vakzine in Menschen beobachtet werden, jedoch selektiv in der Kohorte mit niedrigen vorbestehenden Antikörpertitern (Hagan et al. 2019). Erst kürzlich konnte in einer prospektiven Beobachtungsstudie im Rahmen der COVID-19-Vakzineantwort ebenfalls beschrieben werden, dass sowohl die Impfantwort auf einen Totimpfstoff (CoronaVac) als auch auf eine mRNA-Vakzine (BNT162b2) durch die Komposition des Mikrobioms modulierbar war (Ng et al. 2022). Mittels metagenomischer Sequenzierung konnten hier *Bifidobacterium adolescentis* in der CoronaVac-Kohorte und *Roseburia faecis* in der BNT162b2-Kohorte mit einer verstärkten Vakzineantwort assoziiert werden. Die Mechanismen, durch die die Komposition des enteralen Mikrobioms die Effektivität von Impfungen beeinflusst, sind noch Teil der aktiven wissenschaftlichen Debatte. Heutzutage werden insbesondere eine natürliche Adjuvanzwirkung durch Stimulation von PRRs des Wirtsimmunsystems, die Expression immunmodulatorischer Metabolite, welche die Antigenpräsentation und die Ausbildung der Wirtsimmunität beeinflussen, sowie die Präsenz potenzieller kreuzreaktiver Epitope auf bestimmten Kommensalen, welche zu einer verstärkten Vakzine-induzierten T-Zell- und B-Zell-Antwort führen, als potenzielle Mechanismen diskutiert (Lynn et al. 2022). Weitere Studien sind notwendig, um die Mechanismen dieses Effekts genauer zu verstehen und im Rahmen therapeutischer Interventionen auf dem Gebiet der Mikrobiommodulation (beispielsweise Probiotika, FMT) möglicherweise verbesserte Impfantworten in bestimmten Populationen zu ermöglichen bzw. in selektierten Individuen mit ungünstiger Mikrobiomkomposition eine adaptierte Impferfolgskontrolle durchzuführen.

16.4.2 Das Mikrobiom bei chronisch-entzündlichen Darmerkrankungen und anderen Autoimmunerkrankungen

Chronisch-entzündliche Darmerkrankungen (CED), wie Morbus Crohn und Colitis ulcerosa, treten in der westlich-industrialisierten Welt mit einer Prävalenz von mehr als 0,3 % auf und nehmen in Ländern des globalen Südens mit fortschreitender Industrialisierung stark zu (Ng et al. 2017). Pathomechanistisch liegt diesen Erkrankungen eine chronische immunvermittelte intestinale Entzündung zugrunde, für die ursächlich ein komplexes Zusammenspiel aus genetischen Faktoren sowie Umwelteinflüssen (u. a. Ernährung, Lebensstil, Infektionen und Antibiotikatherapien) angenommen wird (Ni et al. 2017). Bezüglich des Mikrobioms gibt es zahlreiche Hinweise auf Zusammenhänge zwischen Veränderungen der Mikrobiomkomposition und der Entwicklung einer CED. Inwiefern es sich hier jedoch um kausale Zusammenhänge, die Konsequenz der intestinalen Inflammation oder rein statistische Korrelation handelt, ist noch nicht eindeutig geklärt.

Zahlreiche Studien zeigen sowohl im Mausmodell als auch in Patientenkohorten Assoziationen zwischen dysbiotischen Mikrobiomveränderungen, insbesondere im Sinne eines Diversitätsverlusts, und CED. So konnte zum Beispiel eine Reduktion von Mitgliedern der Kommensalen-Stämme *Firmicutes* und *Bacteroidetes* in intestinalen Gewebeproben von einem Teil von Patienten mit CED im Vergleich zu gesunden Individuen nachgewiesen werden (Frank et al. 2007). Jedoch finden sich in Studien teils widersprüchliche und uneindeutige Ergebnisse, und es lassen sich bisher keine pauschalen Aussagen treffen, welche Bakterienstämme protektive und welche schädliche Einflüsse im Kontext von CED haben könnten (Ni et al. 2017). Als weiterer Hinweis auf eine mögliche kausale oder kontributive Rolle des Mikrobioms im Rahmen von CED ist vor allem der Anstieg der CED-Prävalenz im Rahmen der Industrialisierung mit den damit einhergehenden und sich bekanntermaßen auf das Mikrobiom auswirkenden Veränderungen von Ernährung und Umwelteinflüssen, zu nennen. Weitere Hinweise sind das häufige Auftreten von Entzündung an den anatomischen Regionen mit erhöhter fäkaler Stase (terminales Ileum, Rektum) und die Effizienz von Stoma-Therapien zur Stuhlableitung bei CED (Ni et al. 2017). Dysbiotische Veränderungen des Mikrobioms bei Erkrankungen wie M. Crohn und Colitis ulcerosa könnten jedoch auch eine Reaktion auf die chronische intestinale Entzündung darstellen, beispielsweise als Anpassung an den oxidativen inflammatorischen Zustand (Ni et al. 2017). Aber nicht nur die Mikroben selbst haben einen Stellenwert in der Diskussion um die Pathomechanismen der CED, sondern auch die oben bereits erwähnten mikrobiellen Metabolite. Von der Mikrobiota produzierte kurzkettige Fettsäuren können in diesem Kontext die Funktion intestinaler Treg regulieren und eine schützende Wirkung hinsichtlich der Entwicklung von Colitis bei Mäusen zeigen (Smith et al. 2013).

Die bisherigen Studienergebnisse und hypothetischen Überlegungen haben zu verschiedenen Mikrobiom-modulierenden Therapieansätzen im Rahmen von CED geführt. Der Einsatz von Probiotika erbrachte insgesamt uneindeutige Resultate. Es gibt jedoch vielversprechende Ergebnisse durch Probiotika zur Verhinderung einer Pouchitis nach einer ileoanalen Pouch-Anlage bei Colitis ulcerosa-Patienten (Sanders et al. 2013). Ein weiterer Ansatz in der Therapie des M. Crohn ist die exklusive enterale Ernährung, die insbesondere bei pädiatrischen Patienten angewendet wird und eine deutliche klinische Verbesserung erzielt, sowie zur mukosalen Heilung beiträgt (Ni et al. 2017). Der potenzielle Wirkmechanismus der exklusiven enteralen Ernährung konnte hier zumindest teilweise auf deutliche Veränderungen der Mikrobiota zurückgeführt werden (Ni et al. 2017). Außerdem wird auch der FMT als Therapie der CED klinisch erprobt. Es existieren zwar vielversprechende randomisierte, kontrollierte Studien, die eine Remission bei Colitis ulcerosa-Patienten durch FMT zeigen konnten, jedoch lassen sich hierzu auch gegensätzliche Ergebnisse in der Literatur finden. Auch für die Behandlung des Morbus Crohn mittels FMT gibt es erste Hinweise auf ein therapeutisches Ansprechen. Dennoch sind in diesem Feld, insbesondere im Hinblick auf die methodische Durchführung des FMT, Donor- und Empfängerauswahl sowie Sicherheit und Dauer des Therapieerfolgs, noch weitere Studien notwendig, um hierzu eindeutige Evidenz zu etablieren (Ni et al. 2017).

Wie oben ausführlich beschrieben, ist die wechselseitige Beziehung zwischen Mikrobiom und Immunsystem essenziell für die physiologische Homöostase, und Störungen können zum Verlust der Toleranz und überschießenden, inflammatorischen Immunreaktionen führen. CED sind assoziiert mit verschiedenen Genen, die zur mukosalen Barriere- und Immunfunktion beitragen (Belkaid und Hand 2014). So sind Mutationen im Gen des PRR NOD2 mit der Entwicklung eines M. Crohn assoziiert (Ogura et al. 2001). NOD2 kann durch bakterielles Muramyl-Dipeptid (MDP) aktiviert werden und dann über das Adapterprotein RIP2 NF-κB-abhängige, proinflammatorische Immunreaktionen auslösen, während NOD2-Varianten, die mit erhöhter Anfälligkeit für M. Crohn in Zusammenhang stehen, eine mangelhafte MDP-vermittelte Aktivierung aufweisen (Meylan et al. 2006). Regulär ist NOD2 an der Aufrechterhaltung der Homöostase zwischen Darmmikrobiom und Immunsystem beteiligt, und Störungen von NOD2 sind assoziiert mit dysbiotischen Mikrobiomveränderungen. NOD2-defiziente Mäuse weisen demnach im Vergleich zu Kontrollmäusen eine deutlich veränderte Mikrobiomstruktur und erhöhte Level an Bakterien im Stuhl und im terminalen Ileum auf. Ferner bedingt eine fehlende NOD2-Aktivität eine Reduktion von intestinalen intraepithelialen Lymphozyten (IEL), was vermutlich zur erhöhten Anfälligkeit von $NOD2^{-/-}$ Mäusen für eine experimentell induzierte Colitis beiträgt. Zudem gibt es auch Evidenz für eine wechselseitige Beziehung zwischen NOD2 und dem enteralen Mikrobiom. So zeigten Mäuse unter keimfreien Bedingungen eine reduzierte NOD2-Expression, während es bei keimfreien Mäusen durch Zugabe von kommensalen Bakterien zur Induktion der NOD2-Expression kam (Liu et al. 2022).

Auch in Bezug auf extraintestinale Autoimmunerkrankungen gibt es zahlreiche Hinweise auf einen potenziellen Zusammenhang mit dysbiotischen Mikrobiomveränderungen. So zeigten Wu *et al.* in einer Studie von 2010, dass im Mausmodell unter keimfreien Bedingungen die Intensität einer autoimmunen Arthritis stark gemildert war, was sich hier auch in reduzierten Serumlevel von Autoantikörpern äußerte. Bei der intestinalen Besiedlung dieser Mäuse mit *SFB* zeigte sich eine deutliche Verschlechterung der Arthritis, was auf die bakteriell bedingte Induktion von Th17-Zellen in der intestinalen Lamina propria und die Produktion von Autoantikörpern zurückgeführt wurde (Wu et al. 2010). 2019 konnten in einer chinesischen Kohorte von Patienten mit rheumatoider Arthritis eine reduzierte Mikrobiomdiversität und veränderte Komposition der Mikrobiota im Vergleich zur gesunden Kontrollgruppe nachgewiesen werden (Sun et al. 2019). Zudem wurde 2021 ein Fallbericht einer 20-jährigen Patientin mit rheumatoider Arthritis veröffentlicht, die nach FMT von einem gesunden Donor eine Krankheitsremission zeigte, welche zum Zeitpunkt des Fallberichts vier Monate anhielt (Zeng et al. 2021). Jedoch sind auch hier noch weitere Studien notwendig, um die Frage einer potenziell kausalen Rolle von Mikrobiomveränderungen und deren therapeutisches Potenzial im Rahmen der rheumatoiden Arthritis zu bestimmen. Als weiteres Beispiel sind autoimmune Schilddrüsenerkrankungen wie die Hashimoto-Thyreoiditis und Morbus Basedow zu nennen, für die es ebenfalls Hinweise auf einen Zusammenhang mit dem intestinalen Mikrobiom gibt. So konnte bei Patienten mit Hashimoto-Thyreoiditis eine veränderte Mikrobiomkomposition im Vergleich zu gesunden Individuen nachgewiesen werden (Zhao et al. 2018). Und auch bei Patienten mit endokriner Orbitopathie im Rahmen eines M. Basedow konnten deutliche Veränderungen der Mikrobiota beobachtet werden (Shi et al. 2019). Als weiterer Hinweis für die Auswirkungen des Mikrobioms auf die Schilddrüsenfunktion dient eine Studie aus dem Jahr 2020, bei der Mäuse, die einen FMT von Patienten mit Hypothyreose erhielten, in Folge niedrigere Thyroxin-Spiegel zeigten als diejenigen Mäuse, die einen FMT von gesunden Spendern erhalten hatten (Su et al. 2020). Trotz der hier aufgeführten korrelativen Daten gibt es bislang keine eindeutigen Beweise für eine kausale Beziehung zwischen autoimmunen Schilddrüsenerkrankungen und dysbiotischen Mikrobiomveränderungen, sodass weitere Untersuchungen dieser Interaktion notwendig sind.

▶ Systemisch zeigen sich in Studien Auswirkungen der intestinalen Mikrobiomkomposition auf die Effektivität von Impfungen, darüber hinaus ist ein dysbiotisches Mikrobiom mit Autoimmunprozessen wie chronisch-entzündlichen Darmerkrankungen assoziiert und scheint sich negativ auf das Therapieansprechen unter onkologischen Immuntherapien auszuwirken.

16.4.3 Das Mikrobiom in der Tumor-Immuntherapie

Durch das in den letzten Jahrzehnten gewachsene grundlagenwissenschaftliche Interesse an den Mechanismen der antitumoralen Immunität und die effiziente Translation experimentell-wissenschaftlicher Daten in die klinische Anwendung konnten die Therapielandschaft vieler onkologischer Erkrankungen spätestens durch die Zulassung von Immun-Checkpoint-Inhibitoren (ICI) revolutioniert und die Behandlungsmöglichkeiten sowie Prognose von Patienten diverser Entitäten stark verbessert werden. ICI sind monoklonale Antikörper, welche inhibitorische Interaktionen von T-Zellen mit APC bzw. Tumorzellen verhindern und dadurch die antitumorale T-Zell-Antwort verstärken. Trotz ihrer potenten Wirkung in Subgruppen von Patienten und Entitäten gibt es weiterhin eine Vielzahl von Patienten, die nicht von diesen immunonkologischen Therapien profitieren. In den letzten Jahren häufte sich die Evidenz, dass die Komposition des intestinalen Mikrobioms für die interindividuelle Variabilität hinsichtlich des Ansprechens auf ICI sowohl in präklinischen Modellen als auch in Patienten entscheidend sein kann (Li et al. 2022b). In den führenden präklinischen Studien und Korrelationsanalysen in Patientenkohorten konnten insbesondere *Bacteroidales, Akkermansia muciniphila, Ruminococcaceae, Bifidobacterium longum, Collinsella aerofaciens* und *Enterococcus faecium* mit einem guten Ansprechen auf ICI assoziiert werden. (Vétizou et al. 2015; Routy et al. 2018; Gopalakrishnan et al. 2018; Matson et al. 2018). Ferner konte in diesen Studien auch gezeigt werden, dass die Antibiotika-induzierte Dysbiose im Kontext einer Immuntherapie schädlich für das Therapieansprechen sein kann und das Vorkommen bestimmter Taxa wie *Prevotellaceae* und *Proteobacteria* mit einem negativen ICI-Ansprechen korreliert werden (Abb. 16.4) (Fernandes et al. 2022). Die Mechanismen, die für diese Effekte verantwortlich sind, sind

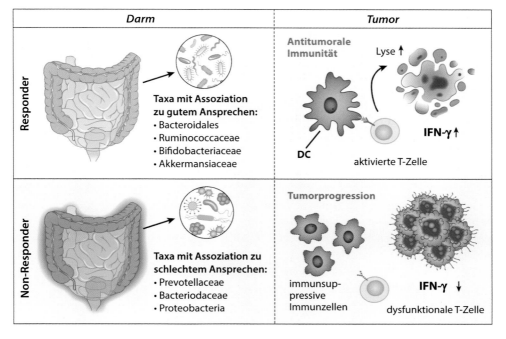

Abb. 16.4 Einfluss des intestinalen Mikrobioms auf das Therapieansprechen von Checkpoint-Inhibitoren. (Adaptiert nach DOI: 10.1038/s41568-022-00513-x)

weiterhin nicht vollständig geklärt. Mögliche zugrunde liegende Mechanismen sind die tonische Aktivierung von PRRs durch bestimmte Mikroben, Antigen-Kreuzreaktivität zwischen der Mikrobiota und Tumorantigenen, was in einer verstärkten antitumoralen T-Zell-Antwort resultiert, sowie die Expression oder Induktion von Zytokinen und Metaboliten, die die antitumorale Immunantwort günstig beeinflussen (Villemin et al. 2023). Aufgrund der hier beschriebenen Interaktion zwischen Mikrobiom und dem Ansprechen auf Immuntherapie scheint die Modulation des Mikrobioms eine potente Möglichkeit zu sein, das Therapieansprechen vieler Patienten zu verbessern und die Therapieresistenz gegenüber ICI zu überwinden. Erste Daten hierzu konnten in vielen der bereits oben erwähnten Studien präsentiert werden, in denen keimfreie Mäuse einen FMT von ICI-responsiven Patienten erhielten und daraufhin eine verstärkte tumorgerichtete Immunantwort im Kontext einer begleitenden ICI-Therapie in präklinischen Modellen des Melanoms sowie epithelialer Tumoren wie dem Bronchialkarzinom aufwiesen (Routy et al. 2018; Gopalakrishnan et al. 2018). Der Transfer von Stuhl nicht-responsiver Patienten in keimfreie Mäuse hingegen erbrachte keinen Therapievorteil.

Die Komposition des Mikrobioms kann eine entscheidende Rolle im Rahmen einer Therapie mit Immun-Checkpoint-Inhibitoren (ICI) einnehmen. Während sich im Darm von Respondern insbesondere Bakterien von Taxa wie *Bacteroidales, Ruminococcaceae, Bifidobacteriaceae* und *Akkermansaceae* finden, konnten Bakterien der Taxa *Prevotellaceae, Bacteriodaceae* sowie *Proteobacteria* gehäuft bei Non-Respondern nachgewiesen werden. Das intestinale Vorkommen der hier beschriebenen Responder-Taxa ist mit einer vermehrten antitumoralen T-Zell-Antwort und Tumorzelllyse assoziiert, während Non-Responder-Taxa mit einem gehäuften intratumoralen Auftreten immunsuppressiver Immunzellpopulationen sowie einer dysfunktionalen T-Zell-Antwort attribuiert werden. Die zugrunde liegenden Mechanismen dieser Beobachtungen sind bislang weitestgehend unverstanden.

Auf Basis dieser Beobachtungen wurden und werden klinische Studien zur Durchführung von FMT bei ICI-refraktären Patienten in unterschiedlichen Tumorentitäten durchgeführt. Die ersten prospektiven Phase-I-Studien, die im Jahr 2021 publiziert wurden, zeigten in zwei unterschiedlichen Kohorten vielversprechende Ergebnisse hinsichtlich eines klinischen Ansprechens ursprünglich ICI-refraktärer Patienten auf Checkpoint-Blockade nach FMT (Davar et al. 2021; Baruch et al. 2021). Diese Beobachtungen geben erste Hinweise, dass die Modulation des enteralen Mikrobioms in der Immuntherapie maligner Tumore tatsächlich eine vielversprechende therapeutische Intervention in ICI-resistenten Patienten sein könnte. Da der FMT jedoch mit regulatorischen Limitationen sowie einem klinischen Risikoprofil einhergehen kann, werden auch weitere Möglichkeiten der selektiveren Modulation des enteralen Mikrobioms wie beispielsweise die Applikation von Probiotika oder bestimmter bakterieller Familien in Studien evaluiert (Li et al. 2022b). Da die Ergebnisse in murinen Modellen und frühen klinischen Studien sehr vielversprechend sind, wird die Beeinflussung des Mikrobioms im Kontext der Tumor-Immuntherapie durch die Verbesserung der Selektion idealer FMT-Donoren, das verbesserte Verständnis der zugrunde liegenden Mechanismen sowie die Identifikation spezifischerer Mikrobiom-modulierender Metabolite in naher Zukunft voraussichtlich eine wichtige Rolle in der Immuntherapie maligner Tumoren einnehmen.

Literatur

Baruch EN et al (2021) Fecal microbiota transplant promotes response in immunotherapy-refractory melanoma patients. Science 371(6529):602–609

Belkaid Y, Hand TW (2014) Role of the microbiota in immunity and inflammation. Cell 157(1):121–141

Belkaid Y, Harrison OJ (2017) Homeostatic immunity and the microbiota. Immunity 46(4):562–576

Boullier S et al (2009) Secretory IgA-mediated neutralization of Shigella flexneri prevents intestinal tissue destruction by down-regulating inflammatory circuits. J Immunol 183(9):5879–5885

Bunker JJ et al (2015) Innate and adaptive humoral responses coat distinct commensal bacteria with immunoglobulin A. Immunity 43(3):541–553

Campillo-Gimenez L et al (2021) Microbial-driven immunological memory and its potential role in microbiome editing for the prevention of colorectal cancer. Front Cell Infect Microbiol 11:752304

Chang PV et al (2014) The microbial metabolite butyrate regulates intestinal macrophage function via histone deacetylase inhibition. Proc Natl Acad Sci U S A 111(6):2247–2252

Clarke TB et al (2010) Recognition of peptidoglycan from the microbiota by Nod1 enhances systemic innate immunity. Nat Med 16(2):228–231

Davar D et al (2021) Fecal microbiota transplant overcomes resistance to anti-PD-1 therapy in melanoma patients. Science 371(6529):595–602

Fernandes MR et al (2022) Targeting the gut microbiota for cancer therapy. Nat Rev Cancer 22(12):703–722

Frank DN et al (2007) Molecular-phylogenetic characterization of microbial community imbalances in human inflammatory bowel diseases. Proc Natl Acad Sci U S A 104(34):13780–13785

Geuking MB et al (2011) Intestinal bacterial colonization induces mutualistic regulatory T cell responses. Immunity 34(5):794–806

Gopalakrishnan V et al (2018) Gut microbiome modulates response to anti-PD-1 immunotherapy in melanoma patients. Science 359(6371):97–103

Goris H, de Boer F, van der Waaij D (1985) Myelopoiesis in experimentally contaminated specific-pathogen-free and germfree mice during oral administration of polymyxin. Infect Immun 50(2):437–441

Hagan T et al (2019) Antibiotics-driven gut microbiome perturbation alters immunity to vaccines in humans. Cell 178(6):1313–1328.e13

Hall JA et al (2008) Commensal DNA limits regulatory T cell conversion and is a natural adjuvant of intestinal immune responses. Immunity 29(4):637–649

Harris VC et al (2017) Significant correlation between the infant gut microbiome and rotavirus vaccine response in rural ghana. J Infect Dis 215(1):34–41

Hooper LV, Macpherson AJ (2010) Immune adaptations that maintain homeostasis with the intestinal microbiota. Nat Rev Immunol 10(3):159–169

Huda MN et al (2019) Bifidobacterium abundance in early infancy and vaccine response at 2 years of age. Pediatrics 143(2):e20181489

Jordan A, Carding SR, Hall LJ (2022) The early-life gut microbiome and vaccine efficacy. The Lancet Microbe 3(10):e787–e794

Kato LM et al (2014) The role of the adaptive immune system in regulation of gut microbiota. Immunol Rev 260(1):67–75

Li Y et al (2022a) Effects of gut microbiota on host adaptive immunity under immune homeostasis and tumor pathology state. Front Immunol 13:844335

Li X et al (2022b) Gut microbiome in modulating immune checkpoint inhibitors. eBioMedicine 82:104163

Liu Z et al (2022) The role of NOD2 in intestinal immune response and microbiota modulation: A therapeutic target in inflammatory bowel disease. Int Immunopharmacol 113(Pt B):109466

Lo BC et al (2020) Gut microbiota and systemic immunity in health and disease. Int Immunol 33(4):197–209

Lynn DJ et al (2022) Modulation of immune responses to vaccination by the microbiota: implications and potential mechanisms. Nat Rev Immunol 22(1):33–46

Macpherson A et al (1996) Mucosal antibodies in inflammatory bowel disease are directed against intestinal bacteria. Gut 38(3):365–375

Matson V et al (2018) The commensal microbiome is associated with anti-PD-1 efficacy in metastatic melanoma patients. Science 359(6371):104–108

Maynard CL et al (2007) Regulatory T cells expressing interleukin 10 develop from Foxp3+ and Foxp3- precursor cells in the absence of interleukin 10. Nat Immunol 8(9):931–941

Meylan E, Tschopp J, Karin M (2006) Intracellular pattern recognition receptors in the host response. Nature 442(7098):39–44

Nel I et al (2021) MAIT cells, guardians of skin and mucosa? Mucosal Immunol 14(4):803–814

Ng SC et al (2017) Worldwide incidence and prevalence of inflammatory bowel disease in the 21st century: a systematic review of population-based studies. Lancet 390(10114):2769–2778

Ng SC et al (2022) Gut microbiota composition is associated with SARS-CoV-2 vaccine immunogenicity and adverse events. Gut 71(6):1106–1116

Ni J et al (2017) Gut microbiota and IBD: causation or correlation? Nat Rev Gastroenterol Hepatol 14(10):573–584

Ogura Y et al (2001) A frameshift mutation in NOD2 associated with susceptibility to Crohn's disease. Nature 411(6837):603–606

Oh JZ et al (2014) TLR5-mediated sensing of gut microbiota is necessary for antibody responses to seasonal influenza vaccination. Immunity 41(3):478–492

Routy B et al (2018) Gut microbiome influences efficacy of PD-1-based immunotherapy against epithelial tumors. Science 359(6371):91–97

Sanders ME et al (2013) An update on the use and investigation of probiotics in health and disease. Gut 62(5):787–796

Shi TT et al (2019) Alterations in the intestinal microbiota of patients with severe and active Graves' orbitopathy: a cross-sectional study. J Endocrinol Invest 42(8):967–978

Smith PM et al (2013) The microbial metabolites, short-chain fatty acids, regulate colonic Treg cell homeostasis. Science 341(6145):569–573

Sommer F et al (2017) The resilience of the intestinal microbiota influences health and disease. Nat Rev Microbiol 15(10):630–638

Sonnenberg GF et al (2012) Innate lymphoid cells promote anatomical containment of lymphoid-resident commensal bacteria. Science 336(6086):1321–1325

Su X et al (2020) Gut dysbiosis is associated with primary hypothyroidism with interaction on gut-thyroid axis. Clin Sci (Lond) 134(12):1521–1535

Sun Y et al (2019) Characteristics of gut nicrobiota in patients with rheumatoid arthritis in Shanghai, China. Front Cell Infect Microbiol 9:369

Tada T et al (1996) Level of myelopoiesis in the bone marrow is influenced by intestinal flora. Cell Immunol 173(1):155–161

Tait Wojno ED (2016) and D. Artis, Emerging concepts and future challenges in innate lymphoid cell biology. J Exp Med 213(11):2229–2248

Vétizou M et al (2015) Anticancer immunotherapy by CTLA-4 blockade relies on the gut microbiota. Science 350(6264):1079–1084

Villemin C et al (2023) The heightened importance of the microbiome in cancer immunotherapy. Trends Immunol 44(1):44–59

Wu HJ et al (2010) Gut-residing segmented filamentous bacteria drive autoimmune arthritis via T helper 17 cells. Immunity 32(6):815–827

Yazdani R et al (2017) Selective IgA deficiency: epidemiology, pathogenesis, clinical phenotype, diagnosis, prognosis and management. Scand J Immunol 85(1):3–12

Zeng J et al (2021) Fecal microbiota transplantation for rheumatoid arthritis: A case report. Clin Case Rep 9(2):906–909

Zhao F et al (2018) Alterations of the gut microbiota in Hashimoto's thyroiditis patients. Thyroid 28(2):175–186

Zhao Q, Elson CO (2018) Adaptive immune education by gut microbiota antigens. Immunology 154(1):28–37

Haut und Mikrobiom

17

Kerstin Schütte, Michael Bellutti und Christian Schulz

Inhaltsverzeichnis

17.1   Einleitung 212
17.2   Physiologie 212
17.3   Darm-Haut-Achse 212
17.4   Das Mikrobiom der gesunden Haut 213
17.5   Mikrobiom und entzündliche Erkrankungen der Haut 214
      17.5.1   Psoriasis 214
      17.5.2   Akne vulgaris 215
      17.5.3   Rosazea 216
      17.5.4   Chronische Wunden 217
17.6   Zusammenhang Mikrobiom und atopische Erkrankungen der Haut 218
      17.6.1   Atopische Dermatitis 218
      17.6.2   Nahrungsmittelallergien 219
      17.6.3   Ausblick 220
Literatur 220

K. Schütte (✉)
Klinik für Innere Medizin und Gastroenterologie, Niels-Stensen-Kliniken Marienhospital Osnabrück, Osnabrück, Deutschland

Klinik für Gastroenterologie, Hepatologie, Infektiologie und Endokrinologie, Medizinische Hochschule Hannover (MHH), Hannover, Deutschland
e-mail: kerstin.schuette@niels-stensen-kliniken.de

M. Bellutti
Hautarztpraxis Burg, Burg, Deutschland

C. Schulz
Medizinische Klinik und Poliklinik II, LMU-Klinikum, München, Deutschland
e-mail: Chr.Schulz@med.uni-muenchen.de

© Der/die Autor(en), exklusiv lizenziert an Springer-Verlag GmbH, DE, ein Teil von Springer Nature 2024
C. Schulz, P. Malfertheiner (Hrsg.), *Gastrointestinales Mikrobiom*,
https://doi.org/10.1007/978-3-662-68455-9_17

17.1   Einleitung

Die Haut stellt mit 1,5–2 m^2 die größte Kontaktfläche des menschlichen Körpers zur Umwelt dar. Neben der Funktion als physikalische Barriere dient die Haut der Wärme- und Feuchtigkeitsregulation und beherbergt eine komplexe Gemeinschaft kommensaler Bakterien.

Die Mikrobiota der Haut setzt sich aus Millionen verschiedener Bakterien, Viren und Pilze zusammen. Erst die Evolution der Nachweismethoden (siehe Kap. 3) erlaubte die genaue Charakterisierung der mikrobiellen Gemeinschaften und den Nachweis schwer zu kultivierender Spezies.

17.2   Physiologie

Der Aufbau der Haut setzt sich aus zwei unterschiedlichen Schichten zusammen, der Dermis und der fünfschichtigen Epidermis. Das jeweilige Mikromilieu unterscheidet sich in Abhängigkeit verschiedener Einflussfaktoren: Exposition zu ultraviolettem Licht, pH-Wert, Temperatur, Feuchtigkeit, Talgproduktion und Topografie. Anatomisch ist in Abhängigkeit der topografischen Lage ein unterschiedlicher Besatz an Schweiß- und Talgdrüsen und Haarfollikeln zu finden.

17.3   Darm-Haut-Achse

Es ist seit langem bekannt, dass sich zahlreiche Erkrankungen der Verdauungsorgane bei Subgruppen von Patienten auch an der Haut manifestieren bzw. assoziierte Hauterkrankungen aufweisen; genannt seien die chronisch entzündlichen Darmerkrankungen und die Zöliakie (Huang et al. 2012). Da sich auch mikrobielle Übereinstimmungen zeigten, etablierte sich der Begriff der Gut-Skin-Achse (O'Neill et al. 2016; Ellis et al. 2019; Salem et al. 2018). So konnte in Mausmodellen gezeigt werden, dass *Malassezia retricta* als typischer kommensaler Pilz der Haut mit Morbus Crohn und einer verstärkten Krankheitsaktivität assoziiert ist. Auch wenn die Mechanismen, die diesem Phänomen zugrunde liegen, weitgehend unverstanden sind, wird davon ausgegangen, dass Entzündungen sowohl im Darm als auch der Haut durch eine intestinale Dysbiose getriggert werden können und die Zunahme von kommensalen Bakterien der Haut eine Störung der kutanen Homöostase verursacht. Als weiteres Modell wird eine gestörte intestinale Barriere mit der Möglichkeit der Migration von Bakterien aus dem Darm in andere Organe postuliert. In Analogie hierzu lassen sich auch bei zahlreichen Hauterkrankungen bakterielle DNA-Fragmente in der Blutbahn nachweisen. Neben einem direkten Einfluss von intestinalen Bakterien auf Hauterkrankungen wird auch den bakteriellen Metaboliten eine bedeutende Rolle für die Entstehung von Hauterkrankungen zugeschrieben. So kann die Synthese von Keratin genauso beeinflusst werden wie die epidermale Differenzierung bestimmter Zelltypen (O'Neill et al. 2016; Miyazaki et al. 2014).

▶ Unter dem Begriff der Darm-Haut-Achse werden wechselseitige Assoziationen bislang unklarer Pathophysiologie zwischen Erkrankungen des Gastrointestinaltraktes und der Haut zusammengefasst.

Ein bedeutsamer Zusammenhang zwischen dem endodermalen Darm und der ektodermalen Haut scheint die Atopie zu sein. Eine durch die epitheliale Barrierestörung bedingte immunologische Dysregulation führt zu einer Sensibilisierung gegenüber verschiedenen Allergenen mit daraus folgender pathologischer Aktivierung des Immunsystems. Eine gestörte Synthese des an der epidermalen Barriere beteiligten Proteins Filaggrin ist sowohl mit einer atopischen Dermatitis als auch einer allergischen Sensibilisierung assoziiert (Islam und Luster 2012).

17.4 Das Mikrobiom der gesunden Haut

Auf der gesunden Haut unterscheidet sich die Zusammensetzung des Mikrobioms in Abhängigkeit der physiologischen Bedingungen am Ort der Beprobung. In Hautregionen mit ausgeprägter Talgproduktion dominieren lipophile Bakterien wie *Proprionibacteria*, wohingegen in feuchten Regionen *Staphylococci* und *Corynebacteria* dominieren Abb. 17.1.

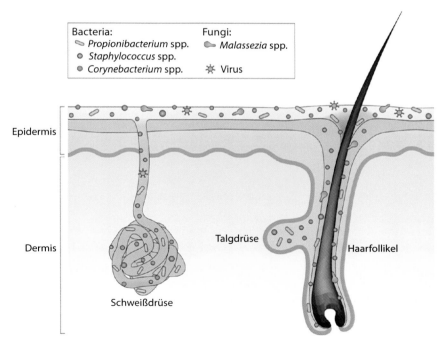

Abb. 17.1 Physiologischer Aufbau der Haut und Lokalisation der Mikrobiota. Aus Nat Rev Microbiol. 2018 Mar;16. (Ellis et al. 2019):143–155. doi: 10.1038/nrmicro.2017.157. Epub 2018 Jan 15 Das Mikrobiom der humanen Haut

Bei den weniger vorhandenen Pilzen hingegen unterscheiden sich die Gemeinschaften unter unterschiedlichen physiologischen Bedingungen nicht. *Malassezia spp., Aspergillus spp., Cryptococcus spp., Rhodotorula spp., Epicoccum spp.* und andere dominieren nach topografischen Kriterien die Haut der Füße, wohingegen *Malassezia* den Körperstamm und die oberen Extremitäten dominieren. Neben hautspezifischen Faktoren (Körperregion, Mikroumgebung wie Vorhandensein antimikrobieller Peptide (AMP)) sind zahlreiche weitere Einflussfaktoren auf die Komposition des Mikrobioms der Haut bekannt, zu denen individuelle (Hygiene, Geschlecht, Alter, hormoneller Status), krankheitsspezifische (z. B. Akne, atopisches Ekzem) und genetische zählen (Langan et al. 2018).

▶ Die bakteriellen Gemeinschaften der gesunden Haut unterscheiden sich in Abhängigkeit von nichtspezifischen Bedingungen wie zum Bsp. der Talgproduktion und der Feuchtigkeit, aber auch von exogenen Faktoren wie Hygiene und hormonellem Status.

17.5   Mikrobiom und entzündliche Erkrankungen der Haut

17.5.1 Psoriasis

Psoriasis ist eine chronische immunvermittelte entzündliche Erkrankung, die etwa 2–4 % der Weltbevölkerung betrifft und sich an der Haut, den Gelenken oder beidem manifestiert (Boehncke und Schon 2015). Die Erkrankung weist zahlreiche mögliche Phänotypen auf und ist zudem mit zahlreichen Komorbiditäten assoziiert (z. B. metabolisches Syndrom, chronisch entzündliche Darmerkrankungen, Depression, kardiovaskuläre Erkrankungen, stoffwechselbedingte Fettlebererkrankungen (MASLD)). Die häufigste Form, Psoriasis vulgaris, ist eine Konsequenz genetischer Prädisposition, insbesondere durch das Vorhandensein eines HLA-C*06:02 Risikoallels, und extrinsischer Triggerfaktoren wie eine Streptokokkeninfektion, Stress, Rauchen, Übergewichtigkeit und Alkoholkonsum(Griffiths et al. 2021). Psoriatische Hautveränderungen entstehen als Ergebnis einer dysregulierten Interaktion zwischen dem angeborenem und dem adaptiven Immunsystem, die vor allem durch dendritische Zellen und T-Zellen vermittelt wird. Das Wechselspiel zwischen dem angeborenen und dem adaptiven Immunsystem wird dabei durch zahlreiche Zytokine vermittelt, wobei die Interleukine 17 und 23 mit Überproduktion von Interferon gamma und Tumornekrosefaktor alpha eine zentrale Rolle spielen (Boehncke und Schon 2015; Wilchowski 2022). Zunehmend rücken Veränderungen sowohl im Mikrobiom der Haut als auch im intestinalen Mikrobiom als mögliche pathogenetische Faktoren mit Potenzial für therapeutische Interventionen in den wissenschaftlichen Fokus.

Bereits vor Dekaden wurde beobachtet, dass die Erstmanifestation einer Psoriasis guttata häufig im Nachgang einer Streptokokkeninfektion zu beobachten ist und dass bei bis zu 85 % der Patienten mit Psoriasis guttata serologisch eine kürzlich abgelaufen Streptokokkeninfektion nachgewiesen werden kann (Witte und Thaci 2019).

Eine Vielzahl von deskriptiven Studien analysiert Unterschiede im kutanen Mikrobiom bei Psoriasis, sowohl im Vergleich des Hautmikrobioms in Läsionen zu nichtläsionaler Haut als auch im Vergleich zu gesunden Individuen. So wird in psoriatischen Hautläsionen eine erhöhte Abundanz von *Firmicutes* sowie eine verminderte Abundanz von *Actinobacteria* beschrieben, ebenso wie eine erhöhte relative Abundanz von *Streptococcus* and *Staphylococcus* im Vergleich zu nichtläsionaler Haut (Langan et al. 2019; Lewis et al. 2019). In gesunder Haut stellen *Actinobacterien* das dominante Phylum dar (Gao et al. 2008).

Darüber hinaus belegen Analysen des intestinalen Mikrobioms signifikante Unterschiede im Vergleich zu gesunden Individuen und postulieren ein „psoriatisches Kernmikrobiom", das eine höhere Diversität mit einer Abnahme des Genus *Bacteroides* und Zunahme von *Akkermansia* spp., *Ruminococcus* und *Faecalibacterium* im Vergleich zu Gesunden aufweist (Codoner et al. 2018). Andere Untersuchungen zeigen eine verminderte Diversität des intestinalen Mikrobioms bei Patienten mit Psoriasis mit verminderter relativer Häufigkeit von Actinobakterien und Bacteroideten und auf Genus-Ebene reduzierter Abundanz von *Coprobacillus*, *Ruminococcus* und *Parabacteroides* (Scher et al. 2015). Auch andere Autoren beschrieben ähnliche Veränderungen im intestinalen Mikrobiom wie bei Patienten mit CED, vor allem eine Abnahme von *Faecalibacterium prausnitzii* (Witte und Thaci 2019; Eppinga et al. 2016).

Inwieweit eine bakterielle Translokation von bakteriellen Bestandteilen in die systemische Zirkulation die Entstehung oder den Verlauf von Psoriasismanifestationen triggert, ist noch unklar.

17.5.2 Akne vulgaris

Akne vulgaris ist eine chronisch entzündliche Erkrankung der Talgdrüsenfollikel infolge einer Androgen-induzierten vermehrten Talgproduktion, veränderten Keratinisierung, Entzündung und bakteriellen Kolonisation der Haarfollikel in Gesicht, Nacken und Thorax (Williams et al. 2012), die etwa 85 % der Jugendlichen und jungen Erwachsenen betrifft. In den Talgdrüsenfollikeln ist *Propionibacterium acnes* (seit 2016 umbenannt in *Cutibacterium acnes*) die häufigste Spezies und stellt 90 % des dort vorkommenden Mikrobioms (Xu und Li 2019; Bruggemann et al. 2021). Es wird postuliert, dass *C. acnes* über die reine Infektion der Talgdrüsen hinaus durch verschiedene Mechanismen zur Entstehung einer Akne beiträgt: Veränderungen in der Talgproduktion, Förderung der Entstehung von Komedonen und Induktion und Verschlechterung einer Entzündungsreaktion über Interaktion mit dem angeborenen Immunsystem und die Induktion einer gesteigerten Sekretion proinflammatorischer Zytokine wie z. B. Tumor-Nekrose-Faktor alpha und der Interleukine 6,8 und 12 (Dessinioti und Katsambas 2024; Dreno et al. 2024). Die unterschiedlichen Stämme von *C. acnes* unterscheiden sich in ihrer Rolle für die Akneentstehung (Xu und Li 2019), und die Entstehung einer Akne ist mit einer reduzierten Diversität der verschiedenen *C. acnes*-Stämme assoziiert, die wiederum mit einer Aktivierung

der Th17-Helferzellen einhergeht (Dreno et al. 2024). Andere Hautbakterien wie
z. B. *S. epidermidis* haben in vitro das Potenzial, das Wachstum von *C. acnes* zu unterdrücken und tragen so vermutlich zu einer Homöostase der gesunden Haut bei (Dessinioti und
Katsambas 2024; Christensen et al. 2016). Weitere kommensale Haut-Mikroorganismen
wie der Pilz *Malassezia* sind mit der Entstehung von Akne assoziiert. Sie werden bei jungen Menschen mit Akne mit erhöhter Abundanz nachgewiesen (Jin et al. 2023; Akaza
et al. 2016). Auch das therapeutische Ansprechen von Akne auf eine antimykotische Therapie weist auf die pathophysiologische Bedeutung des Pilzes hin (Xu und Li 2019).

Die Erkenntnisse über die Bedeutung einer Dysbiose des Hautmikrobioms in der Entstehung der Akne haben einen signifikanten Einfluss auf aktuelle Behandlungsstrategien.
Standen systemische (z. B. Tetracyclin oder Doxycyclin) und topische antibiotische Therapien (z. B. Clindamycin) lange im Zentrum therapeutischer Empfehlungen, werden aktuell auch vor dem Hintergrund des Kollateralschadens längerfristiger antibiotischer Therapien und zunehmender Resistenzraten alternative Therapien entwickelt, die vor allem
komedolytische und antiinflammatorische Wirkung erzielen (Dessinioti und Katsambas
2024; Gollnick 2015). Hierzu gehören der selektive RAR-gamma-Agonist Trifaroten und
das topische Antiandrogen Clascoteron (Dessinioti und Katsambas 2024).

17.5.3 Rosazea

Rosazea ist eine chronisch entzündliche Hauterkrankung, die meist das Gesicht, hier vor
allem Wangen und Nase, aber auch Stirn und Kinn betrifft, und durch Flushing, Erytheme,
Teleangiektasien und im späteren Verlauf durch Papeln oder Pusteln gekennzeichnet ist
(Clanner-Engelshofen et al. 2022). Pathophysiologisch spielen sowohl genetische als auch
Umweltfaktoren eine Rolle. Verschiedenen Triggerfaktoren, z. B. Hitze, UV-Strahlen oder
Alkohol, haben das Potenzial, zur Entstehung einer Rosazea beizutragen. Die angeborene
Immunantwort spielt für die Entstehung und Perpetuation der Rosazea eine entscheidende
Rolle. So exprimiert die Epidermis von Patienten mit Rosazea im Vergleich zu Gesunden
vermehrt Toll-like-Rezeptor (TLR)2, was mutmaßlich mit einer vermehrten Produktion
von antimikrobiellen Peptiden (AMP) und gesteigerter Produktion der Serinprotease Kal-
likrein durch Keratinozyten assoziiert ist und so einen Einfluss auf die Komposition des
Hautmikrobioms hat (ML NLATC 2020). Eine Metaanalyse aus 2020 berichtet über nur
sechs Studien, in denen das Hautmikrobiom bei Patienten mit Rosazea analysiert wurde,
sodass hier aktuell noch keine klaren Erkenntnisse aus Sequenzierungsstudien vorliegen
(Tutka et al. 2020).

Das Hautmikrobiom von Patienten mit Rosazea unterscheidet sich in Studien von dem
Gesunder insbesondere durch eine vermehrte Präsenz von S. epidermidis in den Pusteln
und verminderte Abundanz von C. acnes in talgdrüsenreicher Haut. Darüber hinaus scheint
die erhöhte Hauttemperatur in Konsequenz von Flushing-Ereignissen einen Einfluss auf
die Stoffwechselaktivität von S. epidermidis und Demodex spezies zu haben (Whiting
et al. 2024). Die Milbe *Demodex folliculorum* scheint für die Pathophysiologie der Rosa-

zea eine besondere Bedeutung zu haben, da Dichte und Prävalenz in durch Rosazea
entzündlich veränderter Haut im Vergleich zu gesunder Haut signifikant erhöht sind (ML
NLATC 2020).

Die topische Therapie der Rosazea, die bei schweren Formen mit einer systemischen
Behandlung kombiniert wird, zielt nicht nur auf einen antientzündlichen und vaso-
konstriktorischen Effekt der eingesetzten Substanzen, sondern auch auf eine Veränderung
im Hautmikrobiom, z. B. durch den Einsatz von Metronidazol, das neben der antibiotischen und antiparasitären Wirkung auch einen antiinflammatorischen, immun-
suppressiven und antioxidativen Effekt hat (Clanner-Engelshofen et al. 2022).

Während Untersuchungen zu einer Assoziation von Rosazea mit einer H. pylori-
Infektion des Magens widersprüchliche Ergebnisse zeigen, zeigen mehrere Studien eine
erhöhte Prävalenz einer bakteriellen Fehlbesiedelung des Dünndarms (SIBO) bei Rosazea-
Patienten im Vergleich zu Gesunden (46–51 % versus 5–23 %), sodass einige Autoren im
Falle einer gleichzeitigen SIBO den Einsatz des nicht-resorbierbaren Antibiotikums Rifaximin zur Behandlung der Rosazea befürworten (Clanner-Engelshofen et al. 2022; Drago
et al. 2017).

17.5.4 Chronische Wunden

Die Wundheilung ist ein komplexer Prozess, auf den zahlreiche intrinsische (u. a. genetische, hormonelle, alters- und krankheitsabhängige) und extrinsische (u. a. Ernährung,
Medikamente, Stress, Schlaf) Faktoren Einfluss nehmen. Wunden, die über einen Zeitraum von mehr als 2 Monaten nicht heilen, werden als chronisch bezeichnet. Ihr Mikrobiom, das sich von demjenigen gesunder Haut unterscheidet, steht in enger Interaktion mit
dem kommensalen Mikrobiom gesunder benachbarter Haut. Für das funktionelle Mikrobiom gesunder Haut wird postuliert, dass der häufigste Besiedler, *Staphylococcus epidermidis*, in der Lage ist, die Entzündungsreaktionen nach Verletzung zu attenuieren, und die
AMP (antimikrobielle Peptide)-Produktion zu stimulieren, die Besiedelung mit Pathogenen nach Kontaktkontamination zu hemmen und so u. a. die Infektion mit *Staphylococcus aureus* und *Staphylococcus pyogenes* zu antagonisieren. Andere Kommensalen
wie *Acinetobacter lwoffii*, haben antiinflammatorische Effekte und stimulieren die
Th1-Antwort (Daeschlein et al. 2019). Aufgrund der komplexen Interaktion mit Kommensalen sind herkömmliche mikrobiologische Untersuchungen von Wundabstrichen häufig
nur eingeschränkt für die Therapiesteuerung hilfreich, da eine Kausalität der Infektion
oder der Wundheilungsverzögerung aus den häufig nachgewiesenen gemischten bakteriellen Konsortien häufig nicht belegt werden kann (Daeschlein et al. 2019). Die klinische
Forschung zum Mikrobiom chronischer Wunden konzentriert sich auf vaskulär (chronisch
venöse Insuffizienz, periphere arterielle Verschlusskrankheit) bedingte Wunden und auf
solche, die in Verbindung mit einem Diabetes mellitus auftreten. Für diabetische Wunden
konnten z. B. unterschiedliche Besiedelungstypen identifiziert werden, die sich entweder
durch eine Dominanz von Staphylokokken, Streptokokken oder einer Mischflora aus An-

aerobiern oder Proteobakterien auszeichnen (Gardner et al. 2013). Bei diesen Patienten spielen Ulkustiefe, Dauer des Bestehens der Wunde und die Blutzuckereinstellung als relevante klinische Faktoren eine Rolle für die Zusammensetzung des Wundmikrobioms (Gardner et al. 2013). Aktuelle wissenschaftliche Untersuchungen adressieren derzeit die Frage, ob die Wiederherstellung eines „gesunden" Wundmikrobioms möglicherweise eine größere Rolle für die Wundheilung spielt als die Therapie einzelner als Pathogen postulierter Leitkeime (Daeschlein et al. 2019).

17.6 Zusammenhang Mikrobiom und atopische Erkrankungen der Haut

17.6.1 Atopische Dermatitis

Die atopische Dermatitis, auch atopisches Ekzem, betrifft als heterogenes Krankheitsbild bis zu 20 % der Kinder und bis zu 10 % der Erwachsenen in der entwickelten Welt (Langan et al. 2020). Die pathophysiologische Konzeption umfasst eine gestörte epidermale Barriere, Veränderungen des Hautmikrobioms und eine gestörte Immunregulation. Verschiedene Mechanismen verstärken sich gegenseitig so kann eine gestörte Barriere durch eine Infektion mit *Staphylococcus aureus* ausgelöst werden und eine lokale Th2 dominierte Immunantwort auslösen.

Die atopische Dermatitis ist assoziiert mit einer bakteriellen Dysbiose der Haut. *S. aureus* wurde in einer Metaanalyse in 39 % der nichtläsionalen Hautareale nachgewiesen und in 70 % der läsionalen Haut (Totte et al. 2016). Die Veränderungen des dermalen Mikrobioms sind vorübergehend und gehen nach erfolgreicher Behandlung zurück. Der Zusammenhang zwischen Veränderungen des Mikrobioms und der Entstehung einer atopischen Dermatitis sind unklar. Studien suggerieren aber, dass die frühkindliche Kolonisation mit kommensalen nicht-*S. aureus* Bakterien das Lebenszeitrisiko reduzieren, wohingegen die frühe Kolonisation mit *S. aureus* das Risiko erhöhen (Kennedy et al. 2017; Meylan et al. 2017).

▶   Es gibt Hinweise, dass eine frühkindliche Kolonisation mit *Staphylococcus aureus* das Risiko einer atopischen Dermatitis erhöht.

S. aureus ist neben der Störung der epidermalen Barriere auch durch die direkte Induktion einer Th2-Immunantwort an der Pathogenese der atopischen Dermatitis beteiligt. Auch dermalen Hefen wie *Malassezia* wird eine Rolle als Trigger oder Verstärker der dermalen Inflammation zugeschrieben (Brodska et al. 2014; Glatz et al. 2015; Coutinho und Paula 2000).

Den multifaktoriellen Auslösern entsprechend wird die Therapie der atopischen Dermatitis in verschiedene Prinzipien unterteilt: Reparatur der gestörten Barriere, topische antiinflammatorische Therapie, Phototherapie mit ultraviolettem UVB und A1 Strahlen und Immunmodulation mit monoklonalen Antikörpern oder JAK-Inhibitoren.

17.6.2 Nahrungsmittelallergien

Es wird nach Untersuchungen im Tiermodell angenommen, dass eine gestörte epitheliale Barriere, wie sie im Rahmen der atopischen Dermatitis auftreten kann, sekundär mit der Entstehung von Nahrungsmittelallergien assoziiert ist (sog. Hypothese der epithelialen Barriere) (Marques-Mejias et al. 2024). Die epikutane Exposition gegenüber Nahrungsmittelallergenen im Kontext einer gestörten epithelialen Barriere triggert potenziell eine Sensibilisierung gegenüber Nahrungsmittelallergenen über einen Th2-abhängigen Weg, bei dem spezifische residente dendritische Zellen Allergene in der Haut aufnehmen und diese in das die Haut drainierende Lymphsystem transportieren, wo sie einen Sensibilisierungsprozess auslösen, der zur Bildung eines Gedächtnispools allergenspezifischer B-Zellen und Th2-Zellen führt, die bei folgender oraler Antigen-Exposition zur allergischen Reaktion durch Mastzelldegeneration mit Ausschüttung von Histamin und anderen Mediatoren führt. Während eine frühe orale Allergen-Exposition zur Toleranzentwicklung beiträgt, scheint eine Exposition von potenziellen Allergenen über die Haut die Entstehung von Nahrungsmittel- und respiratorischen Allergien zu fördern (Marques-Mejias et al. 2024). So konnte gezeigt werden, dass das Auftragen von Erdnussöl auf entzündete Hautareale in der Kindheit mit dem späteren Auftreten einer Erdnussallergie assoziiert ist (Lack et al. 2003).

Es wird postuliert, dass die Besiedelung der Haut mit *S. aureus* das Risiko der Entwicklung einer Nahrungsmittelallergie erhöht (Tham et al. 2024). Diese zunächst im Mausmodell gewonnenen Erkenntnisse konnten durch Assoziationsstudien an Kindern weiter unterstützt werden, die bei Kindern mit atopischer Dermatitis eine Assoziation des Auftretens von Nahrungsmittelallergien mit der Besiedelung mit *S. aureus* zeigten, diese Assoziation aber auch ohne eine Verbindung zum Ausmaß ekzematöser Hautveränderungen identifizierten (Jones et al. 2016; Tsilochristou et al. 2019).

Die Stärkung der epithelialen Barriere ist daher eine potenzielle Option, um präventiv gegen das Auftreten von Nahrungsmittelallergien zu intervenieren. Daten aus bisherigen Studien hierzu sind widersprüchlich. Eine Pilotstudie an Kindern mit positiver Familienanamnese für allergische Erkrankungen konnte einen positiven Effekt der Anwendung einer die Hautbarriere stärkenden Creme im Hinblick auf das Auftreten von Nahrungsmittelallergien zeigen (Lowe et al. 2018). Während in einer anderen prospektiven Interventionsstudie die frühe orale Allergenexposition die Inzidenz von Nahrungsmittelallergien reduzierte, konnte eine auf die Stärkung der epithelialen Hautbarriere ausgerichtete Intervention diesen Schutz allerdings nicht erzielen (Skjerven et al. 2022). Hier werden weitere prospektive Studien Klärung bringen müssen.

▶ *Staphylococcus aureus* scheint über eine gestörte Hautbarriere Einfluss auf die Entwicklung von Nahrungsmittelallergien zu nehmen.

17.6.3 Ausblick

Neben den zahlreichen Daten, die eine Assoziation klinischer Phänotypen mit bestimmten mikrobiellen Gemeinschaften bzw. klinischer Verläufe mit Markerkeimen zeigen, werden zukünftig gezielte Interventionen zur Veränderung mikrobieller Gemeinschaften in den Fokus genommen.

Insbesondere die bislang noch uneinheitlichen Daten zu den Konsequenzen einer keimarmen Umgebung während der Adoleszenz bedürfen einer vertieften Forschung, da ein besseres Verständnis des Einflusses kommensaler Bakterien in Abgrenzung zu Nahrungsmittelallergenen auf die Entwicklung von Hauterkrankungen mögliche präventive Maßnahmen zielgerichteter erlaubt.

Literatur

Akaza N, Akamatsu H, Numata S, Yamada S, Yagami A, Nakata S et al (2016) Microorganisms inhabiting follicular contents of facial acne are not only Propionibacterium but also Malassezia spp. J Dermatol 43(8):906–911

Boehncke WH, Schon MP (2015) Psoriasis. Lancet 386(9997):983–994

Brodska P, Panzner P, Pizinger K, Schmid-Grendelmeier P (2014) IgE-mediated sensitization to malassezia in atopic dermatitis: more common in male patients and in head and neck type. Dermatitis 25(3):120–126

Bruggemann H, Salar-Vidal L, Gollnick HPM, Lood R (2021) A janus-faced bacterium: host-beneficial and -detrimental roles of Cutibacterium acnes. Front Microbiol 12:673845

Christensen GJ, Scholz CF, Enghild J, Rohde H, Kilian M, Thurmer A et al (2016) Antagonism between Staphylococcus epidermidis and Propionibacterium acnes and its genomic basis. BMC Genomics 17:152

Clanner-Engelshofen BM, Bernhard D, Dargatz S, Flaig MJ, Gieler U, Kinberger M et al (2022) S2k-Leitlinie: Rosazea. J Dtsch Dermatol Ges 20(8):1147–1167

Codoner FM, Ramirez-Bosca A, Climent E, Carrion-Gutierrez M, Guerrero M, Perez-Orquin JM et al (2018) Gut microbial composition in patients with psoriasis. Sci Rep 8(1):3812

Coutinho SD, Paula CR (2000) Proteinase, phospholipase, hyaluronidase and chondroitin-sulphatase production by Malassezia pachydermatis. Med Mycol 38(1):73–76

Daeschlein G, Hinz P, Kiefer T, Junger M (2019) Role of the microbiome in chronic wounds. Hautarzt 70(6):422–431

Dessinioti C, Katsambas A (2024) The microbiome and acne: perspectives for treatment. Dermatol Ther (Heidelb) 14:31–44

Drago F, Ciccarese G, Parodi A (2017) Effects of the treatment for small intestine bacterial overgrowth on rosacea. J Dermatol 44(12):e321

Dreno B, Dekio I, Baldwin H, Demessant AL, Dagnelie MA, Khammari A et al (2024) Acne microbiome: From phyla to phylotypes. J Eur Acad Dermatol Venereol 38(4):657–664. https://doi.org/10.1111/jdv.19540

Ellis SR, Nguyen M, Vaughn AR, Notay M, Burney WA, Sandhu S et al (2019) The skin and gut microbiome and its role in common dermatologic conditions. Microorganisms 7(11):550

Eppinga H, Sperna Weiland CJ, Thio HB, van der Woude CJ, Nijsten TE, Peppelenbosch MP et al (2016) Similar depletion of protective Faecalibacterium prausnitzii in psoriasis and inflammatory bowel disease, but not in Hidradenitis Suppurativa. J Crohns Colitis 10(9):1067–1075

Gao Z, Tseng CH, Strober BE, Pei Z, Blaser MJ (2008) Substantial alterations of the cutaneous bacterial biota in psoriatic lesions. PLoS One 3(7):e2719

Gardner SE, Hillis SL, Heilmann K, Segre JA, Grice EA (2013) The neuropathic diabetic foot ulcer microbiome is associated with clinical factors. Diabetes 62(3):923–930

Glatz M, Buchner M, von Bartenwerffer W, Schmid-Grendelmeier P, Worm M, Hedderich J et al (2015) Malassezia spp.-specific immunoglobulin E level is a marker for severity of atopic dermatitis in adults. Acta Derm Venereol 95(2):191–196

Gollnick HP (2015) From new findings in acne pathogenesis to new approaches in treatment. J Eur Acad Dermatol Venereol 29(Suppl 5):1–7

Griffiths CEM, Armstrong AW, Gudjonsson JE, Barker J (2021) Psoriasis. Lancet 397(10281):1301–1315

Huang BL, Chandra S, Shih DQ (2012) Skin manifestations of inflammatory bowel disease. Front Physiol 3:13

Islam SA, Luster AD (2012) T cell homing to epithelial barriers in allergic disease. Nat Med 18(5):705–715

Jin Z, Song Y, He L (2023) A review of skin immune processes in acne. Front Immunol 14:1324930

Jones AL, Curran-Everett D, Leung DYM (2016) Food allergy is associated with Staphylococcus aureus colonization in children with atopic dermatitis. J Allergy Clin Immunol 137(4):1247–8.e3

Kennedy EA, Connolly J, Hourihane JO, Fallon PG, McLean WHI, Murray D et al (2017) Skin microbiome before development of atopic dermatitis: Early colonization with commensal staphylococci at 2 months is associated with a lower risk of atopic dermatitis at 1 year. J Allergy Clin Immunol 139(1):166–172

Lack G, Fox D, Northstone K, Golding J, Avon Longitudinal Study of P, Children Study T (2003) Factors associated with the development of peanut allergy in childhood. N Engl J Med 348(11):977–985

Langan EA, Griffiths CEM, Solbach W, Knobloch JK, Zillikens D, Thaci D (2018) The role of the microbiome in psoriasis: moving from disease description to treatment selection? Br J Dermatol 178(5):1020–1027

Langan EA, Kunstner A, Miodovnik M, Zillikens D, Thaci D, Baines JF et al (2019) Combined culture and metagenomic analyses reveal significant shifts in the composition of the cutaneous microbiome in psoriasis. Br J Dermatol 181(6):1254–1264

Langan SM, Irvine AD, Weidinger S (2020) Atopic dermatitis. Lancet 396(10247):345–360

Lewis DJ, Chan WH, Hinojosa T, Hsu S, Feldman SR (2019) Mechanisms of microbial pathogenesis and the role of the skin microbiome in psoriasis: A review. Clin Dermatol 37(2):160–166

Lowe AJ, Su JC, Allen KJ, Abramson MJ, Cranswick N, Robertson CF et al (2018) A randomized trial of a barrier lipid replacement strategy for the prevention of atopic dermatitis and allergic sensitization: the PEBBLES pilot study. Br J Dermatol 178(1):e19–e21

Marques-Mejias A, Bartha I, Ciaccio CE, Chinthrajah RS, Chan S, Hershey GKK, et al (2024) Skin as the target for allergy prevention and treatment. Ann Allergy Asthma Immunol 133(2):133–143

Meylan P, Lang C, Mermoud S, Johannsen A, Norrenberg S, Hohl D et al (2017) Skin colonization by Staphylococcus aureus precedes the clinical diagnosis of atopic dermatitis in infancy. J Invest Dermatol 137(12):2497–2504

Miyazaki K, Masuoka N, Kano M, Iizuka R (2014) Bifidobacterium fermented milk and galactooligosaccharides lead to improved skin health by decreasing phenols production by gut microbiota. Benef Microbes 5(2):121–128

ML NLATC (2020) The skin microbiome in inflammatory skin diseases. Curr Dertaol Rep 9:9

O'Neill CA, Monteleone G, McLaughlin JT, Paus R (2016) The gut-skin axis in health and disease: A paradigm with therapeutic implications. Bioessays 38(11):1167–1176

Salem I, Ramser A, Isham N, Ghannoum MA (2018) The gut microbiome as a major regulator of the gut-skin axis. Front Microbiol 9:1459

Scher JU, Ubeda C, Artacho A, Attur M, Isaac S, Reddy SM et al (2015) Decreased bacterial diversity characterizes the altered gut microbiota in patients with psoriatic arthritis, resembling dysbiosis in inflammatory bowel disease. Arthritis Rheumatol 67(1):128–139

Skjerven HO, Lie A, Vettukattil R, Rehbinder EM, LeBlanc M, Asarnoj A et al (2022) Early food intervention and skin emollients to prevent food allergy in young children (PreventADALL): a factorial, multicentre, cluster-randomised trial. Lancet 399(10344):2398–2411

Tham EH, Chia M, Riggioni C, Nagarajan N, Common JEA, Kong HH (2024) The skin microbiome in pediatric atopic dermatitis and food allergy. Allergy 79:1470–1484

Totte JE, van der Feltz WT, Hennekam M, van Belkum A, van Zuuren EJ, Pasmans SG (2016) Prevalence and odds of Staphylococcus aureus carriage in atopic dermatitis: a systematic review and meta-analysis. Br J Dermatol 175(4):687–695

Tsilochristou O, du Toit G, Sayre PH, Roberts G, Lawson K, Sever ML et al (2019) Association of Staphylococcus aureus colonization with food allergy occurs independently of eczema severity. J Allergy Clin Immunol 144(2):494–503

Tutka K, Zychowska M, Reich A (2020) Diversity and composition of the skin, blood and gut microbiome in Rosacea-a systematic review of the literature. Microorganisms 8(11):1756

Whiting C, Abdel Azim S, Friedman A (2024) The skin microbiome and its significance for dermatologists. Am J Clin Dermatol 25:169–177

Wilchowski SM (2022) The role of the gut microbiome in psoriasis: from pathogens to pathology. J Clin Aesthet Dermatol 15(3 Suppl 1):S25–SS8

Williams HC, Dellavalle RP, Garner S (2012) Acne vulgaris. Lancet 379(9813):361–372

Witte M, Thaci D (2019) Psoriasis and the microbiome. Hautarzt 70(6):416–421

Xu H, Li H (2019) Acne, the skin microbiome, and antibiotic treatment. Am J Clin Dermatol 20(3):335–344

Beeinflussung der Suszeptibilität für Infektionserkrankungen durch die gastrointestinale Mikrobiota

Lisa Osbelt, Marie Wende, Éva de Hoog-Almási und Till Strowig

Inhaltsverzeichnis

18.1   Kolonisationsresistenz als wichtige Funktion der Darmmikrobiota 224
18.2   Direkte Kolonisationsresistenz 224
18.3   Wettbewerb um Nährstoffe und ökologische Nischen 226
18.4   Produktion von inhibitorischen Metaboliten und Naturstoffen 227
18.5   Indirekte bzw. immunvermittelte Kolonisationsresistenz 228
18.6   Beeinträchtigung der Kolonisationsresistenz in Patienten 231
18.7   Strategien von Enteropathogenen zur Adaption an unterschiedliche Zustände
       im Darm 232
Literatur 234

L. Osbelt (✉) · M. Wende · É. de Hoog-Almási · T. Strowig
Abteilung für Mikrobielle Immunregulation, Helmholtz Zentrum für Infektionsforschung,
Braunschweig, Deutschland
e-mail: lisa.osbelt-block@helmholtz-hzi.de; marie.wende@helmholtz-hzi.de;
eva.almasi@helmholtz-hzi.de; till.strowig@helmholtz-hzi.de

▶   Das Darmmikrobiom trägt zur individuellen Infektanfälligkeit des Wirtes bei.

18.1   Kolonisationsresistenz als wichtige Funktion der Darmmikrobiota

Eine taxonomisch und funktionell vielfältige Darmmikrobiota erfüllt diverse Funktionen für den Wirt. Eine wichtige Funktion der Mikroorganismen ist der Abbau von Nahrungsbestandteilen, die für den Wirt ansonsten unverdaulich wären. Die Darmmikrobiota ist somit für die Nährstoffversorgung des Wirtes, insbesondere des Darmepithels, unverzichtbar. Zusätzlich werden mikrobielle Stoffwechselprodukte über den Blutkreislauf im ganzen Körper verteilt und nehmen so auch Einfluss auf distante Organe wie das Gehirn. Das Darmmikrobiom beeinflusst jedoch auch maßgeblich die Suszeptibilität für eine Reihe an Infektionserkrankungen, nicht nur lokal begrenzt im Darm, sondern auch in peripheren Organen wie der Lunge oder bei der Entwicklung von systemischen Infektionen. Diese zentrale Rolle spielt es, da die Darmmikrobiota

(1) die Entwicklung des Immunsystems von Geburt an kontinuierlich und dynamisch prägt und

(2) Krankheitserreger direkt unterdrückt oder eliminiert, bevor eine Krankheit auftreten kann.

Diese Funktion der Darmmikrobiota wird als Kolonisationsresistenz bezeichnet. Dabei wird typischerweise zwischen der direkten und der indirekten Kolonisationsresistenz unterschieden. Bei der direkten Kolonisationsresistenz erfolgt die Hemmung der Pathogene durch körpereigene Mikroorganismen wie Bakterien und Pilze, bei der indirekten Kolonisationsresistenz hingegen erfolgt sie durch die Induktion bzw. Stärkung des mukosalen Immunsystems durch die kommensalen Bakterien.

▶   Die Funktion der Mikrobiota, Infektionen zu unterdrücken, wird als Kolonisationsresistenz bezeichnet und umfasst vielfältige direkte und indirekte Prozesse.

18.2   Direkte Kolonisationsresistenz

Die direkte Kolonisationsresistenz umfasst diverse Mechanismen, mithilfe derer kommensale Bakterien gerichtet bzw. ungerichtet die Infektionssuszeptibilität des Wirts beeinflussen. Zum einen umfasst der Begriff den Wettbewerb zwischen kommensalen Mikroorganismen und Pathogenen um essenzielle Nährstoffe und ökologische Nischen, zum anderen aber auch die Produktion von breit wirksamen oder auch hochspezifisch antimikrobiell wirkenden Molekülen durch kommensale Mikroorganismen, die im Folgenden ausführlicher betrachtet werden (Abb. 18.1).

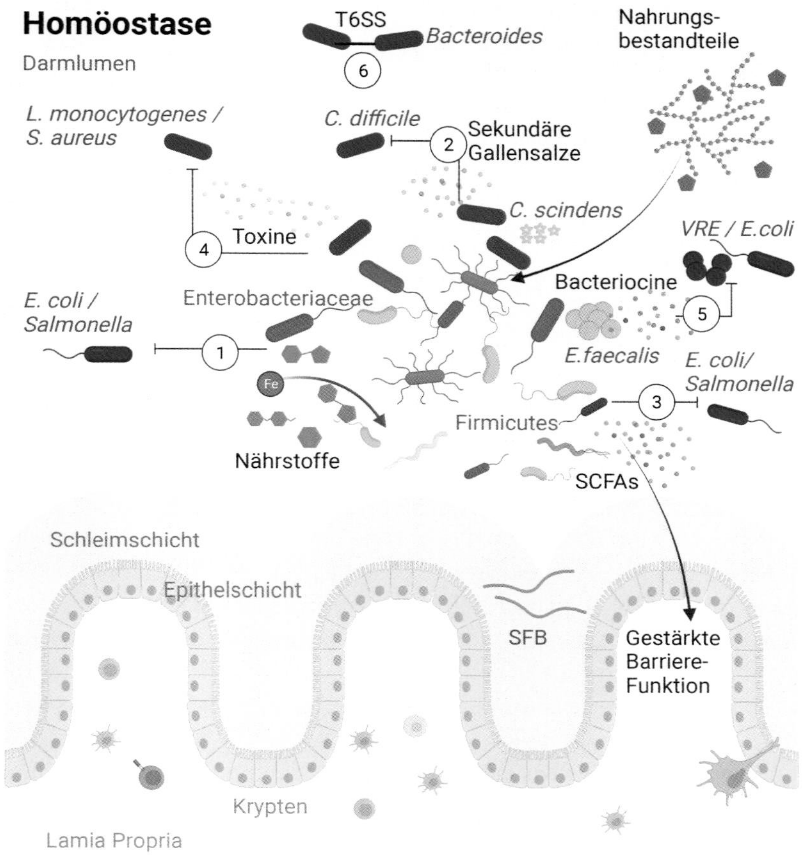

Abb. 18.1 Mechanismen direkter Kolonisationsresistenz. Der Stoffwechsel der Bakterien trägt aktiv zur Kolonisierungsresistenz bei. (1) Spezifische Mitglieder der Mikrobiota wie kommensale Enterobakterien verbrauchen Nährstoffe und Spurenelemente und begrenzen so die Nährstoffzufuhr von pathogenen Arten. (2) Kommensale Bakterien wie *C. scindens* wandeln primäre Gallensalze (gelbe Sterne) in sekundäre Gallensalze (gelbe Punkte) um, die das vegetative Wachstum von *C. difficile* hemmen. (3) Die gesunde Mikrobiota fermentiert Einfachzucker aus der Nahrung (lila Fünfecke), komplexe Polysaccharide (blaue Linien) und von der Mikrobiota freigesetzte Stoffwechselprodukte aus der Schleimschicht, um hemmende SCFA zu produzieren. (4–5) Bestimmte Mitglieder, wie z. B. kommensale Enterokokken, produzieren toxische Substanzen und Bacteriocine, um das Wachstum verschiedener pathogener Arten zu hemmen (6) Kommensale *Bacteroides*-Stämme exprimieren Typ-6 Sekretionssysteme (T6SS), um Effektormoleküle in benachbarte Zellen zu injizieren, die ihr Wachstum hemmen. (Created with BioRender.com)

18.3   Wettbewerb um Nährstoffe und ökologische Nischen

Nährstoffkonkurrenz ist ein sehr verbreiteter Mechanismus nicht nur zwischen kommensalen Mikroorganismen und Pathogenen, sondern auch zwischen verschiedenen Gruppen an kommensalen Darmbewohnern. Dies ergibt sich daraus, dass eine Vielzahl an verschiedenen Mikroorganismen die Fähigkeit zur Verstoffwechselung unterschiedlicher Substrate besitzen, die dann zumeist unter anaeroben Bedingungen vergärt werden. Zudem tritt ein sog. Cross-feeding auf, d. h., Mikroorganismen gehen häufig wechselseitige Nahrungsaustauschbeziehungen ein, bei denen zwei oder mehr Bakterienstämme wichtige Metaboliten austauschen. Die Vorteile, die sich aus dem Verlust der biosynthetischen Fähigkeiten zur Herstellung bestimmter Metaboliten ergeben, sind wahrscheinlich der Grund für das Entstehen dieser metabolischen Abhängigkeiten. Durch das Cross-Feeding können Bakterien effektiv Nährstoffe mit anderen Zellen austauschen und auf diese Weise Stoffwechselfunktionen innerhalb mikrobieller Gemeinschaften aufteilen. Auf diese Weise können Stoffwechselwege in den komplexen mikrobiellen Gemeinschaften effizient aufgeteilt werden. Somit ist es auch eher unwahrscheinlich, dass eine exogene Spezies, z. B. ein Pathogen, eine unbesetzte Nische in einem divers besiedelten Darm findet und dadurch gezwungen ist, mit etablierten Mikroorganismen um Kohlenstoffquellen sowie um Spurenelemente wie Eisen und Zink zu konkurrieren (Deriu et al. 2013).

Ein wichtiger Faktor dieses Wettbewerbs um Nährstoffe und Energiequellen ist die Konkurrenz um Kohlenhydrate innerhalb der Klasse der Gammaproteobakterien, die besonders häufig Infektionserkrankungen hervorrufen und durch Nährstoffkonkurrenz artverwandter kommensaler Bakterien ausgeschlossen werden. Ein Beispiel hierfür ist der Wettstreit zwischen pathogenen und kommensalen Stämmen von *Escherichia coli* um Einfachzucker. Stämme, die eine höhere metabolische Flexibilität besitzen, können metabolische Nischen besser besetzen und haben eine höhere Besiedelungsdichte. In Studien wurde beschrieben, dass spezifische kommensale Stämme des *Klebsiella oxytoca*-Artenkomplexes, welcher u. a. *K. oxytoca* und *Klebsiella michiganensis* beinhaltet, in der Lage sind, die Kolonisationsresistenz gegen pathogene *Klebsiella pneumoniae* und *E. coli*-Stämme sowie Salmonellen im Mausdarm zu modulieren. Spezifisch konnte gezeigt werden, dass *K. michiganesis* pathogene Stämme von *E. coli* und *Salmonella* aus dem Darm von Mäusen durch Nährstoffkonkurrenz verdrängt (Oliveira et al. 2020). *K. oxytoca* hingegen konkurriert mit *K. pneumoniae* um β-Glucoside, wobei die Schutzwirkung von *K. oxytoca* durch die Anwesenheit dreier weiterer, nicht artverwandter, Bakterien aus dem Phylum Firmicutes noch erhöht wird (Osbelt et al. 2021). Die Fähigkeit von kommensalen Stämmen, ein breiteres Substratspektrum zu verwerten, erhöht somit die Kolonisationsresistenz und wird nicht selten durch die Kooperation mit anderen Bakterienarten, die komplementäre Substratpräferenzen haben, weiter verstärkt. Ein weiteres Beispiel für dieses Prinzip ist die Verstoffwechselung des Zuckeralkohols Galactitol durch spezifische *E. coli*-Stämme, welches eine Besiedelung mit Salmonellen reduziert und somit die Anfälligkeit für nachfolgende Infektionen verringert (Eberl et al. 2021). Andere Studien, die die Nährstoffkonkurrenz zwischen kommensalen Bakterien und Pathogenen untersucht haben, konnten zeigen, dass Enterobakterien auch um Aminosäuren wie Serin oder Prolin konkurrieren (Momose et al. 2008). Ein weiteres Beispiel sind kommensale Bakterien, welche durch die Verstoffwechselung von Prolin dem Darmerreger *Clostridioides difficile* *(C. difficile)* die Nahrungsgrundlage entziehen. Das heißt, fehlen diese Bakterien, z. B. aufgrund einer Antibiotikaeinnahme, kann *C. difficile* expandieren und Toxine produzieren (Fletcher et al. 2021). Ein weiterer Aspekt der Nährstoffkonkurrenz ist der Wettbewerb um Spurenelemente wie Eisen oder Zink. Der probiotische Stamm *E. coli Nissle* 1917 kann die Besiedlung mit *S. typhimurium* im Darm von Mäusen reduzieren, indem er effizient Eisen aufnimmt und dadurch die Menge des für Salmonella verfügbaren Eisens verringert (Deriu et al. 2013). Auch *C. difficile* benötigt Spurenelemente für seine Kolonisierung und die Induktion einer Darmentzündung.

▶ Die direkte Kolonisationsresistenz umfasst vielfältige Prozesse der Nahrungs-konkurrenz sowie die Produktion zahlreicher antibakterieller Substanzen durch die Mikroorganismen selbst.

18.4 Produktion von inhibitorischen Metaboliten und Naturstoffen

Ein weiterer Mechanismus, der zur Kolonisationsresistenz beiträgt, ist die Produktion von hemmenden Metaboliten, z. B. kurzkettigen Fettsäuren (englisch: SCFAs) oder mikrobiell-modifizierter Gallensalze. SCFAs werden hauptsächlich von Bakterien der Phyla *Bacteriodetes* und *Firmicutes* durch Fermentation von Ballaststoffen, komplexen Polysacchariden und anderen Nahrungsbestandteilen produziert. Die drei SCFAs, die im menschlichen Darm am häufigsten vorkommen, sind Acetat, Butyrat und Propionat. Im proximalen Kolon erreichen sie mit 70–140 mM die höchsten Gesamtkonzentrationen (Blaak et al. 2020). SCFAs erhöhen die Kolonisierungsresistenz, indem sie das Darmlumen ansäuern und für niedrige Sauerstoff- und Nitratwerte im Darmlumen sorgen. Dadurch unterdrücken sie aktiv das Wachstum potenziell pathogener Enterobakterien wie *K. pneumoniae, E. coli, Proteus mirabilis, Salmonella typhimurium* und *Citrobacter rodentium* (Sorbara et al. 2019). Darüber hinaus modulieren SCFAs die Expression von Virulenzfaktoren in Salmonellen (Hung et al. 2013). SCFAs beeinflussen somit die Kolonisationsresistenz auf vielfältige Weisen.

Eine weitere Metabolitenklasse, die an der Vermittlung der Kolonisationsresistenz beteiligt ist, sind die Gallensalze. Sie können in primäre und sekundäre Gallensalze unterteilt werden. Primäre Gallensalze werden von der Leber produziert und über die Gallenflüssigkeit in den Dünndarm abgesondert (Winston und Theriot 2016). Im Darm erfolgt dann durch mikrobielle Enzyme die mehrstufige Umwandlung der primären in sekundäre Gallensalze. In einem ersten Schritt werden die primären Gallensalze dekonjugiert, d. h. es werden die Taurin- bzw. Glycin-Nebengruppen entfernt. In weiteren Schritten erfolgen dann zusätzliche enzymatische Modifikationen der dekonjugierten Gallensalze, z. B. durch das Bakterium *Clostridium scindens*. Diese sekundäre Gallensalze, bislang konnten über 20 verschiedene Varianten identifiziert werden, haben dann diverse Funktionen auf die Mikrobiota, den Wirt und auch Pathogene. Eine für die Kolonisationsresistenz relevante

Eigenschaft ist die Hemmung der Keimung von Sporen und die Vermehrung vegetativer Zellen von *C. difficile* (Buffie et al. 2015).

Eine weitere Möglichkeit, die Kolonisationsresistenz des Wirtes zu erhöhen, ist die Sekretion von antimikrobiell-wirkenden Verbindungen. Ein Beispiel sind verschiedenste nichtribosomal synthetisierte mikrobielle Peptide, sog. Bacteriozine, die andere Bakterien hemmen oder sogar abtöten. Diese Bakteriozine lassen sich in zwei Gruppen einteilen: lange thermolabile Peptide mit höherer Molekülmasse (z. B. Colicine) und kleine thermostabile Peptide mit geringerer Molekülmasse (z. B. Microcine). Ein Beispiel ist Nisin, welches von bestimmten *Lactococcus lactis*-Stämmen produziert wird und sogar rekombinant produziert in der Lebensmittelindustrie eingesetzt wird (Millette et al. 2008). Ein anderes Beispiel ist Thuricin CD, welches von *Bacillus thuringiensis* produziert wird und gegen *C. difficile* wirkt (Rea et al. 2010). Colicin ist ein Bakteriozin, das von *E. coli*-Stämmen produziert wird und auf andere Enterobacteriaceae abzielt, und so den Wettbewerb zwischen und innerhalb der Arten moduliert (Silpe et al. 2022). Es wurden aber auch bereits Bakteriozine identifiziert, welche von kommensalen *Enterococcus*-Spezies produziert werden und selektiv Vancomycin-resistente *Enterococcus faecalis* (*E. faecalis*) (VRE) abtöten (Kommineni et al. 2015). Über diese einzelnen Beispiele hinaus konnten systematische bioinformatische Analysen zeigen, dass Biosynthese-Gencluster zur Herstellung hemmender Substanzen in der menschlichen Darmmikrobiota weit verbreitet sind und verschiedenste Lantibiotika, Thiazol/Oxazol-modifizierte Mikrocine und Thiopeptide umfassen (Donia et al. 2014).

Ein letzter, weit verbreiteter Mechanismus der bakteriellen Konkurrenz ist die aktive Abtötung durch sog. Typ-VI-Sekretionssysteme (T6SS). Diese Multiproteinkomplexe haben eine spritzenartige Struktur und ermöglichen eine Injektion von Siderophoren, Exopolysacchariden, Proteinen oder Toxinen in die Zielzelle. Sie kommen vor allem in Proteobakterien vor und werden für die Abtötung von verwandten Nischenkompetitoren eingesetzt (Flaugnatti et al. 2021).

▶ Die Produktion antimikrobieller Substanzen wie Bakteriozine und Toxine stellt einen weitverbreiteten Abwehrmechanismus zwischen artverwandten und nichtverwandten Bakterienarten in der Mikrobiota dar.

18.5 Indirekte bzw. immunvermittelte Kolonisationsresistenz

Im Gegensatz zur direkten Kolonisationsresistenz erfolgen die biologischen Prozesse, die zur indirekten bzw. immunvermittelten Kolonisationsresistenz gezählt werden, mittels einer von der Mikrobiota abhängigen Aktivierung von immunologischen Effektoren, welche wiederum die Besiedlung mit Pathogenen bekämpft. Grundsätzlich können hier sehr verschiedene Effektoren betroffen sein. Zum einen moduliert die Mikrobiota die Differenzierung und Funktion einer Vielzahl an Immunzellen im Darmgewebe. Zum anderen wird die Infektanfälligkeit aber auch durch solche Effektoren beeinflusst, die von Gewebezellen wie z. B. Paneth-Körnerzellen oder Becherzellen sekretiert werden.

▶   Die Mikrobiota trägt zu einer gesunden Entwicklung des Immunsystems bei, da sie
    für die Differenzierung und Funktion einer Vielzahl von Immunzellen im Darm-
    gewebe verantwortlich ist (Abb. 18.2).

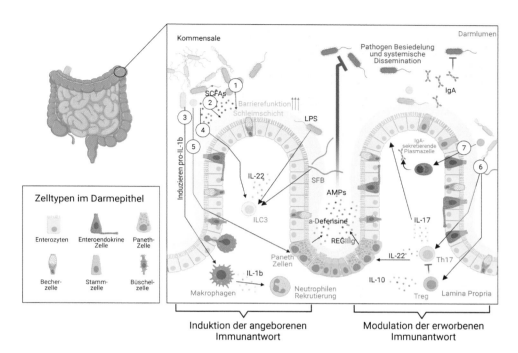

Abb. 18.2   Mechanismen indirekter Kolonisierungsresistenz. (1) Erhöhte Barrierefunktion: Die
kommensale Mikrobiota reguliert die Barrierefunktion des Wirts, indem sie zur Entwicklung der
Schleimschicht beiträgt. (2) SCFA-Produktion: Bestimmte Bakterien, wie z. B. *Bifidobacterium spp.,* können die epitheliale Barrierefunktion durch die Produktion von kurzkettigen Fettsäuren
(SCFAs), wie z. B. Acetat, erhöhen. (3) IL-1b-vermittelte Neutrophilenrekrutierung: Kommensalen
können den Schutz gegen bestimmte Krankheitserreger fördern, indem sie die IL-1b-Verarbeitung
und -Sekretion stimulieren, was zur Rekrutierung von Neutrophilen zum Ort der Infektion führt. (4)
IL-22-abhängige Freisetzung antimikrobieller Substanzen: Bestimmte Kommensalen (wie
z. B. *Lactobacillus reuteri)* induzieren die Sekretion von IL-22 durch ILCs, die ihrerseits durch die
Induktion der Freisetzung antimikrobieller Substanzen durch Epithelzellen vor bestimmten Krankheitserregern schützen können. (5) Direkte Stimulierung der Produktion von antimikrobiellen Substanzen durch den Wirt: Die Sekretion antimikrobieller Proteine (AMPs), darunter α-Defensine und
REG3γ, ist eine Schlüsselkomponente bei der Kontrolle von Pathogenen und wird zum Teil durch
Kommensalen-abhängige Mechanismen vermittelt. (6) Induktion der T-Zell-Differenzierung: Kommensale können die erworbene Immunität durch die Differenzierung von T-Zellen, z. B. durch die
Stimulierung der Differenzierung und Aktivierung von Th17- und Treg-Zellen, fördern. (7) Sekretion von IgA: Kommensalen können die Barrierefunktion des Darms verbessern, indem sie B-Zellen
induzieren und die Sekretion von IgA regulieren. (Created with BioRender.com)

Ein Beispiel für die Modulation von Immunzelldifferenzierung ist z. B. das Polysaccharid A (PSA) aus der Kapsel des kommensalen Bakteriums *Bacteroides fragilis*. Dieses induziert die Umwandlung von naiven CD4+ T-Zellen in Foxp3+ Treg-Zellen, was wiederum die IL-10-Produktion steigert und im Mausmodell vor *Helicobacter hepaticus*-induzierter Kolitis schützt (Round und Mazmanian 2009). Ein anderes Beispiel ist das kommensale Bakterium „*Segmented filamentous bacteria*" (*SFB*), welches proinflammatorische Th17 Zellen durch die Bindung an Epithelzellen induziert. SFB induzierte Th17 Zellen produzieren wiederum während einer Infektion IL-22 und IL-17, was die Freisetzung von antimikrobiellen Peptiden induziert, die *C. rodentium* abtöten (Ivanov et al. 2009). Zellbestandteile kommensaler Darmbakterien induzieren aber auch die Expression verschiedener AMPs in Paneth-Körnerzellen mittels Myd88- und NOD2-abhängigen Signalkaskaden, um die Kolonisierung des Darms und das Durchdringen der Darmbarriere zu hemmen (Vaishnava et al. 2008). Die Darmmikrobiota trägt auch im Allgemeinen zur Aufrechterhaltung der Darmbarriere bei. Muzin wird von Becherzellen produziert, bei denen es sich um einfache säulenförmige Epithelzellen handelt, die im gesamten Darmtrakt verstreut sind. Die Schleimschicht besteht im Dickdarm aus zwei Schichten, wobei die innere Schicht eine kompakte, dichte Schicht ist, die eng an den Epithelzellen liegt und als weitgehend steril gilt (Johansson et al. 2008). Die äußere Schicht ist lockerer und weist eine ausgeprägte mikrobielle Nische auf. Darmbakterien sind dabei für die Ausprägung einer funktionierenden Schleimschicht entscheidend. So weisen keimfreie Mäuse eine dünnere Schleimschicht auf und sind für Bakterien durchlässiger, was durch die Wiederherstellung einer normalen Mikrobiota rückgängig gemacht werden kann (Johansson et al. 2015). Außerdem fördert der bakterielle äußere Membranbestandteil Lipopolysaccharid (LPS) die Dicke der Schleimschicht. Eine Antibiotikabehandlung wiederum unterbricht die Schleimhautbarriere, was die bakterielle Invasion fördert (Wlodarska et al. 2011).

▶   Eine diverse Mikrobiota trägt zu einer ausgeprägten Schleimschicht bei, die eine wirksame Barriere gegen diverse Pathogene darstellt.

Ein anderes komplexes Beispiel für die Interaktion von kommensalen Bakterien und Wirt ist die Regulation der Glycosylierung der Schleimschicht. Das Enzym 2-α-L-Fucosyltransferase 2 (FUT2) fügt während der Produktion des Mukusgrundgerüstes Fucosereste an, die im Darmlumen von kommensalen Darmbakterien als Substrat verwenden können. Dies fördert die lokale bakterielle Vielfalt, was wiederum die Invasion von Pathogenen verringert (Pickard et al. 2014). Der Fucosylierungsstatus der Schleimschicht ist über die Induktion von IL-22 durch angeborene lymphoide Zellen (ILCs) vom Typ 3 (ILC3) von der Mikrobiota abhängig. In Mausmodellen ist Fut2 wichtig, um das Auswachsen von *S. typhimurium* und *C. rodentium* zu begrenzen (Goto et al. 2014; Pickard et al. 2014). Darüber hinaus trägt die Verabreichung fucosylierter Moleküle an mit *C. rodentium* infizierten Il22ra1-/-Mäusen zur Wiederherstellung der Diversität der Darmgemeinschaft bei, was die Darminfektion beeinflusst (Pham et al. 2014). Auch im Menschen scheint die Fucosylierung der Schleimschicht relevant für die Interaktion zwischen Mikrobiota und Wirt zu sein, da Individuen mit veränderter FUT2 Aktivität und Funktion Veränderungen in der Darmmikrobiota aufweisen.

18.6 Beeinträchtigung der Kolonisationsresistenz in Patienten

Bestandteile der Darmmikrobiota tragen demzufolge mittels direkter und indirekter Mechanismen zur Kolonisationsresistenz bei. Eine ganze Reihe verschiedener Umweltfaktoren können den homöostatischen Status der Darmmikrobiota aber auch in einen unausgewogenen Zustand versetzen. Dieser Zustand wird häufig als Dysbiose bezeichnet. Aufgrund der hohen interindividuellen Variationen im menschlichen Mikrobiom und der metabolischen Redundanz vieler Darmbakterien ist dieser Zustand aber schwer anhand des Vorhandenseins oder Fehlens einzelner Bakterien zu definieren bzw. zu diagnostizieren. Es handelt sich hierbei also eher um einen Zustand mit einem funktionellen Ungleichgewicht. Zahlreiche Krankheiten und Syndrome wurden mit einer Dysbiose in Verbindung gebracht. So stehen beispielsweise entzündliche Darmerkrankungen (CED), Zöliakie, Diabetes und Fettleibigkeit *in Zusammenhang mit funktionellen Veränderungen des* Mikrobioms (Kim et al. 2017).

▶ Verschiedene Umweltfaktoren führen zu Veränderungen in der Mikrobiotazusammensetzung. Dadurch entsteht ein funktionelles Ungleichgewicht = Dysbiose. Ein dysbiotisches Mikrobiom wiederum wird mit verschiedensten Erkrankungen (wiederaufflammende C.diff Infektionen, Diabetes, Übergewicht, chronisch entzündliche Darmerkrankungen usw.) in Zusammenhang gebracht. Die kausalen Zusammenhänge sind aber nicht abschließend geklärt.

Eine Dysbiose, in der die mikrobielle Vielfalt reduziert ist und sich bestimmte Bakterientaxa ausbreiten, die normalerweise weniger abundant sind, kann zum Verlust der Besiedelungsresistenz führen. Ein Beispiel sind verschiedenste Bakterien aus der Familie der *Enterobacteriaceae*, deren Nische normalerweise von der ansässigen Mikrobiota limitiert wird und die unter Entzündungsbedingungen sogar ein noch verstärktes Wachstum zeigen (s. u.) (Lam und Monack 2014). Diejenige Infektionserkrankung, die jedoch mit Dysbiose am häufigsten in Verbindung gebracht wird, ist die *C. difficile*-induzierte Kolitis. Sie ist für die meisten nosokomialen Durchfallerkrankungen im Gesundheitswesen verantwortlich. Als Risikofaktor gilt eine Schädigung der Darmmikrobiota durch eine Antibiotikabehandlung (Suez et al. 2018). Insbesondere die Behandlung mit Breitspektrum-Antibiotika schafft Nischen für *C. difficile*. Da die Veränderungen der Mikrobiota nach einer Antibiotikabehandlung schwerwiegend und lang anhaltend sein können, sind entsprechende Hygienemaßnahmen bei immungeschwächten Patienten zur Verhinderung einer *C. difficile*-Kolitis nötig. Zur Wiederherstellung schützender Funktionen der Mikrobiota wird inzwischen auch der fäkale Mikrobiota-Transfer (auch als Stuhltransplantation bezeichnet) eingesetzt (siehe Kap. 21). Durch eine Wiederherstellung verschiedener Funktionen wie der Produktion von SCFA und sekundären Gallensalzen sowie einem Wettbewerb um wichtige Nährstoffquellen wie Prolin wird das Risiko für wiederkehrende *C. difficile*-Infektionen reduziert.

▶ Die Veränderungen der Mikrobiota nach Einnahme von Breitspektrum-Antibiotika können die Kolonisationsresistenz des Wirtes lang anhaltend und irreversibel schädigen.

18.7 Strategien von Enteropathogenen zur Adaption an unterschiedliche Zustände im Darm

Das Auswachsen von bakteriellen Erregern im Darm nach einer Störung der Mikrobiota, z. B. durch Antibiotika, wird aber nicht nur durch eine Reduktion der Kolonisationsresistenz gefördert. Viele nosokomiale Krankheitserreger, darunter Mitglieder der Enterobacteriaceae, VRE und *C. difficile*, haben Strategien entwickelt, um spezifische Lücken in der Besiedelungsresistenz auszunutzen (Abb. 18.3). Krankheitserreger wie Salmonellen oder pathogene *E. coli*-Stämme können sich bei einer Entzündung oder Dysbiose schnell ausbreiten, da sie in der Lage sind, Nährstoffe zu verwerten, die nur unter diesen Bedingungen vorhanden sind (Abb. 18.3). Im Gegensatz zu den meisten streng anaeroben Mitgliedern der gesunden Darmflora sind *Enterobacteriaceae* in der Lage, aerobe und anaerobe Atmung unter Verwendung von Sauerstoff oder anderen Molekülen als terminale Elektronenakzeptoren durchzuführen. Insbesondere während einer Entzündungsreaktion werden reaktive Sauerstoff- und Stickstoffspezies gebildet, die ein oxidatives Umfeld schaffen. So führt eine erhöhte Sauerstoffverfügbarkeit im Darm zur Oxidation von Kohlenstoffquellen und somit zur Bildung von Kohlenstoffquellen, die normalerweise während der Homöostase nicht vorhanden sind, wie z. B. die Bildung von Galaktarat und Glukarat aus Galaktose und Glukose (Faber et al. 2016). Ein anderes Beispiel ist die Nutzung von alternativen Elektronenakzeptoren wie Ethanolamin (Thiennimitr et al. 2011) oder 1,2-Propandiol (Faber et al. 2017) durch Enteropathogene. Eine Störung der Homöostase kann aber auch einen vorübergehenden Anstieg von typischerweise wenig vorkommenden Metaboliten auslösen, die von pathogenen Arten effizient genutzt werden können. Bekannte Beispiele sind Sialinsäure, die aus der Mukusschicht freigesetzt wird und dann von Salmonellen und *C. difficile* genutzt werden kann, oder das aus der Mikrobiota gewonnene Succinat, das zusätzlich von *C. rodentium* genutzt wird (Ng et al. 2013). Darüber hinaus sind *Salmonella* in der Lage, den von der Mikrobiota erzeugten gasförmigen Wasserstoff zu nutzen, um die anaerobe Atmung anzutreiben und vom Wirt stammende Fucose zu verwerten (Maier et al. 2013; Pickard et al. 2014). Insgesamt sind also pathogene Bakterien gut daran angepasst, einen vorübergehenden Anstieg der aus der Mikrobiota stammenden Stoffwechselprodukte auszunutzen, um einen Wachstumsvorteil gegenüber kommensalen Bakterien zu erzielen. Zudem induziert die Entzündungsreaktion des Wirtes auch die erhöhte Expression eigener antimikrobiellen Proteine in den Patho-

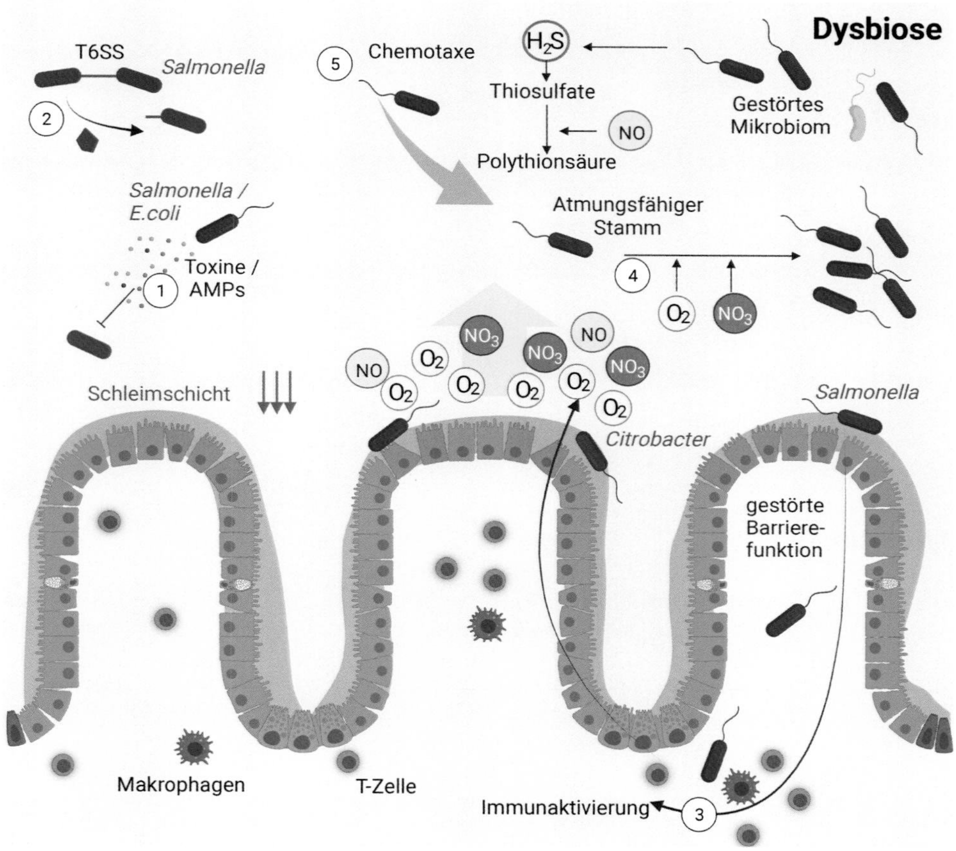

Abb. 18.3 Expansions- und Etablierungsstrategien eindringender Arten. (1) Pathogene Bakterien wie Salmonellen oder pathogene *E. coli* regulieren die Expression antimikrobieller Proteine und Toxine in entzündeten Umgebungen hoch. (2) Einige Krankheitserreger wie *Salmonella* und *Pseudomonas aeruginosa* greifen entweder die Mikrobiota oder andere opportunistische Spezies über die Expression von Typ-6 Sekretionssystemen an. (3) Krankheitserreger können Entzündungsreaktionen des Wirts auslösen, um die Freisetzung von Nitraten oder Sauerstoff in das Darmlumen und die Bildung eines oxidativen Milieus zu bewirken. (4) Neue, durch Oxidation gebildete Metaboliten wie Tetrathionat, Sauerstoff und Nitrat werden von Pathogenen, die diese Elektronenakzeptoren nutzen können, in anaeroben und aeroben Atmungswegen verwendet, was zu einem starken Auswachsen von pathogenen Enterobakterien führt (5). Chemotaktische Anziehung von Pathogenen durch Erzeugung alternativer Kohlenstoffquellen. (Created with BioRender.com)

genen. So tragen diese pathogenen Stämme häufig eine größere Anzahl von Microcin-Genen als ihre nichtpathogenen Gegenspieler (Nedialkova et al. 2014). Darüber hinaus exprimieren Darmpathogene während der Besiedelung häufig streng regulierte T6SS und geben als Reaktion auf bestimmte Signale wie Nährstoffstress unterschiedlicher Effektoren ab, die die kommensale Mikrobiota hemmen (Sana et al. 2016).

▶ Pathogene Bakterienstämme nutzen gezielt metabolische Veränderungen im entzündeten Darmmilieu, um sich einen Wachstumsvorteil gegenüber kommensalen Arten zu verschaffen.

Fazit

Zusammenfassend lässt sich ableiten, dass der von der Mikrobiota abhängige Wirtsschutz durch direkte bakterielle Mechanismen, vom Immunsystem induzierte indirekte Wege und durch die Aufrechterhaltung der Epithelbarriere vermittelt wird. Bisher wird dieses Wissen jedoch nur zu einem sehr geringen Ausmaß klinisch eingesetzt und bietet somit vielfältige Ansätze für neuartige komplementäre Interventionen.

Literatur

Blaak EE, Canfora EE, Theis S, Frost G, Groen AK, Mithieux G, Nauta A et al (2020) Short chain fatty acids in human gut and metabolic health. Benef Microbes. https://doi.org/10.3920/BM2020.0057

Buffie CG, Bucci V, Stein RR, McKenney PT, Ling L, Gobourne A, No D et al (2015) Precision microbiome reconstitution restores bile acid mediated resistance to clostridium difficile. Nature 517(7533):205–208. https://doi.org/10.1038/nature13828

Deriu E, Liu JZ, Pezeshki M, Edwards RA, Ochoa RJ, Contreras H, Libby SJ, Fang FC, Raffatellu M (2013) Probiotic bacteria reduce Salmonella typhimurium intestinal colonization by competing for iron. Cell Host Microbe 14(1):26–37. https://doi.org/10.1016/j.chom.2013.06.007

Donia MS, Cimermancic P, Schulze CJ, Wieland LC, Brown JM, Mitreva M, Clardy J, Linington RG, Fischbach MA (2014) A systematic analysis of biosynthetic gene clusters in the human microbiome reveals a common family of antibiotics. Cell 158(6):1402–1414. https://doi.org/10.1016/j.cell.2014.08.032

Eberl C, Weiss AS, Jochum LM, Raj ACD, Ring D, Hussain S, Herp S et al (2021) E. coli enhance colonization resistance against Salmonella typhimurium by competing for galactitol, a context-dependent limiting carbon source. Cell Host Microbe 29(11):1680–1692.e7. https://doi.org/10.1016/j.chom.2021.09.004

Faber F, Tran L, Byndloss MX, Lopez CA, Velazquez EM, Kerrinnes T, Nuccio SP et al (2016) Host-mediated sugar oxidation promotes post-antibiotic pathogen expansion. Nature 534(7609):697–699. https://doi.org/10.1038/nature18597

Faber F, Thiennimitr P, Spiga L, Byndloss MX, Litvak Y, Lawhon S, Andrews-Polymenis HL, Winter SE, Bäumler AJ (2017) Respiration of microbiota-derived 1,2-propanediol drives Salmonella expansion during colitis. Edited by Vanessa Sperandio. PLoS Pathog 13(1):e1006129. https://doi.org/10.1371/journal.ppat.1006129

Flaugnatti N, Isaac S, Lemos Rocha LF, Stutzmann S, Rendueles O, Stoudmann C, Vesel N et al (2021) Human commensal gut proteobacteria withstand type VI secretion attacks through immunity protein-independent mechanisms. Nat Commun 12(1):5751. https://doi.org/10.1038/s41467-021-26041-0

Fletcher JR, Pike CM, Parsons RJ, Rivera AJ, Foley MH, McLaren MR, Montgomery SA, Theriot CM (2021) Clostridioides difficile exploits toxin-mediated inflammation to alter the host nutritional landscape and exclude competitors from the gut microbiota. Nat Commun 12(1). https://doi.org/10.1038/s41467-020-20746-4

Goto Y, Obata T, Kunisawa J, Sato S, Ivanov II, Lamichhane A, Takeyama N et al (2014) Innate lymphoid cells regulate intestinal epithelial cell glycosylation. Science 345(6202). https://doi.org/10.1126/science.1254009

Hung CC, Garner CD, Slauch JM, Dwyer ZW, Lawhon SD, Frye JG, Mcclelland M, Ahmer BMM, Altier C (2013) The intestinal fatty acid propionate inhibits Salmonella invasion through the post-translational control of HilD. Mol Microbiol 87(5):1045–1060. https://doi.org/10.1111/mmi.12149

Ivanov II, Atarashi K, Manel N, Brodie EL, Shima T, Karaoz U, Wei D et al (2009) Induction of intestinal Th17 cells by segmented filamentous bacteria. Cell 139(3):485–498. https://doi.org/10.1016/j.cell.2009.09.033

Johansson MEV, Phillipson M, Petersson J, Velcich A, Holm L, Hansson GC (2008) The inner of the two Muc2 mucin-dependent mucus layers in colon is devoid of bacteria. Proc Natl Acad Sci U S A 105(39):15064–15069. https://doi.org/10.1073/pnas.0803124105

Johansson MEV, Jakobsson HE, Holmén-Larsson J, Schütte A, Ermund A, Rodríguez-Piñeiro AM, Arike L et al (2015) Normalization of host intestinal mucus layers requires long-term microbial colonization. Cell Host Microbe 18(5):582–592. https://doi.org/10.1016/j.chom.2015.10.007

Kim S, Covington A, Pamer EG (2017) The intestinal microbiota: antibiotics, colonization resistance, and enteric pathogens. Immunol Rev. https://doi.org/10.1111/imr.12563

Kommineni S, Bretl DJ, Lam V, Chakraborty R, Hayward M, Simpson P, Cao Y, Bousounis P, Kristich CJ, Salzman NH (2015) Bacteriocin production augments niche competition by Enterococci in the mammalian gastrointestinal tract. Nature 526(7575):719–722. https://doi.org/10.1038/nature15524

Lam LH, Monack DM (2014) Intraspecies competition for niches in the distal gut dictate transmission during persistent Salmonella infection. PLoS Pathog 10(12):e1004527. https://doi.org/10.1371/journal.ppat.1004527

Maier L, Vyas R, Cordova CD, Lindsay H, Schmidt TSB, Brugiroux S, Periaswamy B et al (2013) Microbiota-derived hydrogen fuels Salmonella typhimurium invasion of the gut ecosystem. Cell Host Microbe 14(6):641–651. https://doi.org/10.1016/j.chom.2013.11.002

Millette M, Cornut G, Dupont C, Shareck F, Archambault D, Lacroix M (2008) Capacity of human nisin- and pediocin-producing lactic acid bacteria to reduce intestinal colonization by vancomycin-resistant enterococci. Appl Environ Microbiol 74(7):1997–2003. https://doi.org/10.1128/AEM.02150-07

Momose Y, Hirayama K, Itoh K (2008) Competition for proline between indigenous Escherichia coli and E. coli O157:H7 in gnotobiotic mice associated with infant intestinal microbiota and its contribution to the colonization resistance against E. coli O157:H7. Antonie van Leeuwenhoeky 94(2):165–171. https://doi.org/10.1007/s10482-008-9222-6

Nedialkova LP, Denzler R, Koeppel MB, Diehl M, Ring D (2014) Inflammation fuels colicin Ib-dependent competition of Salmonella serovar Typhimurium and E. coli in enterobacterial blooms. PLoS Pathog 10(1):1003844. https://doi.org/10.1371/journal.ppat.1003844

Ng KM, Ferreyra JA, Higginbottom SK, Lynch JB, Kashyap PC, Gopinath S, Naidu N et al (2013) Microbiota-liberated host sugars facilitate post-antibiotic expansion of enteric pathogens. Nature 502(7469):96–99. https://doi.org/10.1038/nature12503

Oliveira RA, Ng KM, Correia MB, Cabral V, Shi H, Sonnenburg JL, Huang KC, Xavier KB (2020) Klebsiella michiganensis transmission enhances resistance to Enterobacteriaceae gut invasion by nutrition competition. Nat Microbiol January:1–12. https://doi.org/10.1038/s41564-019-0658-4

Osbelt L, Wende M, Almási É, Derksen E, Muthukumarasamy U, Lesker TR, Galvez EJC et al (2021) Klebsiella oxytoca causes colonization resistance against multidrug-resistant K. pneumoniae in the gut via cooperative carbohydrate competition. Cell Host Microbe October. https://doi.org/10.1016/j.chom.2021.09.003

Pham TAN, Clare S, Goulding D, Arasteh JM, Stares MD, Browne HP, Keane JA et al (2014) Epithelial IL-22RA1-mediated fucosylation promotes intestinal colonization resistance to an opportunistic pathogen. Cell Host Microbe 16(4):504–516. https://doi.org/10.1016/j.chom.2014.08.017

Pickard JM, Maurice CF, Kinnebrew MA, Abt MC, Schenten D, Golovkina TV, Bogatyrev SR et al (2014) Rapid fucosylation of intestinal epithelium sustains host-commensal symbiosis in sickness. Nature 514(7524):638–641. https://doi.org/10.1038/nature13823

Rea MC, Sit CS, Clayton E, O'Connor PM, Whittal RM, Zheng J, Vederas JC, Paul Ross R, Hill C (2010) Thuricin CD, a posttranslationally modified bacteriocin with a narrow spectrum of activity against clostridium difficile. Proc Nat Acad Sci U S A 107(20):9352–9357. https://doi.org/10.1073/pnas.0913554107

Round JL, Mazmanian SK (2009) The gut microbiota shapes intestinal immune responses during health and disease. Nat Rev Immunol 9(5):313–323. https://doi.org/10.1038/nri2515

Sana TG, Flaugnatti N, Lugo KA, Lam LH, Jacobson A, Baylot V, Durand E, Journet L, Cascales E, Monack DM (2016) Salmonella typhimurium utilizes a T6SS-mediated antibacterial weapon to establish in the host gut. Proc Nat Acad Sci U S A 113(34):E5044–E5051. https://doi.org/10.1073/pnas.1608858113

Silpe JE, Wong JWH, Owen SV, Baym M, Balskus EP (2022) The bacterial toxin colibactin triggers prophage induction. Nature 603(7900):315–320. https://doi.org/10.1038/s41586-022-04444-3

Sorbara MT, Dubin K, Littmann ER, Moody TU, Fontana E, Seok R, Leiner IM et al (2019) Inhibiting antibiotic-resistant Enterobacteriaceae by microbiota-mediated intracellular acidification. J Exp Med 216(1):84–98. https://doi.org/10.1084/jem.20181639

Suez J, Zmora N, Zilberman-Schapira G, Mor U, Dori-Bachash M, Bashiardes S, Zur M et al (2018) Post-antibiotic gut mucosal microbiome reconstitution is impaired by probiotics and improved by autologous FMT. Cell 174(6):1406–1423.e16. https://doi.org/10.1016/j.cell.2018.08.047

Thiennimitr P, Winter SE, Winter MG, Xavier MN, Tolstikov V, Huseby DL, Sterzenbach T, Tsolis RM, Roth JR, Bäumler AJ (2011) Intestinal inflammation allows Salmonella to use ethanolamine to compete with the microbiota. Proc Nat Acad Sci U S A 108(42):17480–17485. https://doi.org/10.1073/pnas.1107857108

Vaishnava S, Behrendt CL, Ismail AS, Eckmann L, Hooper LV (2008) Paneth cells directly sense gut commensals and maintain homeostasis at the intestinal host-microbial interface. Proc Nat Acad Sci U S A 105(52):20858–20863. https://doi.org/10.1073/pnas.0808723105

Winston JA, Theriot CM (2016) Impact of microbial derived secondary bile acids on colonization resistance against Clostridium difficile in the gastrointestinal tract. Anaerobe 41(October):44–50. https://doi.org/10.1016/j.anaerobe.2016.05.003

Wlodarska M, Willing B, Keeney KM, Menendez A, Bergstrom KS, Gill N, Russell SL, Vallance BA, Finlay BB (2011) Antibiotic treatment alters the colonic mucus layer and predisposes the host to exacerbated Citrobacter rodentium-induced colitis. Infect Immun 79(4):1536–1545. https://doi.org/10.1128/IAI.01104-10

Oncobiomics – Karzinogenese, Diagnostik, Therapie

19

Marianne R. Spalinger und Michael Scharl

Inhaltsverzeichnis

19.1   Hintergrund 237
19.2   Das Mikrobiom in der Karzinogenese 239
      19.2.1   Erste Hinweise auf eine Funktion von Bakterien in der Karzinogenese 239
      19.2.2   Darmmikrobiom und Krebs 240
      19.2.3   Intratumorale Bakterien 245
      19.2.4   Das Mikrobiom und Metastasen 247
19.3   Das Mikrobiom in der Tumordiagnostik 247
19.4   Mikrobiom in der Krebstherapie 249
Literatur 254

19.1   Hintergrund

Aufgrund ihrer hohen Morbidität und Mortalität stellen Tumorerkrankungen eine der größten Herausforderungen in der klinischen Praxis dar. Sie können alle Organsysteme betreffen und zeigen trotz großer Unterschiede im klinischen Erscheinungsbild charakteristische Gemeinsamkeiten. So entstehen alle Tumore durch Transformation von normalen Gewebszellen zu unkontrolliert wachsenden Tumorzellen. Dieses Wachstum ist die Folge von Genmutationen und epigenetischen Veränderungen wie z. B. einem veränderten DNA-Methylierungsmuster, welches die Genexpression beeinflusst, was letztlich zu einer

M. R. Spalinger · M. Scharl (✉)
Klinik für Gastroenterologie und Hepatologie, UniversitätsSpital Zürich, Zürich, Schweiz
e-mail: marianne.spalinger@usz.ch; Michael.Scharl@usz.ch

© Der/die Autor(en), exklusiv lizenziert an Springer-Verlag GmbH, DE, ein Teil
von Springer Nature 2024
C. Schulz, P. Malfertheiner (Hrsg.), *Gastrointestinales Mikrobiom*,
https://doi.org/10.1007/978-3-662-68455-9_19

erhöhten Proliferation und einem Verlust des programmierten Zelltodes führt. Neben diesen Tumorzell-intrinsischen Faktoren können Krebszellen oftmals eine Erkennung durch das Immunsystem umgehen und somit eine normale Immunantwort unterdrücken, was ebenfalls maßgeblich zur Entstehung und Progression von Tumoren beiträgt. Während Tumore in frühen Stadien zunächst an Ort und Stelle innerhalb klar definierter Grenzen („*in situ*") wachsen, führt das unkontrollierte Wachstum in späteren Stadien dazu, dass der Tumor die Organgrenzen überschreitet und invasiv in Nachbarorgane einwächst oder Metastasen in anderen Organen bildet. Durch das unkontrollierte Wachstum kommt es zunehmend zu Hypoxie, was zur Freisetzung von Faktoren führt, welche die Neogenese von Blutgefäßen induzieren. Diese Faktoren können auch die epithelial-mesenchymale Transformation (EMT) von Tumorzellen induzieren, was deren Loslösung aus dem Zellverbund initiiert, und damit nicht nur das Wachstum des Tumors, sondern auch die Entwicklung von Metastasen fördert.

Für die abnorme Proliferation und die Unterdrückung des Immunsystems ist ein charakteristisches Milieu im und um den Tumor, das „Tumor micro-environment" (TME), mitverantwortlich. Das TME setzt sich aus allen nicht-Tumorzellen sowie Immunzellen, Fibroblasten, der Neovaskularisation und weiteren Faktoren zusammen. Diese Faktoren spielen eine wesentliche Rolle in der Progression eines Tumors. In den letzten Jahren wurde deutlich, dass das TME nicht nur durch den Tumor und das Immunsystem bestimmt wird, sondern dass auch das Mikrobiom (im Darm und im Tumor selber) das TME beeinflusst und so einerseits die Krebsprogression begünstigen oder unterdrücken kann, sowie andererseits sogar den Erfolg und die Nebenwirkungen von Tumortherapien maßgeblich mitbeeinflusst.

Das Darmmikrobiom macht den weitaus größten Teil aller Bakterien, die den Menschen besiedeln, aus. Es erstaunt daher nicht, dass sich die meisten Studien, die einen Zusammenhang bestimmter Krebsarten mit der Zusammensetzung des Mikrobioms herstellten, auf das Darmmikrobiom beziehen. In den letzten 10–20 Jahren wurde jedoch zunehmend klar, dass Bakterien eine Vielzahl von bisher als steril betrachteter Organe besiedeln. Neben der Haut und dem Darm, welche schon länger als *bona fide*-Nischen für Bakterien gelten, wurde eine spezifische Besiedlung auch in anderen Schleimhäuten und den meisten Organen des Körpers und kürzlich sogar im Blut gesunder Menschen nachgewiesen (Tan et al. 2023). Unter diesen Aspekten erstaunt es nicht, dass auch in Tumorgewebe Bakterien gefunden wurden. Die Zusammensetzung des Mikrobioms im Tumor und dessen Einfluss auf die Krebsentstehung und -progression ist Gegenstand aktiver Forschung. Die funktionellen Zusammenhänge und Konsequenzen sind bis heute kaum verstanden. Daher soll im Folgenden ein Überblick über den aktuellen Wissensstand rund um das Mikrobiom und seine Implikationen für die Krebsentstehung, Diagnostik und Therapie gegeben werden.

19.2   Das Mikrobiom in der Karzinogenese

19.2.1   Erste Hinweise auf eine Funktion von Bakterien in der Karzinogenese

Seit vielen Jahrzehnten gibt es Indizien dafür, dass Bakterien eine Rolle in der Entstehung von Tumoren spielen oder gar als Tumortherapie eingesetzt werden könnten (zusammengefasst in (Zitvogel et al. 2018; Sepich-Poore et al. 2021)). Da die Ergebnisse von ersten Studien jedoch nicht reproduzierbar waren, oder sich die im Tumorgewebe nachgewiesenen Bakterien als Kontamination herausstellten, wurde eine mögliche kausale Rolle von Bakterien für die Tumorentstehung zunächst vernachlässigt. Neue Techniken und besser kontrollierte Studien unter dem Überbegriff Oncobiomics zeigten jedoch klar, dass das Mikrobiom – bestehend aus Bakterien, Viren und Protozoen – sowohl im Darm als auch im Tumorgewebe selbst, die Entstehung und Progression von Tumoren beeinflussen kann. Hierbei scheinen insbesondere Bakterien eine entscheidende Rolle zu spielen, allerdings ist über ein spezifisches Tumorvirom oder Tumormykom bis heute nichts bekannt. Derzeit sind insgesamt elf Mikroben (sieben Viren, drei Plattwürmer und eine Bakterienart) nachweislich und maßgeblich an der Entstehung bestimmter Tumore beteiligt (Cullin et al. 2021; Sepich-Poore et al. 2021). So verursachen Humane Papilloma Viren bekanntlich den Gebärmutterhalskrebs, und eine Besiedelung mit *Helicobacter pylori (H. pylori)* begünstigt die Entstehung von Magenkrebs. Neben diesen als „Onkomikroben" bezeichneten Spezies existieren zahlreiche weitere Mikroben, welche zwar nicht direkt Tumore verursachen können, jedoch die Entstehung von Tumoren zweifellos beeinflussen (Abb. 19.1a).

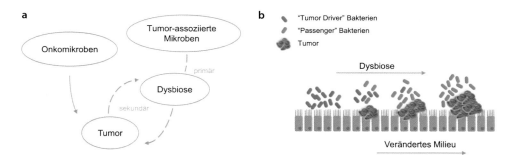

Abb. 19.1 Das Mikrobiom in der Krebsentstehung. (**a**) Wenige bekannte Onkomikroben können direkt Tumore verursachen. Weitere Spezies können die Tumorentstehung über die Veränderung des Mikrobioms beeinflussen (primäre Dysbiose). Das Tumormilieu kann seinerseits das Wachstum bestimmter Mikroben beeinflussen (sekundäre Dysbiose) (**b**) Nach der Driver-Passenger-Theorie des KRK sind „Tumor-Driver" Bakterien für die Tumorentwicklung mitverantwortlich. Durch das veränderte Milieu begünstigt der Tumor das Wachstum bestimmter „Passenger"-Bakterien, die andere Bakterien verdrängen

Es gibt zum Beispiel Studien, die einen Zusammenhang von *Fusobacteria* mit der Entstehung des kolorektalen Karzinoms, oder von *Salmonella* mit der Entstehung von Cholangiokarzinomen herstellen (Cullin et al. 2021; Sepich-Poore et al. 2021). Im Gegensatz zur definierten Rolle von *H. pylori* bei der Entstehung des Magenkarzinoms ist ein kausaler Zusammenhang einzelner Bakterien in der Entstehung bestimmter Tumorarten jedoch nicht klar gezeigt. So wird in den meisten Fällen eine allgemeine Veränderung der Zusammensetzung des Mikrobioms als tumorassoziiert beschrieben. Folglich sind eine solche Reduktion der generellen Diversität sowie der Verlust bestimmter Bakterien resp. bestimmter funktioneller Gruppen (auch bakterielle Dysbiose genannt) mit der Entstehung und der Progression zahlreicher Tumorarten assoziiert. Es ist zudem noch unklar, ob der Verlust oder das Vorhandensein einzelner bakterieller Spezies die Entstehung eines Tumors begünstigt oder ob vielmehr der Tumor ein Milieu kreiert (z. B. durch die Modulation des Immunsystem, die Bildung eines hypoxischen Milieus oder die Expression bestimmter Zelloberflächenmoleküle), welches das Wachstum bestimmter Bakterien begünstigt, die dann ihrerseits überhandnehmen und andere Bakterien verdrängen können, wodurch erst sekundär eine Dysbiose entsteht.

19.2.2 Darmmikrobiom und Krebs

Von allen menschlichen Organen weist der Dickdarm die mit Abstand dichteste Besiedelung mit Bakterien auf, weshalb zahlreiche Studien zunächst einen Zusammenhang zwischen dem Darmmikrobiom und dem Auftreten von Tumorerkrankungen untersuchten. Naheliegend ist dabei ein Zusammenhang zwischen dem Darmmikrobiom und Tumoren im Gastrointestinaltrakt, insbesondere mit dem kolorektalen Karzinom (KRK). Es wurde jedoch gezeigt, dass das Darmmikrobiom nicht nur in der Entstehung des KRK eine Rolle spielt, sondern auch das Tumorwachstum in anderen Organen beeinflusst. Mechanistisch kann diese Beeinflussung auf verschiedenen Ebenen erfolgen: das Darmmikrobiom beeinflusst a) das Immunsystem einerseits direkt durch bakterielle Produkte wie z. B. den Zellwandbestandteil Lipopolysaccharid (LPS) oder die Produktion von Fermentationsprodukten wie kurzkettigen Fettsäuren, und b) die Barrierefunktion im Darm und kann dadurch regulieren, wie viel dieser Metabolite oder Produkte in die systemische Zirkulation gelangen. Neuere Studien zeigen zudem, dass auch Tumore nicht steril sind, sondern ebenfalls eine bakterielle Besiedlung aufweisen und dass die Zusammensetzung des Tumormikrobioms durch das Darmmikrobiom zumindest beeinflusst wird (Nejman et al. 2020; Poore et al. 2020; Sepich-Poore et al. 2021).

Kolorektales Karzinom

Obwohl verschiedene Studien zeigen, dass gewisse Bakterien mit dem KRK assoziiert sind, kann – im Gegensatz zum Magenkarzinom, zu dessen Entstehung eine Infektion mit *H. pylori* erwiesenermaßen wesentlich beiträgt – kein einzelnes Bakterium ausgemacht werden, welches alleine für die Entstehung des KRK verantwortlich wäre oder welches das Vorhandensein des KRK mit Sicherheit voraussagen könnte. Der Zusammenhang zwischen dem Darmmikrobiom und dem Auftreten des KRK ist zudem ambivalent: In Versuchen mit Mikrobiom-freien Ratten und Mäusen wurde nachgewiesen, dass die Tumorlast in Tieren ohne bakterielle Besiedelung deutlich geringer ist als in Tieren mit einem normalen Mikrobiom, d. h. Bakterien scheinen hier die Tumorentstehung resp. das Tumorwachstum zu begünstigen. Andererseits wurde auch nachgewiesen, dass eine Reduktion des Mikrobioms durch die Gabe von Antibiotika das Tumorwachstum im Tiermodell begünstigt. Zudem weisen KRK-Patienten insgesamt eine reduzierte mikrobielle Diversität auf (Zitvogel et al. 2018; Sepich-Poore et al. 2021). Das Mikrobiom als Ganzes bzw. einzelne Mikrobiomkomponenten scheinen also sowohl situationsbedingt eine tumorbegünstigende Wirkung als auch eine das Tumorwachstum hemmende Wirkung zu haben. Da diese unterschiedlichen Effekte jeweils in einem bestimmten Kontext auftreten, kann man davon ausgehen, dass spezifische Bakterien bzw. funktionelle Gruppen unter bestimmten Bedingungen prokanzerogen wirken, andere Mikroben hingegen das Tumorwachstum reduzieren bzw. verhindern können. Noch besteht aber wenig Konsens darüber, welche Bakterien die Pathogenese des KRK letztlich beeinflussen. Es scheint sich wohl eher um eine Dysbalance zwischen verschiedenen bakteriellen Familien und weniger von einzelnen bakteriellen Spezies zu handeln, welche letztlich das Tumorwachstum beeinflussen. Dennoch scheinen gewisse Spezies gemäß verschiedener Studien eine Rolle in der Pathogenese des KRK zu spielen, so z. B. *Streptococcus bovis*, *H. pylori*, *B. fragilis*, *Enterococcus faecalis*, *Clostridium septicum*, *Fusobacterium nucleatum*, *Escherichia coli ssp.* oder *Clostridioides difficile* (Cullin et al. 2021; Sepich-Poore et al. 2021).

Driver-Passenger-Theorie: Obwohl eine Vielzahl von Studien klare Unterschiede und eine reduzierte bakterielle Diversität im Mikrobiom von KRK-Patienten aufzeigt, ist noch nicht abschließend geklärt, ob die reduzierte Diversität resp. einzelne überrepräsentierte Bakterien tatsächlich kausal an der Entstehung des KRK beteiligt sind. Die Reduktion der Diversität und das überproportionale Wachstum bestimmter Arten könnten auch eine Folge des veränderten Milieus und einer unterdrückten Immunantwort durch den Tumor selbst darstellen. Es ist nicht ausgeschlossen, dass der Tumor z. B. durch Hypoxie, Übersäuerung, Veränderungen in der Expression von Oberflächenmolekülen auf den Zellen sowie Beeinflussung/Suppression des Immunsystems ein Milieu kreiert, welches eine Dysbiose/Reduktion der bakteriellen Diversität begünstigt. Wahrscheinlich scheint eine Wechselwirkung zwischen Tumor und Mikrobiota, d. h. eine Dysbiose und das Vorhandensein bestimmter Bakterien begünstigen die Entstehung eines Tumors, während ein bereits etablierter Tumor wiederum das Wachstum bestimmter Bakterien fördert. Dieses Phänomen wird als „Driver-Passenger-Theorie" bezeichnet, wobei einige wenige Arten („Tumor-Driver") möglicherweise mitverantwortlich für die Entstehung eines Tumors sind (Abb. 19.1b). Infolge des Tumorwachstums kommt es zu einem charakteristischen Milieu (z. B. durch eine veränderte Immunantwort, eine veränderte Produktion von Oberflächenmolekülen, Hypoxie etc.) wodurch der Tumor schließlich das Wachstum bestimmter Bakterien („Passenger"-Bakterien) begünstigt, während andere Bakterien verdrängt werden (Avril und DePaolo 2021).

Als Beispiele für mögliche „Tumor-Driver"-Bakterien beim KRK werden enterotoxigene *Bacteroides fragilis*, *Enterococcus faecalis*, *Salmonella enteritidis* und bestimmte *E. coli* Stämme postuliert (Sepich-Poore et al. 2021). In den meisten Fällen sind die exakten molekularen Zusammenhänge zwischen Bakterien und Tumorwachstum allerdings noch nicht bekannt. Allerdings gibt es einige grundlegende Mechanismen, die infrage kommen: (i) Produktion von mutagenen Substanzen, welche direkt die DNA schädigen; (ii) Modulation von Signalwegen innerhalb der Zelle und dadurch Induktion von unkontrolliertem Wachstum resp. Unterdrückung des natürlichen Zelltodes; (iii) Sekretion von Molekülen, welche eine Immunantwort verändern; (iv) aktive Unterdrückung einer Immunantwort. Eine mutagene Substanz ist z. B. das Toxin Bactericin, das von bestimmten *E. coli*-Stämmen produziert wird, die bei KRK vermehrt auftreten.

Interessanterweise haben einige als „Tumor-Driver"-Bakterien postulierte Bakterien selber nur einen moderaten Einfluss auf die möglichen Mechanismen einer Tumorentstehung. Sie können aber in Kombination mit anderen Bakterien die Vorgänge, welche das Tumorwachstum fördern, klar begünstigen. So haben z. B. Bactericin produzierende *E. coli* selber nur eine schwach karzinogene Wirkung, in Kombination mit der Entzündung, die durch enterotoxigene *Bacteroides fragilis* hervorgerufen wird, können diese *E. coli*-Stämme im Tiermodell jedoch die Entstehung von Kolontumoren induzieren (Dejea et al. 2018). Dies zeigt auf, wie komplex die Interaktion zwischen Tumoren und dem Mikrobiom ist und wie schwierig die Interpretation von Assoziationsdaten sein kann.

Neben Assoziationen bestimmter Bakterien mit dem KRK gibt es auch Bakterien, die mit bestimmten Tumorstadien korrelieren. So ist die Besiedelung der Mukosa mit *E. coli* und mit enterotoxigenen *Bacteroides fragilis* in fortgeschrittenen Stadien des KRK dichter als bei Patienten mit *In-situ*-Tumoren. Zudem weisen *E. coli*-Stämme in Patienten mit fortgeschrittenen Tumoren eine höhere Virulenz auf und produzieren höhere Mengen von Bactericin. Patienten mit KRK im Stadium III oder IV weisen oftmals deutlich erhöhte Mengen von *Fusobacterium nucleatum* im Stuhl oder Tumorgewebe auf. Ferner besteht eine Assoziation zwischen *F. nucleatum* und fortgeschrittenem KRK, einem aggressiveren Verlauf, einem erhöhten Risiko für Rezidive und Metastasen sowie einer gesteigerten Mortalität (Cullin et al. 2021).

Mammakarzinom

Auch für das Auftreten von Brustkrebs wurde ein klarer Zusammenhang zwischen dem Mikrobiom und der Tumorentstehung beschrieben. Neben den Faktoren, die auch bei anderen Tumorentitäten eine Rolle spielen (Immunmodulation, toxische Substanzen Metabolite, etc.), ist beim Brustkrebs zusätzlich auch die Beeinflussung des Östrogenstoffwechsels durch das Darmmikrobiom relevant: Im normalen Abbauprozess von Östrogenen werden diese in der Leber konjugiert, via Galle in den Darm transportiert und schlussendlich ausgeschieden. Einige Bakterien im Darm produzieren Moleküle, welche diese Konjugate wieder entfernen und so erlauben, dass Östrogen wieder absorbiert wird. Durch diesen Mechanismus können Bakterien den Östrogenspiegel im Blut und somit die Entstehung von Brustkrebs beeinflussen. Zusätzlich können einige Bakterien Polyphenole zu Östrogen-artigen Abbauprodukten umwandeln, welche im Blut eine ähnliche Wirkung zeigen wie Östrogen (Ruo et al. 2021). Da das Darmmikrobiom auch die Darmbarriere beeinflusst, scheint es plausibel, dass Bakterien durch eine undichte Darmbarriere in darmferne Organe und somit beispielsweise auch in das Brustgewebe gelangen können. So ist inzwischen klar, dass das Brustgewebe nicht steril ist, es eine Interaktion zwischen Darm- und Brustmikrobiom gibt und dass das Brustmikrobiom die Entstehung und das Fortschreiten von Brustkrebs maßgeblich beeinflussen kann (Jaye et al. 2022).

Lungenkarzinom

Es ist schon lange bekannt, dass sich die Immunsysteme des Darmes und der Lunge gegenseitig beeinflussen. So können Immunzellen, welche im Darm resp. in mesenterialen Lymphknoten aktiviert werden, nicht nur in den Darm, sondern auch in die Lunge einwandern und dort die Immunabwehr modulieren. Interessanterweise sind die unteren Atemwege nicht steril, wie lange angenommen wurde, sondern weisen ein sehr diverses Mikrobiom auf. Da sich die Mikrobiome im Darm und in der Lunge gegenseitig beeinflussen, ist es naheliegend, dass das Darmmikrobiom direkt oder indirekt eine wesentliche Rolle in der Pathogenese von Lungenerkrankungen spielt. In Patienten mit Lungenkrebs wurde eine reduzierte Diversität des Darmmikrobioms beschrieben. Diese Dysbiose geht mit einem Ungleichgewicht zwischen *Firmicutes* und *Bacterioidetes* im Darm einher, was wiederum mit einem erhöhten Risiko für das Auftreten von Lungenkrebs assoziiert ist. Der Darm von Lungenkrebspatienten weist zudem eine Reduktion von *Escherichia-Shigella*, *Kluyvera*, *Fecalibacterium*, *Enterobacter*, *Actinobacteria*, *Bifidobacteria* und *Dialister* auf, während gleichzeitig *Bacteroides*, *Enterococcus*, *Veillonella*, und *Fusobacterium* im Vergleich zu gesunden Kontrollpatienten vermehrt sind. Einerseits können diese Bakterien das Immunsystem direkt beeinflussen, zusätzlich kommt es aber auch zu einer Veränderung in der Zusammensetzung der bakteriellen Metabolite, welche den Tumor direkt oder indirekt beeinflussen. So werden z. B. in Patienten mit Lungenkrebs weniger kurzkettige Fettsäuren durch das Mikrobiom produziert, während bakterielle Produkte, die das Immunsystem aktivieren (z. B. LPS), vermehrt ins Blut übergehen. Diese Veränderungen fördern dann sowohl im Darm als auch in der Lunge die Entstehung von entzündungsassoziiertem Krebs und beeinflussen den Therapieerfolg (Liu et al. 2021).

Pankreaskarzinom

Auch bei Patienten mit Pankreaskarzinom konnten Veränderungen im Darmmikrobiom nachgewiesen werden. Im Gegensatz zu den meisten anderen Tumoren wurde bei Patienten mit einem Pankreaskarzinom jedoch keine generelle Reduktion der bakteriellen Vielfalt beobachtet. Allerdings konnten charakteristische Veränderungen in der Zusammensetzung des Darmmikrobioms festgestellt werden. So sind z. B. *Streptococcus, Actinomyces, Lactobacillus, Klebsiellas* und *Veillonella spp.* erhöht, während *Faecalibacterium, Bifidobacterium, Eubacterium, Anaerostipes, Blautia, Coprococcus,* und *Clostridiales* reduziert sind (Bastos et al. 2023). Die Mechanismen, über welche diese Bakterien den Tumor beeinflussen, sind vielfältig. Es wird davon ausgegangen, dass auch im Pankreaskarzinom die Darmbarriere gestört ist und sowohl Bakterien als auch deren Metabolite die Darmbarriere überwinden können. Dadurch beeinflussen sie einerseits das Immunsystem, andererseits gelangen sie aber auch direkt in das Pankreas beziehungsweise das Tumorgewebe und können dort das TME direkt modulieren. Zusätzlich zu Veränderungen des Mikrobioms im Dickdarm wird davon ausgegangen, dass das Mikrobiom im Duodenum ebenfalls eine Rolle in der Pathogenese des Pankreaskarzinoms spielt. So wurden im Duodenum von Patienten mit aggressivem Tumor und nur kurzer Überlebensdauer vermehrt *Fusobacterium, Rothia* und *Neisseria* nachgewiesen, während die Rolle einer Besiedelung mit *H. pylori* noch unklar ist (Bastos et al. 2023).

Weitere Krebsarten

Neben den hier erwähnten Beispielen wurde auch bei zahlreichen weiteren Tumorentitäten ein Zusammenhang mit dem Mikrobiom hergestellt (Cullin et al. 2021). Als Mechanismus, über den das Darmmikrobiom Tumore in entfernten Organen beeinflussen kann, wird auch hier postuliert, dass tumorassoziierte Veränderungen im Mikrobiom zu einer durchlässigeren Darmbarriere führen. Dies hat wiederum die systemische Exposition von bakteriellen Produkten und möglicherweise Toxinen erhöht. Denkbar ist zudem, dass ein dysbiotisches Mikrobiom eine niederschwellige, systemische Entzündung bewirkt, welche das Tumorwachstum begünstigen könnte. Es wird immer deutlicher, dass einzelne Bakterien aus dem Darm auch andere Organe besiedeln können und dass eine Interaktion zwischen diesen verschiedenen bakteriellen Nischen besteht.

Mechanismen, über welche Bakterien Tumore beeinflussen können

- Produktion von toxischen mutagenen Substanzen, welche direkt Mutationen in der DNA hervorrufen
- Beeinflussung von Signalwegen in der Zelle, welche Proliferation und Apoptose regulieren
- Induktion der EMT durch die Modulation von Oberflächenmolekülen und Adhäsion an die extrazelluläre Matrix
- Modulation der Immunantwort durch Produktion und Sekretion von immunmodulierenden Substanzen

19.2.3 **Intratumorale Bakterien**

Während die bakterielle Besiedelung des Darmes, der Schleimhäute und der Haut schon lange bekannt ist, konnte in der letzten Dekade durch neue Techniken nachgewiesen werden, dass Bakterien auch in anderen Organen des Körpers zu finden sind. Interessant ist insbesondere, dass verschiedene Organe ein meist sehr organspezifisches Mikrobiom aufweisen. Neuere Studien von Nejman und Poore haben nicht nur gezeigt, dass auch Tumore selbst mit Bakterien besiedelt sind, sondern auch, dass sich das Tumormikrobiom je nach Art des Tumors deutlich unterscheidet, also dass die Zusammensetzung dieses Tumormikrobioms je nach Tumorart spezifische Merkmale aufweist. Diese mikrobielle Signatur kann also möglicherweise auch für die Diagnose genutzt werden (Nejman et al. 2020; Poore et al. 2020).

Nejman *et al.* untersuchte über 1.000 Tumorproben von Patienten mit sieben verschiedenen Krebsarten. Als Kontrolle dienten Proben von normalem Gewebe und zahlreiche zusätzliche Kontrollen, um Kontaminationen während der Probenentnahme, -aufarbeitung und -analyse auszuschließen. Interessanterweise scheint das Mikrobiom im Tumor hauptsächlich aus Bakterien zu bestehen (Nejman et al. 2020).

Poore *et al.* nutzten bereits vorhandene Daten aus dem „The Cancer Genome Atlas" (TCGA), in welchem über 18.000 Blut- und Tumorproben von 33 verschiedenen Krebsarten sequenziert wurden (Poore et al. 2020). Im Gegensatz zur Studie von Nejman *et al.*, in der gezielt Proben für die Untersuchung von Mikroben gesammelt wurden und zahlreiche Kontrollen mitgeführt wurden, um Kontamination auszuschließen, wurden in der Studie von Poore *et al.* schon vorhandene Sequenzierungsdaten verwendet, die nicht primär darauf abzielten, Mikroben zu detektieren, d. h., es wurden keine entsprechenden Kontrollen mitgeführt. Durch aufwändige *in silico*-Methoden wurden mögliche Kontaminationen, die während der Probeentnahme und -verarbeitung entstanden sind, eliminiert, wodurch ein Großteil der bakterienspezifischen Sequenzen herausgefiltert und letztlich nicht berücksichtigt wurde, was zu einem relevanten Bias führt. Trotz dieser technischen Herausforderung konnten Poore *et al.* zeigen, dass sowohl das Krebsgewebe als auch das Blut von Krebspatienten eine spezifische mikrobielle Signatur aufweisen (Poore et al. 2020). In den meisten neueren Studien, die darauf abzielen, das Mikrobiom zu untersuchen, werden aus oben erwähnten Gründen stringente Kontrollen mitgeführt und, wenn möglich, mehrere verschiedene Techniken angewandt, um die Bakterien nachzuweisen und zu charakterisieren. So nutzte eine Studie von Blacher *et al* 16S-rRNA-Sequenzierung, *In-situ*-Hybridisierung und Metabolomics, um das tumor-assoziierte Mikrobiom nachzuweisen und zu charakterisieren (Blacher et al. 2019). Basierend auf solchen Studien wird angenommen, dass schätzungsweise nur ca. 0,1—10 % aller Tumorzellen Bakterien aufweisen (Fu et al. 2022), diese aber einen klaren Einfluss auf die Tumorpathogenese haben. Allerdings scheint die Anordnung der Bakterien im Tumorgewebe durchaus einer Systematik zu folgen (Galeano Nino et al. 2022).

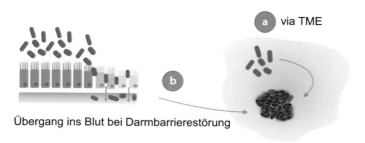

Übergang ins Blut bei Darmbarrierestörung

Abb. 19.2 Tumore besitzen eine mikrobielle Signatur, die möglicherweise a) durch eine Besiedelung aus dem TME oder b) durch Bakterien, die über eine geschädigte Darmbarriere in die Blutbahn gelangen, zustande kommt

Trotz den eindeutigen Nachweisen einer bakteriellen Signatur im Tumorgewebe ist derzeit noch unklar, wie die Bakterien in das Tumorgewebe gelangen. Naheliegend wäre eine stochastische Besiedelung aus dem benachbarten Gewebe mit anschließender Selektion bestimmter Bakterien im TME. In diesem Fall würde der Tumor z. B. durch hypoxische Konditionen, die Expression von Oberflächenstrukturen, an welche bestimmte Bakterien binden können, oder eine Unterdrückung des Immunsystems eine Nische bilden, in der sich bestimmte tumorspezifische Bakterien ansiedeln können. Andererseits könnten die Bakterien aufgrund einer Darmbarrierestörung ins Blut übergehen und so schließlich in den Tumor gelangen (Abb. 19.2). Eine Studie von Bertocchi *et al.* zeigte z. B., dass KRK-assoziierte *E. coli* bei einer Störung der Darmbarriere in die Leber wandern, wo sie direkt an der Induktion von Lebermetastasen beteiligt sind (Bertocchi et al. 2021). Zudem wurde anhand von Mausmodellen für das Pankreaskarzinom aufgezeigt, dass Bakterien die Darmbarriere überwinden und das Tumorgewebe im Pankreas besiedeln können (Pushalkar et al. 2018). Dies weist auf eine Interaktion zwischen Darm- und Tumormikrobiom hin.

Die Untersuchung des funktionellen Einflusses des tumorassoziierten Mikrobioms auf die Entstehung, das Wachstum und die Progression von Tumoren ist jedoch noch relativ jung und die molekularen Mechanismen, über welche tumorinterne Bakterien den Tumor beeinflussen, sind noch weitgehend unbekannt. Einige Studien weisen darauf hin, dass das Tumormikrobiom maßgeblich dazu beiträgt, eine immunsuppressive Umgebung zu schaffen und dass einzelne tumorassoziierte Bakterien Chemotherapeutika metabolisieren und so deren Effekt abschwächen können (Balkwill et al. 2012; Quail und Joyce 2013). In einem Mausmodell für Pankreaskarzinom konnte zudem gezeigt werden, dass eine Reduktion des Mikrobioms im Tumor dessen Immunzellen so beeinflusste, dass weniger immunsuppressive Zellen vorhanden waren, was schließlich zu einer erhöhten anti-Tumor-Immunreaktion mit mehr Th1 T-Helferzellen und cytotoxischen CD8+ T Zellen führte. In derselben Studie wurde auch aufgezeigt, dass eine Stuhltransplantation aus Mäusen mit

Tumoren dazu führte dass der Tumor in den Empfängermäusen mit Bakterien besiedelt wurde und dass der protektive Effekt der Bakteriendepletion nicht mehr vorhanden war (Pushalkar et al. 2018).

19.2.4 Das Mikrobiom und Metastasen

Die Progression eines Tumors von einem *In-situ*-Tumor hin zu einem metastasierenden Tumor ist ein Hauptfaktor für Morbidität und Mortalität einer Tumorerkrankung. Neuere Studien weisen darauf hin, dass das Tumormikrobiom die Fähigkeit von Tumorzellen beeinflusst, Metastasen zu bilden. So konnte nachgewiesen werden, dass in einem Mausmodell für Brustkrebs intratumorale Bakterien maßgeblich an der Entstehung von Metastasen beteiligt sind (Fu et al. 2022). Dies deutet darauf hin, dass Bakterien zelluläre Prozesse, welche eine Metastasierung einleiten, begünstigen können (Quail und Joyce 2013). Ein Bakterium, das mit dem Auftreten von Metastasen beim Mammakarzinom wie auch dem KRK (und möglicherweise noch anderen Tumorarten) assoziiert ist, ist *Fusobacterium nucleatum*. Als möglicher Mechanismus, wie *Fusobacterium nucleatum* den Prozess der Metastasierung fördert, wurde unter anderem die Induktion einer erhöhten Expression des Zelladhäsionsmoleküls Intercellular adhesion molecule 1 (ICAM-1) in den Tumorzellen postuliert. ICAM-1 erlaubt eine bessere Adhäsion der Tumorzellen an Endothelzellen und erleichtert so den Tumorzellen den Eintritt in die Blutgefäße. Zudem scheint *Fusobacterium nucleatum* die Infiltration von cytotoxischen T-Zellen reduzieren und somit die Anti-Tumor-Immunantwort unterdrücken zu können. Beim Mammakarzinom spielen wohl zudem *Staphylococcus, Streptococcus, Lactobacillus* und *Enterococcus* eine Rolle in der Metastasenbildung. Die zugrunde liegenden molekularen Mechanismen sind jedoch weniger bekannt.

19.3 Das Mikrobiom in der Tumordiagnostik

Angesichts der zahlreichen Veränderungen im Mikrobiom, welche mit der Tumorpathogenese einhergehen, ist es naheliegend, dass diese „mikrobielle Signatur" nicht nur charakterisiert und auf mögliche kausale Mechanismen hin erforscht wird. Im Hinblick auf eine mögliche klinische Anwendung dieser Erkenntnisse muss untersucht werden, ob die Zusammensetzung des Mikrobioms im Darm, im Tumor oder im Blut als diagnostisches Werkzeug genutzt werden kann. Verschiedene Studien weisen darauf hin, dass die Zusammensetzung des Darm-, Blut- und Tumor-assoziierten Mikrobioms nicht nur mit bestimmten Tumorarten korreliert, sondern auch abhängig vom Tumorstadium und bei Vorhandensein von Metastasen charakteristische Veränderungen aufweist. Zudem scheinen bestimmte bakterielle Merkmale mit dem Ansprechen auf Tumortherapien beziehungsweise mit dem Auftreten von Nebenwirkungen dieser Tumortherapien assoziiert zu sein.

Mikrobielle Nukleinsäuren können nicht nur in verschiedenen Organen sowie im Tumorgewebe, sondern auch im Blut von Tumorpatienten und gesunden Probanden nachgewiesen werden, was für diagnostische Zwecke besonders interessant ist. So haben Poore *et al.* gezeigt, dass die Zusammensetzung des Blutmikrobioms je nach Krebsart charakteristische Merkmale aufweist und sich deutlich von der Zusammensetzung in gesunden Probanden unterscheidet. Dies bedeutet, dass die bakterielle Signatur im Blut als Biomarker für die Diagnose eines Tumors eingesetzt werden könnte (Poore et al. 2020). Basierend auf Daten aus breit angelegten Studien könnte das Mikrobiom zudem als wertvolle Ressource zur (Früh-)Erkennung von fortgeschrittenen und metastasierenden Tumoren genutzt werden und so eventuell helfen, geeignete und im Idealfall auch individuelle Behandlungsoptionen zu wählen. Obwohl die mechanistische Rolle der bakteriellen Diversität im Darm von Patienten mit Pankreaskarzinom noch unklar ist, konnte nachgewiesen werden, dass eine hohe bakterielle Vielfalt im Tumorgewebe mit einer besseren Anti-Tumor-Immunantwort und einer besseren Überlebensrate assoziiert ist (Riquelme et al. 2019). Basierend auf dem Datensatz von Poore *et al.* wurde zudem in nachfolgenden Analysen gezeigt, dass bestimmte bakterielle Signaturen im Tumor und im Blut mit der Überlebensrate bei Patienten mit Schilddrüsenkarzinom korrelieren (Gnanasekar et al. 2021) und dass das Mikrobiom bei KRK in zwei Enterotypen klassifiziert werden kann, die ebenfalls mit der Überlebensrate korrelieren (Dohlman et al. 2021). Diese Daten legen nahe, dass das Mikrobiom in einer Vielzahl von Tumoren als diagnostischer und prognostischer Marker eingesetzt werden könnte.

Neben Studien, welche große Datensätze auf mikrobielle Signaturen untersuchen, konnten auch einzelne Bakterien identifiziert werden, die in der Diagnostik eingesetzt werden könnten. So wurde gezeigt, dass *Fusobacterium nucleatum* in Patienten mit metastasierendem KRK deutlich erhöht ist im Vergleich zu Patienten mit KRK in früheren Stadien (Chen et al. 2020). Neben dieser Korrelation postulierten die Autoren auch einen möglichen Mechanismus und zeigten, dass *Fusobacterium nucleatum* in der Lage ist, CARD3 zu aktivieren (Chen et al. 2020). CARD3, ein Molekül, das an der Induktion von EMT beteiligt ist, wird auch beim Mammakarzinom mit dem Auftreten von Metastasen assoziiert, das Gleiche gilt für *F. nucleatum* im Gewebe von metastasierenden Brusttumoren (Parhi et al. 2020). Zudem findet sich auf (metastasierenden) Brustkrebszellen eine erhöhte Expression von Gal-GalNac, einem Glykan, an welches *F. nucleatum* bindet (Parhi et al. 2020). Solche spezifischen molekularen Signaturen, kombiniert mit Analysen des Mikrobioms, könnten ein Diagnosewerkzeug für Krebsart und Tumorstadien darstellen.

Basierend auf den großen Datensätzen, die benutzt wurden, um mikrobielle Signaturen in bestimmten Krebsarten zu finden, wurden bereits erste Tools entwickelt, welche künstliche Intelligenz einsetzen, um Sequenzierungsdaten für die Diagnose von Krebs zu nutzen (Xu et al. 2023). Es ist naheliegend, dass solche Modelle in Zukunft nicht nur verlässliche Diagnosen ermöglichen könnten, sondern auch präzisere Prognosen erlauben und so die bestmögliche Therapie für den einzelnen Patienten, also die Präzisionsmedizin, einen Schritt voranbringen.

19.4 Mikrobiom in der Krebstherapie

Das Mikrobiom ist nicht nur mit der Entstehung und Progression von Tumoren assoziiert, sondern beeinflusst auch den Erfolg einer Tumortherapie maßgeblich. So zeigte eine Studie, dass eine starke Besiedelung mit den opportunistischen Bakterien *Cedecea* und *Sphingobacterium* ein Indikator für das Nichtansprechen auf Leucovorin sind, während *Sphingobacterium* und *Rouxiella* negativ mit dem Ansprechen auf Cisplatin und Oxaliplatin korrelieren (Hermida et al. 2022). Das Mikrobiom kann zudem die Ausprägung von Nebenwirkungen von Krebstherapien modulieren. So korrelieren etwa eine Reduktion von *Streptococcus* und *Prevotella* sowie die Erhöhung von *F. nucleatum* mit chemotherapieinduzierter Mukositis (Hong et al. 2019). Generell kann gesagt werden, dass eine Dysbiose im Darm mit dem Auftreten von Mukositis assoziiert ist, möglicherweise, weil eine Dysbiose die Permeabilität im Darm erhöht, die Mukusproduktion reduziert und das dysbiotische Mikrobiom vermehrt entzündungsfördernde Stoffe produziert (van Vliet et al. 2010).

Angesichts der spezifischen Veränderungen im Mikrobiom von Tumorpatienten und der Assoziation von bestimmten Bakterien mit dem Behandlungserfolg zielen neuere Ansätze darauf ab, das Mikrobiom gezielt zu beeinflussen, um den Krebs entweder direkt zu bekämpfen, das Ansprechen auf bestimmte Therapien zu verbessern oder die Nebenwirkungen von Krebstherapien zu reduzieren.

Der Einfluss des Mikrobioms auf den Erfolg von Chemo- und Immuntherapie

In Studien mit keimfreien Mäusen konnte gezeigt werden, dass das Mikrobiom (resp. bestimmte bakterielle Spezies) das Ansprechen auf Krebstherapien in den meisten Tumoren fördert. So führte eine Reduktion des Mikrobioms durch die Verabreichung von Antibiotika in Mausmodellen zu einem reduzierten Ansprechen auf eine Chemotherapie mit Cyclophosphamid oder Oxaliplatin sowie auf eine Immuntherapie mit anti-CTLA4 oder anti-PD1/PDL1-Antikörpern (Park et al. 2022). Insgesamt waren Bakterien, welche generell als immunaktivierend gelten (*Enterococcus*, *Collinsella*, *Alistipes*), und Bakterien, die generell mit Gesundheit assoziiert sind (*Clostridiales*, *Ruminococcacae*, *Faecalibacterium spp.*, *Akkermansia muciniphila*, *B. fragilis* und *Bifidobacteria*), in Patienten, die auf Immun-Checkpoint-Inhibitoren (ICI) ansprachen, stärker vertreten als in Patienten, die nicht auf eine solche ICI-Therapie ansprachen (Zitvogel et al. 2018). In Lungenkarzinompatienten wurde zudem gezeigt, dass *Bifidobacterium longum*, *Alistipes putredinis und Prevotella copri* mit einem besseren Ansprechen auf ICI korrelieren und dass eine höhere bakterielle Vielfalt mit einer besseren Überlebensrate assoziiert ist. In Mausstudien förderte zudem der Transfer von *Akkermansia muciniphila* das Ansprechen auf ICI (Liu et al. 2021). Dies weist klar darauf hin, dass Bakterien den Behandlungserfolg von Krebstherapien zumindest mitbestimmen. Basierend auf diesen Daten wird versucht, das Mikrobiom nicht nur als prognostischen Marker für eine erfolgreiche Therapie zu nutzen, sondern es auch gezielt zu manipulieren, um den Behandlungserfolg zu erhöhen (Abb. 19.3) Siehe Kap. 16.

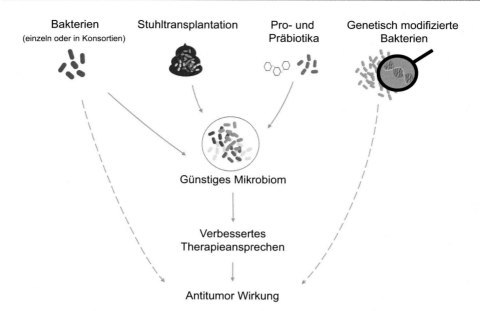

Abb. 19.3 Verschiedene Strategien zur Modifikation des Mikrobioms, mit dem Ziel einer (ver-besserten) Krebstherapie

Strategien, um das Mikrobiom zu beeinflussen, um die Krebstherapie zu unterstützen:

- Transfer von Stuhl (fäkaler Mikrobiota-Transfer, FMT), um das gesamte Mikrobiom von Personen, die auf eine Krebstherapie ansprechen, in nicht-ansprechende Patienten zu transferieren und so den Behandlungserfolg vom Spender auf den Empfänger zu übertragen
- Supplementation mit einzelnen Stämmen, die mit Behandlungserfolg assoziiert sind oder die möglicherweise sogar selber eine Anti-Tumor-Wirkung haben
- Supplementation mit mehreren Bakterien oder Bakterienkonsortien, welche sich im Wachstum unterstützen und so eine Etablierung im Host verbessern
- Pro- und Präbiotika, welche darauf abzielen, ein „gesundes" Mikrobiom zu etablieren und so die Krebstherapie unterstützen resp. Nebenwirkungen reduzieren sollen
- Genetisch veränderte Bakterien als Mittel der Krebsbekämpfung, z. B. durch tumortrope Bakterien, die die Immunantwort im Tumor erhöhen oder die Medikamente zum Tumor bringen können und diese durch Quorum Sensing im Tumor freisetzen

Stuhltransplantation zur Verbesserung des Ansprechens auf Immun-Checkpoint-Inhibitoren

Eine dramatische Wende in der Tumortherapie war die Entwicklung der ICI-Therapie. Diese basiert darauf, dass Tumorzellen oft Moleküle auf der Zelloberfläche aufweisen, welche das Immunsystem aktiv unterdrücken, sogenannte Immune-Checkpoint-Moleküle. Normalerweise werden diese Moleküle hauptsächlich von regulatorischen Zellen des Immunsystems produziert, um eine unkontrollierte Immunaktivierung und Gewebeschäden bei Infektionen zu verhindern. In vielen Tumoren werden diese Moleküle jedoch auch vom Tumor selbst produziert, oder deren Produktion in Immunzellen wird durch vom Tumor sekretierte Faktoren verstärkt, wodurch es zu einer Unterdrückung der eigentlich gegen den Tumor gerichteten Immunantwort kommt. Trotz einiger spektakulärer Erfolge ist die ICI-Therapie bei Weitem nicht bei allen Tumorentitäten erfolgreich, und oftmals spricht nur ein Bruchteil der Patienten auf die Therapie an. Erste Hinweise dafür, dass eine Modulation des Mikrobioms das Ansprechen auf eine Tumortherapie beeinflusst, kamen von Mausstudien. So wurde beobachtet, dass die Wirkung einer ICI-Therapie in keimfreien Mäusen moderat ist. Wurde den Tieren jedoch Stuhl von Patienten transferiert, die gut auf ICI ansprachen, so sprachen auch sie danach sehr gut auf ICI an. Der Transfer von Stuhl von Patienten, die nicht auf ICI ansprachen, hatte hingegen keinen Effekt. Dies zeigt deutlich, dass bestimmte Bakterien im Stuhl von Patienten, welche auf ICI ansprechen, für den Erfolg von ICI-Therapie mit verantwortlich sind (Zitvogel et al. 2018). In retrospektiven Studien konnte dann auch gezeigt werden, dass die Antibiotikagabe vor oder während der ICI-Therapie den Behandlungserfolg reduzierte (Routy et al. 2018).

In zwei klinischen Pilotstudien konnte kürzlich gezeigt werden, dass eine FMT auch in Patienten das Potenzial hat, den Erfolg einer ICI-Therapie zu verbessern. Es wurde gezeigt, dass ca. 40 % der Melanompatienten, welche zunächst nicht auf ICI-Therapie angesprochen hatten (Non-Responder), nach dem Transfer von Stuhl von Patienten, welche sehr gut auf eine ICI-Therapie angesprochen hatten (Responder), ebenfalls auf die fortgesetzte ICI-Therapie ansprachen (Baruch et al. 2021; Davar et al. 2021). Der Erfolg war einerseits vom Spender abhängig, andererseits davon, wie gut sich das Mikrobiom des Spenders im Empfänger etablieren konnte. Diese beiden Studien zeigen das enorme Potenzial des Mikrobioms in der Tumortherapie. Es ist jedoch bisher noch unklar, ob und wie die Vorbereitung der Patienten auf die FMT, das verwendete Protokoll zum Stuhltransfer, die Aufbereitung des Stuhls und weitere Faktoren im Prozess den Erfolg der FMT beeinflussen. Wichtige nächste Schritte sind daher die Erstellung einheitlicher TransferProtokolle sowie die Identifizierung der Bakterien, Bakteriophagen, Metaboliten etc., welche letztlich notwendig sind, um das Ansprechen auf die ICI-Therapie zu transferieren. Ein besseres Verständnis der Mechanismen, welche zu einer erfolgreichen ICI-Behandlung führen, und gezielter eingesetzte ICI und FMT führen schließlich zu einer verbesserten Erfolgsrate.

Einzelne Bakterien in der Krebstherapie

Trotz der großen Erfolge in der Klinik birgt der Transfer vom gesamten Darmmikrobiom einer Person auf eine andere Person gewisse Risiken, und es könnten potenziell auch unerwünschte Mikroben resp. Mikroben, die unerwünschte Effekte haben, mittransferiert werden. Aus diesem Grund ist es naheliegend, zunächst die Mikroben zu identifizieren, die für das Therapieansprechen verantwortlich sind, um dann gezielt nur diese Bakterien als einzelne Stämme verabreichen zu können. Neben einem besseren Therapieansprechen ist es auch denkbar, dass gewisse Bakterien direkt die Immunantwort gegen den Tumor fördern, also ggf. auch ein Potenzial als Einzeltherapie haben. So konnte gezeigt werden, dass einzelne Bakterien, welche im Stuhl von KRK Patienten massiv reduziert sind, im Mausmodell die Anti-Tumor CD8 T Zell-vermittelte Immunantwort verstärken und so sogar ohne weitere Kombination mit Immuntherapien zu einer deutlichen Reduktion der Tumorlast führten (Montalban-Arques et al. 2021).

Konsortien

Die oben genannten Studien, die durch FMT das Ansprechen auf eine ICI-Therapie verbessern konnten, haben gezeigt, dass es eine entscheidende Rolle spielt, ob sich das Mikrobiom des Spenders im Empfänger etablieren kann oder nicht. Kann sich das Mikrobiom des Spenders etablieren, ist die Wahrscheinlichkeit deutlich höher, dass der Empfänger nach dem Transfer positiv auf die fortgesetzte ICI-Therapie reagiert. Noch ist allerdings nicht bekannt, welche Faktoren zu einer erfolgreichen Ansiedlung des Spender-Mikrobioms führen. Da Bakterien miteinander interagieren und gewisse Spezies Metabolite, die durch andere Spezies produziert werden, zum Wachsen benötigen, scheint es naheliegend, dass sich das Mikrobiom einfacher etablieren kann, wenn es in seiner Gesamtheit transferiert wird. Dies bedeutet, ein Transfer von einzelnen Stämmen ist ggf. weniger erfolgreich als der Transfer eines Konsortiums. Um die Besiedelung einzelner Bakterienstämme zu verbessern, wurden Kombinationen von Bakterien entworfen, in denen die verschiedenen Stämme das gegenseitige Wachstum begünstigen. Es wird angenommen, dass sich solche Konsortien besser in einem neuen Wirt ansiedeln können als einzelne Bakterienstämme. In einer Studie wurde ein Konsortium von elf Bakterienstämmen entworfen welches in Mäusen IFN-γ produzierende CD8 T-Zellen induzierte und die Anti-Tumor-Immunantwort von ICI-Therapie verstärkte (Tanoue et al. 2019). In einer weiteren Studie wurde Mäusen ein Mix von vier Bakterien, welche im Darm von CRC-Patienten reduziert waren, gegeben, was die Tumorlast deutlich verringerte (Montalban-Arques et al. 2021). Diese Studien weisen klar darauf hin, dass solche Konsortien als Einzeltherapie oder in Kombination mit anderen Therapien erfolgreich sein können.

Pro-/Präbiotika

Probiotika sind Präparate aus lebenden Bakterien, die darauf abzielen, einer Dysbiose vorzubeugen oder diese zu normalisieren. Der Effekt von Probiotika auf die Tumorentstehung und die Tumortherapie ist aktuell noch unklar. Einerseits gibt es Studien, die zeigen, dass

Probiotika mit *Lactobacilli* und *Bifidobacteria* in KRK-Maus- und Rattenmodellen die Tumorlast reduzieren können. Zudem wurde gezeigt, dass einige Probiotika die Nebeneffekte der Chemo- und Radiotherapie reduzierten (Rodriguez-Arrastia et al. 2021). Andererseits existieren jedoch auch Studien, in denen kein positiver Effekt von Probiotika auf die Tumorlast und die Nebenwirkungen durch ICI-Therapie oder Chemotherapie gefunden wurde, während das Risiko einer Infektion deutlich stieg (Lu et al. 2021). Daher sind zusätzliche Studien notwendig, um ein klares Bild darüber zu bekommen, ob und wie Probiotika die Tumortherapie unterstützen könnten.

Als Präbiotika werden nicht verdaubare Nahrungsbestandteile bezeichnet, die durch das Mikrobiom fermentiert werden können und die das Potenzial haben, das Mikrobiom positiv zu beeinflussen. In der Regel handelt es sich um nicht verdaubare Oligosaccharide, die von Bakterien zu kurzkettigen Fettsäuren (short chain fatty acids, SCFA) und Milchsäure abgebaut werden. Diese Produkte haben nicht nur einen Effekt auf das Mikrobiom und die Aufnahme von Nährstoffen im Darm, sondern beeinflussen auch das Immunsystem und können potenziell die Anti-Tumor-Immunantwort verstärken. Auch hier sind zusätzliche Studien notwendig, um den Effekt von Präbiotika auf Tumore zu definieren (Raman et al. 2013).

► Probiotika und Präbiotika sind zwar als Nahrungsmittelergänzung zugelassen, eine Zulassung als Arzneimittel durch die entsprechenden Behörden gibt es aber meist nicht.

Genetisch modifizierte Bakterien
Neben der Modulation des Darmmikrobioms zur Beeinflussung der Immunantwort gegen den Tumor gibt es auch den Ansatz, genetisch modifizierte Bakterien zu verwenden, die gezielt in den Tumor wandern und dort die Immunantwort aktivieren. Erste Ansätze in diese Richtung zeigten eine eher mäßige Effektivität, aber durch Verbesserung der Tumorspezifizität der Bakterien und einer erhöhte Immunogenität (z. B. durch die Sekretion von IL-12 oder IL-1) könnten diese Ansätze deutlich verbessert werden (Duong et al. 2019). So könnten Bakterien genutzt werden, um Chemotherapeutika direkt zum Tumor zu bringen, was die systemische Exposition und damit auch die Nebeneffekte deutlich verringern würde. Bakterielle Sekretionssysteme könnten zudem genutzt werden, um Tumorantigene zu präsentieren und so die Anti-Tumor Immunantwort zu verstärken oder um Moleküle, welche Apoptose induzieren, direkt in Tumorzellen zu transportieren (Gupta et al. 2021).

Verminderung von Nebenwirkungen
Neben dem Einsatz von Bakterien zur Verbesserung der Wirkung von Tumortherapien gibt es auch Ansätze, bei denen das Mikrobiom zur Reduktion von Nebenwirkungen der Tumortherapien genutzt wird. Es ist z. B. bekannt, dass die ICI-induzierte Kolitis vom Mikrobiom des Patienten abhängig ist. Die FMT oder die Supplementation einzelner Bakterienstämme könnte diese Komplikation möglicherweise deutlich verringern. So

wurde gezeigt, dass in KRK-Patienten die Nebenwirkungen einer Chemotherapie durch die Gabe von *Bifidobacterium longum* verringert werden konnten und dass die Infektionsrate nach einer Kolektomie oder Resektion deutlich reduziert war, wenn die Patienten perioperativ mit *Bifidobacterium longum* behandelt wurden.

Fazit

Das Mikrobiom scheint eine wichtige Rolle in der Entstehung und Progression von Tumoren zu spielen. Neben einem direkten Einfluss auf die Tumorzellen moduliert es insbesondere die Funktion von Immunzellen, was letztlich das Tumorwachstum begünstigen oder hemmen kann. Wie jedoch einzelne Bakterienspezies auf molekularer Ebene konkret zur Tumorentstehung beitragen, ist heute allerdings noch relativ wenig bekannt. Auf klinischer Ebene gibt es zunehmend Hinweise, dass Mikrobiomsignaturen als Biomarker bei Tumorpatienten verwendet werden können und das Mikrobiom die Wirkung von medikamentösen Tumortherapien beeinflusst. Die derzeitige Forschung zielt darauf ab, zukünftig das Mikrobiom in der Tumortherapie einsetzen zu können.

Literatur

Avril M, DePaolo RW (2021) "Driver-passenger" bacteria and their metabolites in the pathogenesis of colorectal cancer. Gut Microbes 13(1):1941710

Balkwill FR, Capasso M, Hagemann T (2012) The tumor microenvironment at a glance. J Cell Sci 125(Pt 23):5591–5596

Baruch EN, Youngster I, Ben-Betzalel G, Ortenberg R, Lahat A, Katz L, Adler K, Dick-Necula D, Raskin S, Bloch N, Rotin D, Anafi L, Avivi C, Melnichenko J, Steinberg-Silman Y, Mamtani R, Harati H, Asher N, Shapira-Frommer R, Brosh-Nissimov T, Eshet Y, Ben-Simon S, Ziv O, Khan MAW, Amit M, Ajami NJ, Barshack I, Schachter J, Wargo JA, Koren O, Markel G, Boursi B (2021) Fecal microbiota transplant promotes response in immunotherapy-refractory melanoma patients. Science 371(6529):602–609

Bastos AR, Pereira-Marques J, Ferreira RM, Figueiredo C (2023) Harnessing the microbiome to reduce pancreatic cancer burden. Cancers (Basel) 15(9):2629

Bertocchi A, Carloni S, Ravenda PS, Bertalot G, Spadoni I, Lo Cascio A, Gandini S, Lizier M, Braga D, Asnicar F, Segata N, Klaver C, Brescia P, Rossi E, Anselmo A, Guglietta S, Maroli A, Spaggiari P, Tarazona N, Cervantes A, Marsoni S, Lazzari L, Jodice MG, Luise C, Erreni M, Pece S, Di Fiore PP, Viale G, Spinelli A, Pozzi C, Penna G, Rescigno M (2021) Gut vascular barrier impairment leads to intestinal bacteria dissemination and colorectal cancer metastasis to liver. Cancer Cell 39(5):708–724.e711

Blacher E, Bashiardes S, Shapiro H, Rothschild D, Mor U, Dori-Bachash M, Kleimeyer C, Moresi C, Harnik Y, Zur M, Zabari M, Brik RB, Kviatcovsky D, Zmora N, Cohen Y, Bar N, Levi I, Amar N, Mehlman T, Brandis A, Biton I, Kuperman Y, Tsoory M, Alfahel L, Harmelin A, Schwartz M, Israelson A, Arike L, Johansson MEV, Hansson GC, Gotkine M, Segal E, Elinav E (2019) Potential roles of gut microbiome and metabolites in modulating ALS in mice. Nature 572(7770):474–480

Chen Y, Chen Y, Zhang J, Cao P, Su W, Deng Y, Zhan N, Fu X, Huang Y, Dong W (2020) Fusobacterium nucleatum promotes metastasis in colorectal cancer by activating autophagy signaling via
the upregulation of CARD3 expression. Theranostics 10(1):323–339

Cullin N, Azevedo Antunes C, Straussman R, Stein-Thoeringer CK, Elinav E (2021) Microbiome
and cancer. Cancer Cell 39(10):1317–1341

Davar D, Dzutsev AK, McCulloch JA, Rodrigues RR, Chauvin JM, Morrison RM, Deblasio RN,
Menna C, Ding Q, Pagliano O, Zidi B, Zhang S, Badger JH, Vetizou M, Cole AM, Fernandes
MR, Prescott S, Costa RGF, Balaji AK, Morgun A, Vujkovic-Cvijin I, Wang H, Borhani AA,
Schwartz MB, Dubner HM, Ernst SJ, Rose A, Najjar YG, Belkaid Y, Kirkwood JM, Trinchieri G,
Zarour HM (2021) Fecal microbiota transplant overcomes resistance to anti-PD-1 therapy in me-
lanoma patients. Science 371(6529):595–602

Dejea CM, Fathi P, Craig JM, Boleij A, Taddese R, Geis AL, Wu X, DeStefano Shields CE, Hechen-
bleikner EM, Huso DL, Anders RA, Giardiello FM, Wick EC, Wang H, Wu S, Pardoll DM,
Housseau F, Sears CL (2018) Patients with familial adenomatous polyposis harbor colonic biofilms containing tumorigenic bacteria. Science 359(6375):592–597

Dohlman AB, Arguijo Mendoza D, Ding S, Gao M, Dressman H, Iliev ID, Lipkin SM, Shen X
(2021) The cancer microbiome atlas: a pan-cancer comparative analysis to distinguish tissue-
resident microbiota from contaminants. Cell Host Microbe 29(2):281–298.e285

Duong MT-Q, Qin Y, You S-H, Min J-J (2019) Bacteria-cancer interactions: bacteria-based cancer
therapy. Exp Mol Med 51(12):1–15

Fu A, Yao B, Dong T, Chen Y, Yao J, Liu Y, Li H, Bai H, Liu X, Zhang Y, Wang C, Guo Y, Li N, Cai
S (2022) Tumor-resident intracellular microbiota promotes metastatic colonization in breast cancer. Cell 185(8):1356–1372.e1326

Galeano Nino JL, Wu H, LaCourse KD, Kempchinsky AG, Baryiames A, Barber B, Futran N, Houl-
ton J, Sather C, Sicinska E, Taylor A, Minot SS, Johnston CD, Bullman S (2022) Effect of the
intratumoral microbiota on spatial and cellular heterogeneity in cancer. Nature 611(7937):810–817

Gnanasekar A, Castaneda G, Iyangar A, Magesh S, Perez D, Chakladar J, Li WT, Bouvet M, Chang
EY, Ongkeko WM (2021) The intratumor microbiome predicts prognosis across gender and subtypes in papillary thyroid carcinoma. Comput Struct Biotechnol J 19:1986–1997

Gupta KH, Nowicki C, Giurini EF, Marzo AL, Zloza A (2021) Bacterial-based cancer therapy
(BBCT): recent advances, current challenges, and future prospects for cancer immunotherapy.
Vaccines (Basel) 9(12):1497

Hermida LC, Gertz EM, Ruppin E (2022) Predicting cancer prognosis and drug response from the
tumor microbiome. Nat Commun 13(1):2896

Hong BY, Sobue T, Choquette L, Dupuy AK, Thompson A, Burleson JA, Salner AL, Schauer PK,
Joshi P, Fox E, Shin DG, Weinstock GM, Strausbaugh LD, Dongari-Bagtzoglou A, Peterson DE,
Diaz PI (2019) Chemotherapy-induced oral mucositis is associated with detrimental bacterial
dysbiosis. Microbiome 7(1):66

Jaye K, Chang D, Li CG, Bhuyan DJ (2022) Gut metabolites and breast cancer: the continuum of
dysbiosis, breast cancer risk, and potential breast cancer therapy. Int J Mol Sci 23(16):9490

Liu X, Cheng Y, Zang D, Zhang M, Li X, Liu D, Gao B, Zhou H, Sun J, Han X, Lin M, Chen J (2021)
The role of gut microbiota in lung cancer: from carcinogenesis to immunotherapy. Front Oncol
11:720842

Lu K, Dong S, Wu X, Jin R, Chen H (2021) Probiotics in cancer. Front Oncol 11:638148

Montalban-Arques A, Katkeviciute E, Busenhart P, Bircher A, Wirbel J, Zeller G, Morsy Y, Borsig
L, Glaus Garzon JF, Müller A, Arnold IC, Artola-Boran M, Krauthammer M, Sintsova A, Zam-
boni N, Leventhal GE, Berchtold L, de Wouters T, Rogler G, Baebler K, Schwarzfischer M, He-
ring L, Olivares-Rivas I, Atrott K, Gottier C, Lang S, Boyman O, Fritsch R, Manz MG, Spalinger
MR, Scharl M (2021) Commensal Clostridiales strains mediate effective anti-cancer immune
response against solid tumors. Cell Host Microbe 29(10):1573–1588.e1577

Nejman D, Livyatan I, Fuks G, Gavert N, Zwang Y, Geller LT, Rotter-Maskowitz A, Weiser R, Mallel G, Gigi E, Meltser A, Douglas GM, Kamer I, Gopalakrishnan V, Dadosh T, Levin-Zaidman S, Avnet S, Atlan T, Cooper ZA, Arora R, Cogdill AP, Khan MAW, Ologun G, Bussi Y, Weinberger A, Lotan-Pompan M, Golani O, Perry G, Rokah M, Bahar-Shany K, Rozeman EA, Blank CU, Ronai A, Shaoul R, Amit A, Dorfman T, Kremer R, Cohen ZR, Harnof S, Siegal T, Yehuda-Shnaidman E, Gal-Yam EN, Shapira H, Baldini N, Langille MGI, Ben-Nun A, Kaufman B, Nissan A, Golan T, Dadiani M, Levanon K, Bar J, Yust-Katz S, Barshack I, Peeper DS, Raz DJ, Segal E, Wargo JA, Sandbank J, Shental N, Straussman R (2020) The human tumor microbiome is composed of tumor type-specific intracellular bacteria. Science 368(6494):973–980

Parhi L, Alon-Maimon T, Sol A, Nejman D, Shhadeh A, Fainsod-Levi T, Yajuk O, Isaacson B, Abed J, Maalouf N, Nissan A, Sandbank J, Yehuda-Shnaidman E, Ponath F, Vogel J, Mandelboim O, Granot Z, Straussman R, Bachrach G (2020) Breast cancer colonization by Fusobacterium nucleatum accelerates tumor growth and metastatic progression. Nat Commun 11(1):3259

Park EM, Chelvanambi M, Bhutiani N, Kroemer G, Zitvogel L, Wargo JA (2022) Targeting the gut and tumor microbiota in cancer. Nat Med 28(4):690–703

Poore GD, Kopylova E, Zhu Q, Carpenter C, Fraraccio S, Wandro S, Kosciolek T, Janssen S, Metcalf J, Song SJ, Kanbar J, Miller-Montgomery S, Heaton R, McKay R, Patel SP, Swafford AD, Knight R (2020) Microbiome analyses of blood and tissues suggest cancer diagnostic approach. Nature 579(7800):567–574

Pushalkar S, Hundeyin M, Daley D, Zambirinis CP, Kurz E, Mishra A, Mohan N, Aykut B, Usyk M, Torres LE, Werba G, Zhang K, Guo Y, Li Q, Akkad N, Lall S, Wadowski B, Gutierrez J, Kochen Rossi JA, Herzog JW, Diskin B, Torres-Hernandez A, Leinwand J, Wang W, Taunk PS, Savadkar S, Janal M, Saxena A, Li X, Cohen D, Sartor RB, Saxena D, Miller G (2018) The pancreatic cancer microbiome promotes oncogenesis by induction of innate and adaptive immune suppression. Cancer Discov 8(4):403–416

Quail DF, Joyce JA (2013) Microenvironmental regulation of tumor progression and metastasis. Nat Med 19(11):1423–1437

Raman M, Ambalam P, Kondepudi KK, Pithva S, Kothari C, Patel AT, Purama RK, Dave JM, Vyas BR (2013) Potential of probiotics, prebiotics and synbiotics for management of colorectal cancer. Gut Microbes 4(3):181–192

Riquelme E, Zhang Y, Zhang L, Montiel M, Zoltan M, Dong W, Quesada P, Sahin I, Chandra V, San Lucas A, Scheet P, Xu H, Hanash SM, Feng L, Burks JK, Do KA, Peterson CB, Nejman D, Tzeng CD, Kim MP, Sears CL, Ajami N, Petrosino J, Wood LD, Maitra A, Straussman R, Katz M, White JR, Jenq R, Wargo J, McAllister F (2019) Tumor microbiome diversity and composition influence pancreatic cancer outcomes. Cell 178(4):795–806.e712

Rodriguez-Arrastia M, Martinez-Ortigosa A, Rueda-Ruzafa L, Folch Ayora A, Ropero-Padilla C (2021) Probiotic supplements on oncology patients' treatment-related side effects: a systematic review of randomized controlled trials. Int J Environ Res Public Health 18(8):4265

Routy B, Le Chatelier E, Derosa L, Duong CPM, Alou MT, Daillère R, Fluckiger A, Messaoudene M, Rauber C, Roberti MP, Fidelle M, Flament C, Poirier-Colame V, Opolon P, Klein C, Iribarren K, Mondragón L, Jacquelot N, Qu B, Ferrere G, Clémenson C, Mezquita L, Masip JR, Naltet C, Brosseau S, Kaderbhai C, Richard C, Rizvi H, Levenez F, Galleron N, Quinquis B, Pons N, Ryffel B, Minard-Colin V, Gonin P, Soria JC, Deutsch E, Loriot Y, Ghiringhelli F, Zalcman G, Goldwasser F, Escudier B, Hellmann MD, Eggermont A, Raoult D, Albiges L, Kroemer G, Zitvogel L (2018) Gut microbiome influences efficacy of PD-1-based immunotherapy against epithelial tumors. Science 359(6371):91–97

Ruo SW, Alkayyali T, Win M, Tara A, Joseph C, Kannan A, Srivastava K, Ochuba O, Sandhu JK, Went TR, Sultan W, Kantamaneni K, Poudel S (2021) Role of gut microbiota dysbiosis in breast cancer and novel approaches in prevention, diagnosis, and treatment. Cureus 13(8):e17472

Sepich-Poore GD, Zitvogel L, Straussman R, Hasty J, Wargo JA, Knight R (2021) The microbiome and human cancer. Science 371(6536):eabc4552

Tan CCS, Ko KKK, Chen H, Liu J, Loh M, Consortium SGKH, Chia M, Nagarajan N (2023) No evidence for a common blood microbiome based on a population study of 9,770 healthy humans. Nat Microbiol 8(5):973–985

Tanoue T, Morita S, Plichta DR, Skelly AN, Suda W, Sugiura Y, Narushima S, Vlamakis H, Motoo I, Sugita K, Shiota A, Takeshita K, Yasuma-Mitobe K, Riethmacher D, Kaisho T, Norman JM, Mucida D, Suematsu M, Yaguchi T, Bucci V, Inoue T, Kawakami Y, Olle B, Roberts B, Hattori M, Xavier RJ, Atarashi K, Honda K (2019) A defined commensal consortium elicits CD8 T cells and anti-cancer immunity. Nature 565(7741):600–605

van Vliet MJ, Harmsen HJ, de Bont ES, Tissing WJ (2010) The role of intestinal microbiota in the development and severity of chemotherapy-induced mucositis. PLoS Pathog 6(5):e1000879

Xu W, Wang T, Wang N, Zhang H, Zha Y, Ji L, Chu Y, Ning K (2023) Artificial intelligence-enabled microbiome-based diagnosis models for a broad spectrum of cancer types. Brief Bioinform 24(3):bbad178

Zitvogel L, Ma Y, Raoult D, Kroemer G, Gajewski TF (2018) The microbiome in cancer immunotherapy: diagnostic tools and therapeutic strategies. Science 359(6382):1366–1370

Mikrobiotika und Prä-, Pro- und Postbiotika

Christoph A. Jacobi

Inhaltsverzeichnis

20

20.1 Definitionen.. 259
20.2 Eine historische Einordnung.. 261
20.3 Wirkmechanismen der Prä-, Pro- und Postbiotika........................ 262
    20.3.1 Präbiotika.. 262
    20.3.2 Pro- und Postbiotika... 264
20.4 Prä-, Pro- und Postbiotika als Therapeutika................................. 266
20.5 Einsatz von Probiota bei gastrointestinalen Erkrankungen.......... 266
20.6 Antibiotika-assoziierte Diarrhöen und *Clostridium difficile*........ 266
20.7 Chronisch entzündliche Darmerkrankungen................................. 267
    20.7.1 Reizdarmsyndrom (RDS).. 267
    20.7.2 Neugeborenenkoliken und nekrotisierende Enterokolitis bei Säuglingen.......... 268
20.8 Prä- und Postbiotika bei gastrointestinalen Erkrankungen.......... 268
20.9 Das Kolonkarzinom, die gastrointestinale Mikrobiota und Prä- und Probiotika.............. 269
Literatur... 272

20.1 Definitionen

Der Begriff „probiotisch" stammt aus dem Griechischen und bedeutet so viel wie „für das Leben". Über die vergangenen Jahrzehnte hat sich die Definition von „probiotisch" immer wieder gewandelt; der Begriff wurde erstmals 1953 von dem deutschen Mikrobiologen Werner Kollath verwendet, der damit verschiedene anorganische und organische Supple-

C. A. Jacobi (✉)
Klinik für Innere Medizin/Gastroenterologie, KKH Prignitz/Medizinische Hochschule
Brandenburg, Perleberg/Neuruppin, Deutschland

© Der/die Autor(en), exklusiv lizenziert an Springer-Verlag GmbH, DE, ein Teil
von Springer Nature 2024
C. Schulz, P. Malfertheiner (Hrsg.), *Gastrointestinales Mikrobiom*,
https://doi.org/10.1007/978-3-662-68455-9_20

mente beschrieb, welche die Gesundheit von mangelernährten Personen wieder herstellen können. Die amerikanischen Wissenschaftler Lilley und Stillwell verwendeten 1962 diesen Begriff in ihrer Publikation in *Science* für Substanzen, die von einem Mikroorganismus sezerniert werden, um das Wachstum eines anderen zu stimulieren. Sperti legte 1971 den Fokus auf Extrakte von Geweben, welche mikrobielles Wachstum stimulierten. Einen weiteren Schritt ging Parker 1974, indem er „probiotisch"/„Probiotika" als „Organismen und Substanzen definierte, welche zur intestinalen mikrobiellen Balance beitrugen". Fuller änderte die Definition in dem Aspekt, dass ein „Probiotikum" lebendig sein muss: „Ein lebendes mikrobielles „Supplement", welches nützlich für den Wirt ist, in dem es die intestinale mikrobiologische Balance positiv beeinflusst" (Fuller 1992).

Die FAO/WHO hat erstmals 2001 den Begriff „Probiotikum" definiert und 2013 leicht modifiziert. Hiernach handelt es sich „um ein lebendes Mikroorganismus, welches, wenn in einer adequaten Zahl vorhanden, sich positiv auf die Gesundheit des Wirtes auswirkt". Diese Definition ist bis heute gültig. Wichtig zu wissen ist, dass ein Mikroorganismus erst als Probiotikum bezeichnet werden kann, wenn der gesundheitliche Nutzen wissenschaftlich erwiesen ist. Lebende Mikroorgansimen, mit einer undefinierten Zusammensetzung von, z. B. in Sauerkraut, erfüllen diese Definition nicht (Hill et al. 2014).

Das Konzept des „Präbiotikums" wurde erstmals 1995 von Gibson und Roberfroid beschrieben, welches auf das Konzept des „Probiotikums" aufbaut. 2016 wurde ein Präbiotikum wissenschaftlich als ein Substrat definiert, welches selektiv von Probiotika, aber auch der normalen gastrointestinalen Mikrobiota verstoffwechselt wird und sich positiv auf die Gesundheit des Wirtes auswirkt. Dieses Konzept besteht aus drei Teilen: dem Substrat, dem physiologisch nützlichen Effekt und dem Mikrobiota-assoziierten Wirkmechanismus. Ballaststoffe sind nicht grundsätzlich Präbiotika. Lediglich ein Teil der Ballaststoffe ist präbiotisch aktiv. Zu den Präbiotika gehören zudem Substanzen wie Polyphenole, Fruktooligosaccharide oder Galaktooligosaccharide. Basierend auf einer Konsensusdefinition ist es wichtig, dass der nützliche physiologische Effekt für den Wirt durch das Präbiotikum zumindest zum Teil durch die Verstoffwechselung durch die entsprechenden Mikrobiota geschieht (Gibson und Roberfroid 1995; Gibson et al. 2017).

2019 ist der Begriff „Postbiotikum" definiert worden. Hierbei handelt es sich um inaktivierte Mikroorgansimen oder ihre Zellbestandteile mit oder ohne ihre Metabolite, die einen gesundheitlichen Nutzen für den Wirt haben. Um als Postbiotikum bezeichnet werden zu können, muss die bakterielle Zusammensetzung vor der Inaktivierung definiert sein, undefinierte bzw. nicht charakterisierte bakterielle Präparate fallen nicht unter diese Definition (Salminen et al. 2021).

▶   Während Probiotika lebende Mikroorganismen sind, die sich positiv auf die Gesundheit des Wirts auswirken, handelt es sich bei Postbiotika um inaktivierte Mikroorganismen oder Zellbestandteile. Präbiotika werden als „Substrate" definiert, die von Mikroorganismen verstoffwechselt werden und sich so positiv auf die Gesundheit des Wirts auswirken.

20.2 Eine historische Einordnung

Auch wenn die Begriffe „probiotisch/Probiotikum" vor rund 60 Jahren erstmals definiert wurden, sind deren Eigenschaften als lebende mikrobiologische Zusätze deutlich länger bekannt. Bereits im Alten Testament wurde über Milch geschrieben, die mit lebenden Bakterien fermentiert wurde (Genesis 18 : 8). Höhlenmalereien in Mesopotamien deuten darauf hin, dass die Sumerer bereits vor 2500 v. Chr. Milch fermentiert haben. Hierbei wurde aber wahrscheinlich weniger ein individuell nützlicher gesundheitlicher Effekt angestrebt als das Ziel verfolgt, Nahrungsmittel vor dem Verderb zu bewahren.

Der Konsum von fermentierter Milch in all seinen unterschiedlichen Formen ist bis zum heutigen Tage etabliert. Die wissenschaftliche Auseinandersetzung mit diesem Thema begann zu Anfang des letzten Jahrhunderts durch Eli Metchnikoff, der am Pasteur Institut in Paris arbeitete. Bemerkenswert ist, dass er anfangs die mikrobielle Besiedlung des Kolons als gesundheitlich schädlich ansah, sodass er sich sogar gegenüber einer operativen Entfernung des Kolons aufgeschlossen zeigte. Er postulierte, dass der Darm proteolytische Bakterien beherbergt, die toxische Substanzen bilden. Er spricht sogar von einer intestinalen „Autointoxikation", welche zur Alterung des Wirtes führt. Er änderte seine Meinung, als er von bulgarischen Bauern erfuhr, die in großen Mengen Sauermilch zu sich nahmen und sehr alt wurden. Metchnikoff erkannte den Zusammenhang. In der Folge propagierte er, Milch mit einer Reinkultur zu beimpfen und so zu fermentieren. Es ist wahrscheinlich, dass es sich bei der verwendeten Reinkultur um *Lactobacillus delbrueckii subsp. bulgaricus* handelte. Er ging davon aus, dass der Darm mit diesen guten Bakterien beimpft werden würde und so das Wachstum der proteolytischen Bakterien verhindert würde. Henri Tissier, ein Kinderarzt ebenfalls am Pasteur Institut, isolierte 1899 aus dem Darm eines Säuglings ein Y-förmiges Bakterium („bifid") und nannte es „Bifidus". Mit diesem „Bifidobacterium" behandelte er erfolgreich Säuglinge, die an Durchfall erkrankt waren (www.ISAPPscience.org).

Während des 1. Weltkriegs isolierte Nissle aus Freiburg 1917 aus dem Stuhl eines Soldaten ein Bakterium, welches später unter seinem Namen *Escherichia coli* Nissle 1917 bekannt wurde. Das Besondere war, dass der Soldat der Einzige in seiner Kompanie war, der nicht an der Shigellose erkrankte. In den darauffolgenden Jahrzehnten wurde das probiotische Potenzial dieses *E. coli*-Stammes sehr intensiv untersucht. Mit diesem Stamm wurden in der Folge viele Studien durchgeführt (Sonnenborn 2016).

Rettgers und Cheplin beschrieben 1920, dass *Lactobacillus delbruickii ssp. bulgaricus* nicht in der Lage ist, im Darm zu überleben. Die Tatsache, dass *Lactobacillus acidophilus* aus dem menschlichen Stuhl isoliert werden konnte, führte zu der Annahme, dass es im Darm eine nützliche Rolle spielt.

Zehn Jahre später, 1930, isolierte Shiroto *Lacticaseibacillus paracasei subsp. paracasei strain Shirota* in Japan. Das mit diesem Stamm fermentierte Milchprodukt namens Yakult konnte seit 1935 zuerst in Japan und seit vielen Jahren weltweit in Supermärkten erworben werden. Neben dem *E. coli* Nissle 1917, verschiedenen *Lactobacillus* und *Bifidobacterium* Stämmen, ist dieser Stamm das am besten untersuchte probiotische Bakterium, sowohl in der Grundlagenwissenschaft als auch im Rahmen von klinischen Studien (www. ISAPPscience.org).

20.3   Wirkmechanismen der Prä-, Pro- und Postbiotika

Die Verwendung von Prä-, Pro- oder Postbiotika in der Medizin hat als Ziel die Veränderung der gastrointestinalen Mikrobiota zur Gesundung oder Gesunderhaltung. Die entsprechenden Wirkmechanismen sind zwar ähnlich, unterscheiden sich aber doch teils signifikant. Das hat insbesondere mit deren unterschiedlichen Eigenschaften zu tun: Präbiotika sind Substrate verschiedener Organismen – insbesondere von Bakterien und hier im Besonderen *Lactobacillus* und *Bifidobacterium* — die direkt die Bakterien beeinflussen. Schon lange ist bekannt, dass verschiedene *Lactobacillus*- und *Bifidobacterium* Stämme probiotisch wirken und sich positiv auf die Gesundheit des Wirtes auswirken. Während Probiotika per Definition lebende Organismen sind, handelt es sich bei Postbiotika um inaktivierte Mikroorganismen oder deren Zellbestandteile mit oder ohne deren entsprechenden Stoffwechselprodukte. Zusammenfassend handelt es sich lediglich bei Probiotika um lebende Mikroorganismen, während Prä- und Postbiotika nicht vermehrungsfähig sind bzw. lediglich Substrate beinhalten.

20.3.1 Präbiotika

Präbiotika beeinflussen indirekt die Gesundheit des Menschen, indem sie das Wachstum z. B. von *Lactobacillus* oder von *Bifidobakterium* oder anderen Mikroorganismen beeinflussen. Diese Bakterien haben dann einen direkten Einfluss auf den Wirt bzw. auf die gastrointestinale Mikrobiota. Initial wurde ein Präbiotikum als solches definiert, welches selektiv die beiden oben genannten Genera beeinflusst. So fermentiert z. B. die gastrointestinale Mikrobiota aber auch Präbiotika, und es entstehen Stoffwechselprodukte wie verschiedene SCFA (small chain fatty acids = kurzkettige Fettsäuren). SCFA sind wichtig für die Darmgesundheit, da sie verschiedene Aspekte des Stoffwechsels wie das Immunsystem, die intestinale Homöostase und die mukosale Integrität modulieren. Die wichtigste SCFA ist Butyrat (Abb. 20.1). Es moduliert beispielsweise die Funktion der Mitochondrien, indem die ß-Oxidation gesteigert wird, welche zu einer Steigerung des Sauerstoffverbrauchs der Endothelzellen führt. Als Konsequenz verringert sich die Sauerstoffkonzentration im Darm, welches dazu führt, dass die Zahl der obligat anaeroben

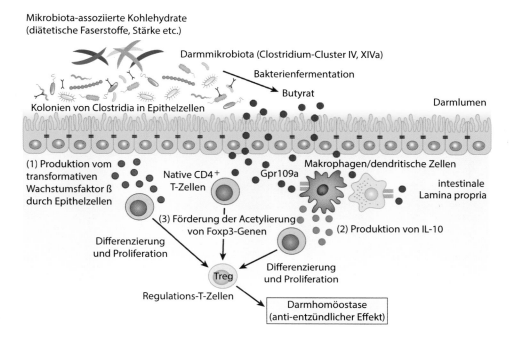

Abb. 20.1 Funktion von Butyrat in der Darmmukosa. Butyrat trägt über verschiedene Mechanismen zur Erhaltung der Darm-Homöostase bei. Butyrat wird vorwiegend von Firmicutes während der Fermentierung von diätetischen Faserstoffen unter anaeroben Bedingungen gebildet. Butyrat ist die wichtigste Energiequelle für die intestinalen Epithelzellen. (1) Clostridia induzieren die Differenzierung und Proliferation von T-Zellen über die verstärkte Produktion von TGF-beta aus intestinalen Epithelzellen. (2) Butyrat verstärkt die Produktion des antiinflammatorischen Zytokins IL-10 aus Makrophagen und dendritischen Zellen über GPR 109a, der G-Protein gebundene Rezeptor für Butyrat. (3) Butyrat steigert die Histon-H3-Acetylierung an regulatorischen Regionen des Foxp 3-Gens, was die Differenzierung von nativen CD4 T-Zellen in Treg zur Folge hat

Bakterien zunimmt (z. B. Phylum *Firmicutes*), welche Butyrat produzieren. Umgekehrt scheint eine verminderte Butyrat-Konzentration im Darm die Entwicklung von chronisch-entzündlichen Darmerkrankungen und die Persistenz der chronisch-intestinalen Entzündung zu begünstigen. Weiterhin induzieren *Clostridia* regulatorische T-Zellen durch eine gesteigerte Butyratproduktion. Butyrat supprimiert inflammatorische Zytokine wie IL-6 und steigert die Produktion von antiinflammatorischem IL-10 (durch Makrophagen und dendritische Zellen). Butyrat reguliert zudem die Genexpression durch die Inhibition der Histon-Deactylase, was unter anderem zur Differenzierung der naiven CD4+ T-Zellen zu regulatorische T-Zellen führt (Nishida et al. 2021) (Abb. 20.1).

20.3.2 Pro- und Postbiotika

Die postulierten Wirkmechanismen der Pro- und der Postbiotika sind relativ ähnlich. Den Wirkmechanismus von Probiotika zu verstehen, ist aus verschiedenen Gründen wichtig: Nur so ist es möglich, einen oder mehrere probiotisch wirksame Stämme so auszuwählen, dass eine maximale Wirkung unter bestimmten Voraussetzungen bei Erkrankungen erzielt werden kann. Es muss angenommen werden, dass der klinische Effekt als Summe multipler Faktoren entsteht.

Im Gegensatz dazu ist die Untersuchung der Wirkmechanismen von Postbiotika einfacher, da man diese bezüglich der Inhaltsstoffe definieren und standardisieren kann. Viele Postbiotika rekrutieren sich aus inaktivierten Stämmen etablierter probiotisch wirksamer Bakterien. Ein bakterieller Stamm muss sich lebend nicht als Probiotikum qualifizieren, um inaktiviert als Postbiotikum eingesetzt zu werden. Als Beispiele fungieren verschiedene Stämme von *Akkermansia muciniphila, Faecalibacterium prausnitzii, Bacteroides xylanisolvens, Bacteroides uniformis, Eubacterium hallii, Clostridium* cluster IV und XIVa, *Apilactobacillus kunkeei* und der Pilz *Saccharomyces boulardii,* die in ihrer inaktivierten Form als potenziell nützlich einzustufen sind.

Ein Vorteil der Postbiotika gegenüber Probiotika ist ihre Stabilität während der Herstellung und ihrer Lagerung. Postbiotika sollten zudem ein besseres Sicherheitsprofil als Probiotika haben, da die entsprechenden Stämme nicht infektiös sind.

Es hat sich gezeigt, dass Probiotika grundsätzlich nicht dauerhaft den Darm kolonisieren. Während die Einnahme von Probiotika aber einen transienten Anstieg des spezifischen Stammes bewirkt, persistiert dieser meist weniger als zwei Wochen im Darm. Längerfristig haben Probiotika keinen Effekt auf die Komposition der intestinalen Mikrobiota. Trotz der transienten Natur der Probiotika im Darm und dem Fehlen von anhaltenden Änderungen der Mikrobiota, gibt es viele klinische Beweise über einen gesundheitsfördernden Einfluss. Während die probiotischen Bakterien durch den Verdauungsstrakt transportiert werden, interagieren sie mit dem Immunsystem und mit den Wirtsbakterien. Probiotika wirken passager, ohne dass sie dauerhaft den menschlichen Darm kolonisieren oder den Aufbau der gastrointestinalen Mikrobiota signifikant beeinflussen müssen.

Folgende fünf Wirkmechanismen der Pro- und Postbiotika auf die gastrointestinalen Mikrobiota wurden charakterisiert:

1. Modulation der gastrointestinalen Mikrobiota, z. B. direkt durch Milchsäure oder Bakteriozine oder indirekt durch Quorum Sensing oder Quorum Sensing „Quenching"-Moleküle. Milchsäure kann von Stämmen der gastrointestinalen Mikrobiota verstoffwechselt werden und zu SCFAs wie z. B. Butyrat umgewandelt werden. Ebenfalls können z. B. Fimbrien in Pro- und Postbiotika kompetitiv pathogene Mikroorganismen an der Adhäsion an der Darmschleimhaut hindern. Gut untersuchte probiotisch wirksame Effektormoleküle bei *Lactobacillus* und *Bifidobakterien* sind u. a. spezifische Pilli, S-layer-Proteine oder auch Exopolysaccharide. Durch diese Strukturen werden patho-

gene Bakterien kompetitiv, z. B. durch *Lacticaseibacillus rhamnosus* GG, am Anheften an das Darmepithel gehindert.

2. Verbesserung der Barrierefunktion des Epithels durch sezernierte Proteine wie z. B. Msp1/p75 oder Msp1/p40 von *L. rhamnosus* GG. Zusätzlich konnte gezeigt werden, dass auch durch verschiedene Exopolysaccharide von Bifidobakterien die Barrierefunktion durch die Reduzierung von Entzündungsreaktionen verbessert wird. SCFAs haben das Potenzial, die Barrierefunktion zu modifizieren, indem sie die LPS-Wirkung verhindern. Butyrat kann zudem die Durchlässigkeit der tight junctions modifizieren.

3. Modulation der lokalen und systemischen Immunantwort. Immunmodulatorische Aktivitäten können durch sogenannte MAMPs (Microbial-associated molecular pattern) ausgelöst werden, die mit TLRs oder NOD-Rezeptoren interagieren und dann die Sekretion von Zytokinen und weiteren Immunmodulatoren induzieren. So interagiert LPS mit TLR2 oder TLR6. Weiter konnte gezeigt werden, dass verschiedene verzweigtkettige Fettsäuren und SCFAs Immunreaktionen auslösen, z. B. auf die Suppression von NF-κB. Zusätzlich spielen die bakteriellen Pilli bei der Immunmodulation von Makrophagen und dendritischen Zellen eine Rolle. Tryptophan- und Histamin- verwandte Metabolite von *Limosillactobacillus reuteri* haben einen probiotischen Effekt, indem sie regulatorische T-Zellen induzieren.

4. Modulation des systemischen Metabolismus. Hierbei spielen Metabolite oder Enzyme von Pro- und Postbiotika wie z. B. die Gallensalz-Hydrolase (BSH) eine Rolle. Gallensalze per se modifizieren die Zusammensetzung der gastrointestinalen Mikrobiota und interagieren mit verschiedenen Wirtsrezeptoren, über die verschiedene immunologische Prozesse gesteuert werden. Es konnte beispielsweise gezeigt werden, dass der Gallensäureverlust durch veränderte Mikrobiota den Wirt anfälliger für rezidivierende *C. difficile*-Infektionen macht.

5. Systemische Signale durch das zentrale Nervensystem. Mikroorganismen sind in der Lage, verschiedene neuroaktive Substanzen zu produzieren, welche auf das enterische oder das zentrale Nervensystem wirken und so das Verhalten und die kognitiven Funktionen im Menschen beeinflussen. So können beispielsweise Serotonin, Dopamin, Acetylcholin oder GABA synthetisiert werden, welche an verschiedenen Rezeptoren im Zentralnervensystem binden können. Auf der anderen Seite können mikrobielle Enzyme Vorstufen von neuroaktiven Substanzen metabolisieren und ihre Konzentration reduzieren. SCAFs können enterochromaffine Zellen zur erhöhten Serotoninproduktion stimulieren. Mit *Bifidobacterium dentium* wurde gezeigt, dass lebende Bakterien für die Induktion der Serotoninproduktion notwendig sind. Die von Bakterien produzierten B-Vitamine haben Einfluss auf das zentrale Nervensystem (Salminen et al. 2021).

▶ Der positive Effekt der Pro- und Postbiotika beruht auf verschiedenen Wirkmechanismen. Probiotika wirken, ohne dass sie dauerhaft den Darm kolonisieren oder den Aufbau der gastrointestinalen Mikrobiota beeinflussen müssen.

20.4 Prä-, Pro- und Postbiotika als Therapeutika

Während der Einsatz von Probiotika bereits bei zahlreichen Erkrankungen wissenschaftlich untersucht wurde, gibt es deutlich weniger Studien zu Prä- und Postbiotika. Hier sind qualitativ hochwertige Studien mit größeren Teilnehmerzahlen rar. Obwohl über 1500 Studien über Probiotika publiziert wurden, sind es häufig lediglich anekdotische Beschreibungen oder Fallserien oder einarmige Studien. Die Wirksamkeit dieser Therapeutika wurde häufig nicht durch entsprechende kontrollierte Studien überprüft. Während in Deutschland lediglich in der Leitlinie zum Reizdarmsyndrom Probiotika als Therapieoption genannt werden, hat die World Gastroenterology Organisation (WGO) im Februar 2023 eine globale Leitlinie zu Prä- und Probiotika veröffentlicht (Guarner et al. 2023).

In den USA und Europa werden Probiotika nicht zu den Medikamenten gezählt. Sie unterliegen somit nicht den strengen Regularien nach dem Arzneimittelrecht. In der Folge ist die industrielle Herstellung weitgehend unreguliert, und das Marketing erfolgt ohne Beweise für die Effektivität des jeweiligen Produktes. Der freie Markt hat zu einer großen Verbreitung von Probiotika geführt, ohne dass in zahlreichen Indikationen und Rezepturen Beweise für die klinische Effektivität vorliegen. Es wird geschätzt, dass 2015 rund 3,9 Mio. Erwachsene in den USA Prä- oder Probiotika zu sich genommen haben. Weitere Evidenz für den Nutzen und eine Standardisierung der Produktion sind nötig.

20.5 Einsatz von Probiota bei gastrointestinalen Erkrankungen

Probiotika werden bei einer Vielzahl von gastrointestinalen Krankheitsbildern verwendet. Die Datenlage bezüglich des Nutzens ist spärlich. Aufgrund der geringen dokumentierten Nebenwirkungsrate werden aber trotzdem häufig Probiotika eingesetzt. Viel seltener dagegen werden Prä- und Postbiotika verwendet.

20.6 Antibiotika-assoziierte Diarrhöen und *Clostridium difficile*

Es ist seit langem bekannt, dass eine antibiotische Therapie die gastrointestinalen Mikrobiota verändert. Diese Dysbiose kann zu einer Antibiotika-assoziierten Diarrhoe führen (AAD). In der Folge kann es zu einer sekundären Infektion durch das opportunistisch-pathogene Bakterium *Clostridioides difficile* (CDI) kommen. In verschiedenen Studien wurde gezeigt, dass Probiotika die Inzidenz von AAD, aber auch von CDI reduzieren können. Das Risiko, eine AAD zu entwickeln, konnte in mehreren Studien mit der Verwendung verschiedener Probiotika gesenkt werden. So reduziert die Gabe von *Saccharomyces boulardii* das Risiko einer AAD bei Patienten, die Antibiotika erhalten hatten, von 18,7 % auf 8,5 % (numbers needed to treat (NNT) = 10) (Szajewska und Kołodziej 2015). Eine Metaanalyse über 7957 Patienten (Lau und Chamberlain 2016) und eine Cochrane Metaanalyse über 9955 Patienten (Goldenberg et al. 2013) zeigte eine etwa 60 %ige Reduktion des Risikos, eine CDI zu entwickeln, wenn die Patienten zusätzlich zum Antibiotikum ein Probiotikum verschrieben bekamen. Zudem verringerte sich das Risiko von unerwünschten Nebenwirkungen der Antibiotika (Goldenberg et al. 2013). Der optimale Zeitpunkt, die Dauer, die Formulierung und die Dosis zur Reduktion einer CDI ist noch offen.

20.7 Chronisch entzündliche Darmerkrankungen

Es gibt zahlreiche klinische Studien, die den Einfluss von verschiedenen Probiotika auf die chronisch-entzündlichen Darmerkrankungen untersuchen. Es konnte gezeigt werden, dass Probiotika den Verlauf von Morbus Crohn nicht beeinflussen (Bourreille et al. 2013), bei Colitis ulcerosa hingegen wirken sich Probiotika in Verbindung mit einer Standardmedikation positiv auf die Remissionserhaltung aus. Eine Metaanalyse hat gezeigt, dass Probiotika zum einen die Krankheitsaktivität reduzieren, die Induktionsrate bezüglich einer Remission steigern und zum anderen die Rezidivwahrscheinlichkeit ähnlich effektiv wie die Standardtherapie Mesalazin reduzieren (Fujiya et al. 2014). Hierbei wurden insbesondere VSL#3 und *E. coli* Nissle 1917 (Floch et al. 2015) eingesetzt. In einer Metaanalyse von 319 Patienten mit Colitis ulcerosa wurde gezeigt, dass Patienten, die VSL#3 zu sich nahmen, eine Remissionsrate von 44,6 % aufwiesen, gegenüber einer Rate von 25,1 % bei Patienten, die ein Placebo zu sich nahmen (NNT = 4; Mardini und Grigorian 2014).

20.7.1 Reizdarmsyndrom (RDS)

Probiotika können die Lebensqualität von Reizdarmpatienten verbessern. Eine Metaanalyse (Ford et al. 2014), die Kinder und Erwachsene mit RDS eingeschlossen hatte, konnte zeigen, dass RDS-Symptome wie Blähungen durch die Gabe von Probiotika verbessert werden können, jedoch ist die Evidenzlage noch spärlich. In einer Metaanalyse vermindern Probiotika signifikant die Symptomlast und die Lebensqualität bei Erwachsenen mit RDS (Zhang et al. 2016). Diese führen jedoch nicht zu einer Verbesserung der einzelnen Symptome. Ein systematisches Review und eine weitere Metaanalyse haben gezeigt, dass die Gabe von Probiotika die Chance eines Therapieerfolgs im Gegensatz zu einem Placebo erhöht; Bauchschmerzen werden geringer (Korterink et al. 2014). Generell kann festgehalten werden, dass Pobiotika einige Symptome von RDS verbessern, jedoch sind die Qualität und die Quantität dieser Studien unzureichend. In einer kürzlich durchgeführten Metaanalyse konnte bestätigt werden, dass Probiotika Symptome des Reizdarmsyndroms vermindern, vor allem werden Bauchschmerzen reduziert (van der Geest et al. 2022).

20.7.2 Neugeborenenkoliken und nekrotisierende Enterokolitis bei Säuglingen

Die Behandlung von Neugeborenenkoliken und einer nekrotisierenden Enterocolitis (NEC) mit Probiotika ist ein etablierter Therapieversuch. Neugeborenenkoliken sind häufig, und eine etablierte und effektive Therapie gibt es nicht. Diät und die gastrointestinale Mikrobiota spielen wahrscheinlich eine Rolle, aber auch die geringere Anzahl von *Lactobacillus*-Spezies im Darm der Neugeborenen mit Koliken wird diskutiert (Savino et al. 2004). Es wurde früh untersucht, ob die Gabe von Probiotika die Beschwerden reduziert. *Lactobacillus reuteri* 17.938 wurde am häufigsten eingesetzt. In einer Metaanalyse wurden vier doppelblinde Studien, welche 345 Neugeborene einschlossen, die *L. reuteri* 17.938 oder ein Placebo bekamen, verglichen (Riley et al. 2010). In der Verumgruppe schrien die Neugeborenen rund 25,4 min kürzer, es gab eine Erfolgsrate von 28 % im Gegensatz zur Placebogruppe mit 9 % (NNT von 4). Dieser Effekt trat nur bei gestillten Neugeborenen auf.

Die prophylaktische Gabe von Probiotika reduziert sowohl die Inzidenz von NEC als auch die Todesrate und die Sepsis. So zeigt eine Cochrane Analyse von 2014, dass der Einsatz von Probiotika das Auftreten von NEC (NNT 25) und den Tod (NNT 25) Frühgeborener reduziert (AlFaleh und Anabrees 2014). In vielen Studien konnte zwar gezeigt werden, dass Probiotika die Neugeborenenmorbidität und -mortalität reduzieren können, jedoch wurden unterschiedliche Stämme verwendet, sodass eine Aussage über die optimale Therapie nicht möglich ist. Es wurden auch Negativ-Studien publiziert. So wurde z. B. gezeigt, dass *B. breve* BBG-001 keinen Einfluss auf das Auftreten von NEC oder die Mortalität hat (Costeloe et al. 2016). Eine Metaanalyse, welche Daten von 11.231 Frühgeburten einschloss, kam zu dem Ergebnis, dass lediglich drei von 25 getesteten probiotischen Formulierungen effektiv sind, die Mortalität von NEC zu senken. Sieben Stämme waren lediglich effektiv, um die Inzidenz von NEC zu reduzieren (van den Akker et al. 2018).

20.8 Prä- und Postbiotika bei gastrointestinalen Erkrankungen

Gute und aussagekräftige Studien über den Einsatz von Präbiotika bei gastrointestinalen Erkrankungen sind selten; in den 2023 Leitlinien von Prä- und Probiotika der World Gastroenterology Organization (WGO) wurden fünf Publikationen genannt; in einer konnte durch die Gabe des Präbiotikums Oligofruktose die Rezidivrate bei der CDAD reduziert werden (Lewis et al. 2005). In den vier anderen Arbeiten ging es um Präbiotika und RDS. In einer single center und crossover Studie wurden *trans*-Galactooligosaccharide untersucht. Hier zeigte sich eine Besserung der Stuhlkonsistenz, der Blähungen und des subjektiven globalen Befindens. Auch stieg die Zahl der Bifidobakterien im Stuhl signifikant (Silk et al. 2009; Guarner et al. 2023).

Daten zu Postbiotika sind rar. Studien belegen aber, dass inaktivierte *Lactobacillus acidophilus* die Eradikationsrate bei *Helicobacter pylori* erhöhen (Canducci et al. 2000). Eine weitere Studie an Patienten mit Reizdarmsyndrom zeigt eine Besserung der Beschwerden nach Gabe von inaktivierten *Lactobacillus* LB (Tarrerias et al. 2011).

In einer randomisierten, doppelblinden und placebokontrollierten Studie mit 443 Probanden mit einem RDS wurde das hitzeinaktivierte Postbiotikum *Bifidobacterium bifidum* MIMBb75 getestet. Es zeigte sich, dass RDS-assoziierte Symptome wie Bauchschmerzen, Blähungen oder Stuhlunregelmäßigkeiten durch das Verum signifikant verbessert wurden (Andresen et al. 2020).

Bei Kindern kann ein Einsatz von Postbiotika aufgrund uneindeutiger Studienergebnisse nicht empfohlen werden (Salminen et al. 2021).

20.9 Das Kolonkarzinom, die gastrointestinale Mikrobiota und Prä- und Probiotika

Das Kolonkarzinom (KRK) ist weltweit eine relevante und nicht selten tödlich verlaufende maligne Erkrankung. Rund eine halbe Millionen Frauen und Männer sind in Deutschland am KRK erkrankt, ca. 26.000 Menschen sterben an dieser Erkrankung jährlich in Deutschland. Somit ist das KRK bei den Frauen in Deutschland die zweithäufigste und bei den Männern die dritthäufigste Krebserkrankung. Ein Großteil dieser Erkrankung entsteht sporadisch, das bedeutet, es besteht keine genetische Prädisposition. Vielmehr spielen Umweltfaktoren, der Lebensstil aber auch die Ernährung und die gastrointestinale Mikrobiota eine entscheidende Rolle. Untersuchungen zur gastrointestinalen Mikrobiota in Verbindung zum KRK sollen schlussendlich zu einem verbesserten Verständnis der Krebserkrankung führen. Dabei geht es insbesondere um drei Dinge; die Etablierung nicht-invasive Methoden der Diagnostik, die Prävention des KRK durch die Wiederherstellung der „normalen" gastrointestinalen Mikrobiota auch mit Hilfe von Probiotika und der Modulation dieser Bakterien, um das Therapieansprechen zu verbessern. Die gesunde gastrointestinale Mikrobiota ist typischerweise durch Bakterien charakterisiert, welche aus komplexen Polysacchariden von nicht verdaulichen Ballaststoffen Milchsäure und andere Metabolite herstellt, um das intestinale Gleichgewicht zu halten. Durch die „Next generation" Sequenzierung zeigt sich aber, dass verschiedene bakterielle Taxa entweder vor dem KRK schützen oder aber dieses begünstigen. So sind Bakterien zum Beispiel durch sogenannte „Genotoxine" in der Lage, bestimmte Mutationen zu induzieren, die zu Krebs führen können. Auf der anderen Seite können Bakterien Metabolite produzieren, die mit dem Stoffwechsel der Krebszellen interagieren und so diese in ihrem Wachstum stoppen. Die Identifizierung von neuartigen karzinogen-wirksamen Bakterien kann durch die Analyse dieser Bakterien nach einer Infektion mit diesen kommen oder aber der Entdeckung von neuen prokarzinogenen Aktivitäten von Kommensalen. So produziert *Morganella morganii* die genotoxische Substanz Indolimine, welches über einen neuartigen Weg synthetisiert wird, und Tumorwachstum in einem Mausmodell induziert (Cao et al. 2022). Aber auch pKs+ *E. coli* Stämme, welche das Colibactin produzieren, werden häufiger bei Patienten mit einem KRK isoliert, als bei gesunden Patienten. Colibactin kann die Säugetier-DNA schädigen (Homburg et al. 2006). Es kann aber auch ein anderes Szenario der Krebsentstehung geben, und zwar dass es auf die kumulative bakterielle Exposition über die Zeit ankommt. Während einzelne Expositionen nicht zu einem KRK führt, führt der kumulative Effekt vieler Expositionen von Bakterien, die Krebs induzieren können, zur Entwicklung eines KRK. Die möglichen Wege das KRK zu induzieren sind vielfältig; Änderungen der genomischen Integrität, „oncogenic signaling", zelluläre Migration, entzündliche oder epigenetische Veränderungen (Dougherty und Jobin 2023).

KRK-assoziierte Dysbiose ist mutmaßlich durch eine Verminderung der Milchsäurebakterien (LAB e.g. *Bifidobacterium, Lactobacillus, Streptococcus*) charakterisiert. Während es einige Studien gibt, die karzinogene Bakterien untersuchen, gibt es nur wenige Untersuchungen über das präventive Potential der LAB. Im Balb/c Tierexperiment konnte *Lactobacillus acidophilus,* ins Trinkwasser gegeben, die Tumorentwicklung inhibieren (Agah et al. 2019). In einer weiteren Studie wurden auch Lysate von diesem Bakterium erfolgreich eingesetzt (Zhuo et al. 2019). Es wird davon ausgegangen, dass Exopolysaccaride und andere Metabolite der *Lactobacillus* eine Anti-Tumor-Immunität oder aber auch Apoptose der Krebszellen induzieren (Konishi et al. 2016). Andere Milchsäurebakterien wie *B. longum* oder *S. thermophilus* sind in der Lage ähnliche Anti-Tumor-Effekte zu induzieren (Li et al. 2021).

Noch ist es nicht ganz klar, welche Faktoren dafür verantwortlich sind, dass die Zahl der LAB in KRK Patienten in ihrer Zahl reduziert sind. Postuliert wird, dass Bakterien durch das Tumor-Mikroenvironement, durch „crossfeeding" und durch die Diät beeinflusst werden. In einer weiteren Untersuchung wurde gezeigt, dass bestimmte Tumoren das Wachstum von *L. reuteri* inhibieren. Reuterin induziert cytotoxisches ROS in KRK Zelllinien aber nicht in normalen Kolonepithelzelllinien oder HeLa Zellen (Bell et al. 2021). Die Gabe von Reuterin wiederum in APC/p53/KRAS mutierten Mäusen steigert die Tumor-assoziierten ROS (Abb. 20.2). Interessanterweise kann das Vorhandensein anderer Probiotika wie zum Beispiel *B. longum* oder aber auch *L. gallinarium,* verhindern, dass Zahl der *L. reuteri* vermindert wird (Sugimura et al. 2021).

Ein anderes Probiotikum, *S. thermophilus* supprimiert KRK Tumorwachstum in einem Mausmodell indem es das Enzym ß-Galaktosidase, welches den sogenannten Warburg Metabolismus inhibiert. Dieser ist eine Art von aerober Glykolyse, welches von den Tumorzellen benutzt wird. Sekundär wird dadurch die Zahl der *Lactobacillus* und *Bifidobacterium* erhöht. Es wird dadurch ausgegangen, dass *S. thermophilus* das Wachstum dieser Probiotika durch die metabolische Interaktion begünstigt (Abb. 20.2; Li et al. 2021).

Ein anderes Probiotikum, *Lactobacillus gasseri* 505, welches Anti-Tumor Eigenschaften aufweist, produziert zusammen mit dem asiatischen *Cudrania tricuspidata* Milchsäure und verschiedene Antioxidantien. Dieses reduziert in dem DSS Mausmodell die Zahl der Tumorzellen und die inflammatorische Genexpression und führt darüber hinaus zu einer Vermehrung von Bifidobakterien (Oh et al. 2020).

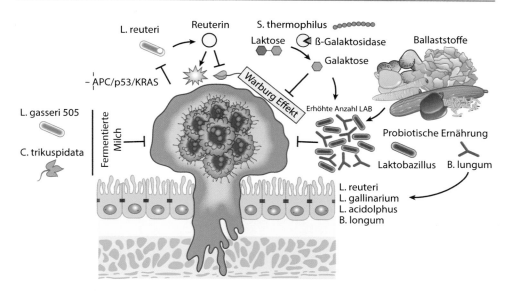

Abb. 20.2 Milchsäurebakterien (LAB) hemmen die KRK-Tumorentstehung. Eine reduzierte Anzahl von LAB ist charakteristisch für das KRK. Im Mausmodell (ApC/r53/KRAS) hemmen die Stoffwechselprodukte des Wirts das Wachstum von Lactobacillus reuteri. Reuterin inhibiert die Proteintranslation und generiert zytotoxische ROS, welches wiederum das Zellwachstum hemmt. Streptococcus thermophilus sezerniert das Enzym beta-Galaktosidase, welches Galaktose produziert. Galaktose hemmt die oxidative Phosphorilierung und die Warburg-Reaktion der Tumorzellen. Verschiedene LAB hemmen das Tumorwachstum durch eine Vielzahl von Mechanismen. Die KRK assoziierte Hemmung des Wachstums dieser Bakterien kann durch Galaktose, Ballaststoffe oder Probiotika wieder aufgehoben werden. LAB können durch die Fermentation von Stoffwechselprodukte wie beispielsweise C. tricuspidata, Antioxidantien produzieren, welche auch das Tumorwachstum inhibieren

In einer weiteren Studie wurde die Aufnahme von Ballaststoffen für lediglich zwei Wochen verdoppelt; bereits kurz nach der Intervention nahm zwar die Diversität der mikrobiellen Spezies ab, die Zahl der *Bifidobacterium* stieg und im Zuge dessen auch die der *Lactobacillus* (Oliver et al. 2021).

Es hat sich auch gezeigt, dass Mutationen, die in Tumorbildung resultieren, auch lange nach einer Exposition zu bakterielle Genotoxine, entstehen. Die gastrointestinale Mikrobiota beeinflusst durch lokale und systemische zelluläre und metabolische Profile die Behandlungsergebnisse der Krebstherapie.

► Während es gute bis sehr gute Daten bezüglich des Nutzens von Probiotika bei der Behandlung von gastrointestinalen Erkrankungen gibt, ist die entsprechende Datenlage bei Prä- und Postbiotika sehr begrenzt.

Literatur

Agah S, Alizadeh AM, Mosavi M, Ranji P, Khavari- Daneshvar H, Ghasemian F, Bahmani S, Tavassoli A (2019) More protection of *Lactobacillus acidophilus* than Bifidobacterium bifidum probiotics on azoxymethane-induced mouse colon cancer. Probiotics Antimicrob Proteins 11:857–864

van den Akker CHP, van Goudoever JB, Szajewska H et al (2018) Probiotics for preterm infants: a strain specific systematic review and network meta-analysis. J Pediatr Gastroenterol Nutr 67:103–122

AlFaleh K, Anabrees J (2014) Probiotics for prevention of necrotizing enterocolitis in preterm infants. Cochrane Database Syst Rev 4:CD005496

Andresen V, Gschossmann J, Layer P (2020) Heat-inactivated *Bifidobacterium bifidum* MIMBb75 (SYN-HI-001) in the treatment of irritable bowel syndrome: a multicentre, randomised, double-blind, placebo-controlled clinical trial. Lancet Gastroenterol Hepatol 5:658–666

Bell HN, Rebernick RJ, Goyert J, Singhal R, Kuljanin M, Kerk SA, Huang W, Das NK, Andren A, Solanki S et al (2022) Reuterin in the healthy gut microbiome suppresses colorectal cancer growth through altering redox balance. Cancer Cell 40:185–200.e6

Bourreille A, Cadiot G, Le Dreau G, Laharie D, Beaugerie L, Dupas JL, Marteau P, Rampal P, Moyse D, Saleh A, Le Guern ME, Galmiche JP (2013) FLORABEST Study Group. Saccharomyces boulardii does not prevent relapse of Crohn's disease. Clin Gastroenterol Hepatol 11(8):982–987

Canducci F et al (2000) A lyophilized and inactivated culture of *Lactobacillus acidophilus* increases *Helicobacter pylori* eradication rates. Aliment Pharmacol Ther 14:1625–1629

Cao Y, Oh J, Xue M, Huh WJ, Wang J, Gonzalez-Hernandez JA, Rice TA, Martin AL, Song D et al (2022) Commensal microbiota from patients with inflammatory bowel disease produce genotoxic metabolites. Science 378:eabm3233

Costeloe K, Hardy P, Juszczak E et al (2016) Bifidobacterium breveBBG-001 in very preterm infants: a randomised controlled phase3 trial. Lancet 387:649–660

Dougherty MW, Jobin C (2023) Intestinal bacteria and colorectal cancer: etiology and treatment. Gut Microbes 15(1):2185028

Floch MH, Walker WA, Sanders ME, Nieuwdorp M, Kim AS, Brenner DA, Qamar AA, Miloh TA, Guarino A, Guslandi M, Dieleman LA, Ringel Y, Quigley EM, Brandt LJ (2015) Recommendations for probiotic use – 2015 update: proceedings and consensus opinion. J Clin Gastroenterol 49(Suppl 1):S69–S73. Erratum in: J Clin Gastroenterol. 2016 Oct;50(9):800

Ford A, Moayyedi P, Lacy B, Lembo A, Saito Y, Schiller LR, Soffer EE, Spiegel BM, Quigley EMM, Task Force on the Management of Functional Bowel Disorders (2014) American College of Gastroenterology monograph on the management of irritable bowel syndrome and chronic idiopathic constipation. Am J Gastroenterol 109:S2–S26

Fujiya M, Ueno N, Kohgo Y (2014) Probiotic treatments for induction and maintenance of remission in inflammatory bowel diseases: a meta-analysis of randomized controlled trials. Clin J Gastroenterol 7(1):1–13. Erratum in: Clin J Gastroenterol. 2014. 7(1):84–5

Fuller R (1992) History and development of probiotics. In: Probiotics. Springer, Dordrecht

Gibson GR, Roberfroid MB (1995) Dietary modulation of the human colonic microbiota: introducing the concept of prebiotics. J Nutr 125(6):1401–1412

Gibson GR, Hutkins R, Sanders ML, Prescott SL, Reimer RA, Salminen SJ, Scott K, Stanton C, Swanson KS, Cani PD, Verbeke K, Reid G (2017) The International Scientific Association for Probiotics and Prebiotics (ISAPP) consensus statement on the definition and scope of prebiotics. Nat Rev Gastroenterol Hepatol 14:491–502

Goldenberg JZ, Ma SS, Saxton JD, Martzen MR, Vandvik PO, Thorlund K, Guyatt GH, Johnston BC (2013) Probiotics for the prevention of Clostridium difficile-associated diarrhea in adults and children. Cochrane Database Syst Rev. https://doi.org/10.1002/14651858.CD006095.pub3

Guarner F, Sanders ME, Szajewska H, Cohen H, Eliakim R, Herrera C, Karakan T, Merenstein D, Piscoya A, Ramakrishna B, Salminen S (2023) World Gastroenterology Organisation Global Guidelines. Probiotics and prebiotics. World Gastroenterology Organisation, Milwaukee, WI 53202-3823 USA

Hill C, Guarner F, Reid G, Gibson GR, Merenstein DJ, Pot B, Morelli L, Canani RB, Flint HJ, Salminen S, Calder PC, Sanders ME (2014) The International Scientific Association for Probiotics and Prebiotics consensus statement on the scope and appropriate use of the term probiotic. Nat Rev Gastroenterol Hepatol 11, 506–514

Homburg S, Oswald E, Hacker J, Dobrindt U (2007) Expression analysis of the colibactin gene cluster coding for a novel polyketide in Escherichia coli, FEMS Microbiology Letters, 275(2):255–262

Konishi H, Fujiya M, Tanaka H, Ueno N, Moriichi K, Sasajima J, Ikuta K, Akutsu H, Tanabe H, Kohgo Y (2016) Probiotic-derived ferrichrome inhibits colon cancer progression via JNK-mediated apoptosis. Nat Commun 7:12365

Korterink JJ, Ockeloen L, Benninga MA, Tabbers MM, Hilbink M, Deckers-Kocken JM (2014) Probiotics for childhood functional gastrointestinal disorders: a systematic review and meta-analysis. Acta Paediatr 103:365–372

Lau CS, Chamberlain RS (2016) Probiotics are effective at preventing Clostridium difficile-associated diarrhea: a systematic review and meta-analysis. Int J Gen Med 22(9):27–37

Lewis S, Burmeister S, Brazier J (2005) Effect of the prebiotic oligofructose on relapse of *Clostridium difficile*-associated diarrhea: a randomized, controlled study. Clin Gastroenterol Hepatol 3(5):442–448

Li Q, Hu W, Liu W-X, Zhao L-Y, Huang D, Liu X-D, Chan H, Zhang Y, Zeng J-D, Coker OO et al (2021) Streptococcus thermophilus inhibits colorectal tumorigenesis through secreting β-galactosidase. Gastroenterology 160:1179–1193

Mardini HE, Grigorian AY (2014) Probiotic mix VSL#3 is effective adjunctive therapy for mild to moderately active ulcerative colitis: a meta-analysis. Inflamm Bowel Dis 20(9):1562–1567

Nishida A, Nishino K, Sakai K, Owaki Y, Noda Y, Imaeda H (2021) Can control of gut microbiota be a future therapeutic option for inflammatory bowel disease? World J Gastroenterol 27(23):3317–3326

Oh NS, Lee JY, Kim YT, Kim SH, Lee JH (2020) Cancer-protective effect of a synbiotic combination between Lactobacillus gasseri 505 and a Cudrania tricuspidata leaf extract on colitis-associated colorectal cancer. Gut Microbes 12:1785803

Oliver A, Chase AB, Weihe C, Orchanian SB, Riedel SF, Hendrickson CL, Lay M, Sewall JM, Martiny JBH (2021) High-fiber, whole-food dietary intervention alters the human gut microbiome but not fecal short-chain fatty acids. mSystems 6(2):e00115-21

Riley RD, Lambert PC, Abo-Zaid G (2010) Meta-analysis of individual participant data: rationale, conduct, and reporting. BMJ 340:c221

Salminen S, Collado MC, Endo A, Hill C, Lebeer S, Quigley EMM, Sanders ME, Shamir R, Swann JR, Szajewska H, Vinderola G (2021) The International Scientific Association of Probiotics and Prebiotics (ISAPP) consensus statement on the definition and scope of postbiotics. Nat Rev Gastroenterol Hepatol 18:649–667

Savino F, Cresi F, Pautasso S, Palumeri E, Tullio V, Roana J, Silvestro L, Oggero R (2004) Intestinal microflora in breastfed colicky and non-colicky infants. Acta Paediatr 93(6):825–829

Silk DBA, Davis A, Vulevic J, Tzortzis G, Gibson GR (2009) Clinical trial: the effects of a trans-galactooligosaccharide prebiotic on faecal microbiota and symptoms in irritable bowel syndrome. Aliment Pharmacol Ther 29(5):508–518

Sonnenborn U (2016) *Escherichia coli* strain Nissle 1917-from bench to bedside and back: history of a special Escherichia coli strain with probiotic properties. FEMS Microbiol Lett 363(19):fnw212

Sugimura N, Li Q, Chu ESH, Lau HCH, Fong W, Liu W, Liang C, Nakatsu G, Su ACY, Coker OO et al (2021) Lactobacillus gallinarum modulates the gut microbiota and produces anti-cancer metabolites to protect against colorectal tumourigenesis. Gut 71:2011–2021

Szajewska H, Kołodziej M (2015) Systematic review with meta-analysis: Saccharomyces boulardiiin the prevention of antibiotic-associated diarrhoea. Aliment Pharmacol Ther 42:793–801

Tarrerias AL et al (2011) The effect of inactivated *Lactobacillus* LB fermented culture medium on symptom severity: observational investigation in 297 patients with diarrhea-predominant irritable bowel syndrome. Dig Dis 29:588–591

Van der Geest A, Schukking I, Brummer RJM, van de Burgwal LHM, Larsen OFA (2022) Comparing probiotic and drug interventions in irritable bowel syndrome: a metaanalysis of randomised controlled trials. Benef Microbes 13(3):1–12

www.ISAPPscience.org

Zhang M, Zhang C, Zhao J, Zhang H, Zhai Q, Chen W (2020) Meta-analysis of the efficacy of probiotic-supplemented therapy on the eradication of H. pylori and incidence of therapy-associated side effects. Microb Pathog 147:104403

Zhuo Q, Yu B, Zhou J, Zhang J, Zhang R, Xie J, Wang Q, Zhao S (2019) Lysates of *Lactobacillus acidophilus* combined with CTLA-4-blocking antibodies enhance antitumor immunity in a mouse colon cancer model. Sci Rep 9:20128

Fäkaler Mikrobiota-Transfer (FMT)

Maria J. G. T. Vehreschild

Inhaltsverzeichnis

21.1   Einleitung 275
21.2   Regulatorische Aspekte 276
21.3   Sicherheit 277
21.4   Nebenwirkungen 278
21.5   Art der Anwendung 279
21.6   Aktuelles und Ausblick 280
Literatur 281

21.1   Einleitung

Das zunehmende Wissen über die Bedeutung des gastrointestinalen Mikrobioms hat in den letzten Jahren zahlreiche Forschungsprojekte zum fäkalen Mikrobiota-Transfer (FMT) angestoßen. Beim FMT wird der Inhalt einer minimal verarbeiteten fäkalen Spende eines gesunden Spenders in den Darm eines erkrankten Empfängers übertragen. Der Grund für die Zunahme von FMT-Behandlungen und klinischen Studien liegt in zahlreichen Veröffentlichungen, die die Schlüsselrolle der fäkalen Mikrobiota bei der Regulierung der Homöostase eines breiten Spektrums von Organsystemen hervorheben, sowie in den Ergebnissen bei der erfolgreichen Sekundärprophylaxe von rezidivierenden *Clostri-*

Maria J. G. T. Vehreschild (✉)
Schwerpunkt Infektiologie, Medizinische Klinik II, Universitätsklinikum Frankfurt,
Frankfurt am Main, Deutschland
e-mail: vehreschild@med.uni-frankfurt.de

© Der/die Autor(en), exklusiv lizenziert an Springer-Verlag GmbH, DE, ein Teil
von Springer Nature 2024
C. Schulz, P. Malfertheiner (Hrsg.), *Gastrointestinales Mikrobiom*,
https://doi.org/10.1007/978-3-662-68455-9_21

dioides difficile-Infektionen (rCDI) durch den FMT. So konnte in einer kürzlich veröffentlichten Metaanalyse, die insgesamt 320 immunkompetente Patienten aus sechs kontrollierten, randomisierten Studien integrierte, gezeigt werden, dass die Verabreichung eines FMT im Anschluss an eine Standardtherapie mit einer signifikanten Reduktion des Rückfallrisikos assoziiert ist im Vergleich zur Kontrollgruppe (Risikoverhältnis 1,92, 95 %-Konfidenzintervall 1,36 bis 2,71; P = 0,02, I2) (Minkoff et al. 2023).

21.2   Regulatorische Aspekte

Die Regulation des FMT wird innerhalb Europas und weltweit sehr unterschiedlich gehandhabt. In Deutschland wird der FMT aktuell als Arzneimittel nach dem Arzneimittelgesetz (AMG) reguliert. Dies bedeutet, dass FMT-Produkte zur Verwendung in interventionellen klinischen Studien unter den Bedingungen der sog. *Guten Herstellungspraxis* hergestellt werden müssen. Außerdem wäre eine Zulassung eines FMT-Produktes als Arzneimittel erforderlich, um eine Kostenerstattung durch die Krankenkassen zu erreichen. Als gesetzliche Ausnahme von dieser Regelung können einzelne Patienten im Rahmen von individuellen Heilversuchen behandelt werden (AMG, § 13 Abs. 2b). Während im Rahmen einer klinischen Prüfung die Qualität der Prüfpräparate streng behördlich geregelt und überwacht wird, ist im Rahmen eines individuellen Heilversuches der einzelne Arzt für die Herstellung und Anwendung verantwortlich. Dabei muss er sich im Rahmen der Herstellung nach dem sog. Arzneibuch richten, aber insgesamt ist die Herstellung weniger stark reguliert als bei der Herstellung von Prüfpräparaten für klinische Studien. Dadurch können Qualität und Sicherheit der genutzten Präparate je nach den angewendeten Standards variieren. Dies betrifft insbesondere das Spenderscreening, welches eine der wichtigsten Komponenten in Bezug auf die Gewährleistung der Patientensicherheit darstellt. So warnte die US-amerikanische Food and Drug Administration (FDA) am 13. Juni 2019 vor dem Risiko schwerer bakterieller Infektionen nach FMT (Lepage et al. 2011). Bei zwei Empfängern war es zu einer Übertragung von ESBL-bildenden *E. coli* mit invasiven bakteriellen Infektionen gekommen; einer der Patienten starb. In diesem Fall erhielten beide ein Präparat, das aus den Fäkalien eines Spenders gewonnen wurde, der nicht auf multiresistente Krankheitserreger getestet worden war. Dieser Vorfall ereignete sich zwar nicht im Rahmen eines individuellen Heilversuches, verdeutlicht aber die potenziellen Sicherheitsprobleme im Falle eines nicht sachgemäßen Screenings. Die regulatorische Situation des FMT könnte sich jedoch in Kürze ändern, da eine neue Direktive der Europäischen Union die Einstufung des FMT als Substanz menschlichen Ursprungs vorsieht und damit der FMT nach deutschem Recht unter das Transplantationsgesetz fallen würde. Welche Auswirkungen dies auf die praktischen Aspekte der Herstellung und Anwendung haben wird, ist zu diesem Zeitpunkt noch nicht absehbar.

21.3   Sicherheit

Wie im vorhergehenden Abschnitt dargestellt, birgt der FMT das potenzielle Risiko der Übertragung von Pathogenen, die im Empfänger zu invasiven Infektionen führen können. Daher muss das Spenderscreening die entsprechenden Pathogene ausschließen, um höchstmögliche Sicherheitsstandards zu gewährleisten. Die Empfehlungen zur Auswahl und Testung von Stuhlspendern wurden zunächst aus den Empfehlungen für Blutspender abgeleitet, wobei einige der dort getesteten Erreger in der Regel nicht über Fäkalien übertragen werden (Borody und Campbell 2012) und die Empfehlungen für Stuhlspender aufgrund des Erregerspektrums deutlich umfangreicher ausfallen. Derzeit verlangt das Bundesinstitut für Arzneimittel und Medizinprodukte (BfArM) ein festgelegtes Mindestscreening für Studien an immungeschwächten Patienten. Eine offizielle Empfehlung für die Anforderungen bei anderen Patienten, insbesondere bei immunkompetenten Patienten, wurde von der zuständigen Behörde bisher nicht veröffentlicht. Das Spenderscreening wird dadurch erschwert, dass es eine diagnostische Lücke geben kann (akute Infektionen mit Erregerkonzentrationen unterhalb der technischen Nachweisgrenzen oder noch fehlende serologische Reaktionen), die nur durch ein erneutes Screening der Spender und nach 8–12 Wochen geschlossen werden kann. Die vom Spender gewonnene Stuhlspende muss daher nach dem ersten Negativscreening zum Wirkstoff verarbeitet, in Quarantäne gelagert werden und kann erst nach dem zweiten Negativscreening für einen FMT verwendet werden.

Zusätzlich zu den mikrobiologischen und anderen Laboruntersuchungen gibt es weitere Ausschlusskriterien für potenzielle Stuhlspender, die Krankheiten, medizinische Behandlungen, durchgeführte Reisen und soziale Faktoren berücksichtigen. Zusätzlich zu diesen Ausschlusskriterien könnte eine diätetische Konditionierung der Spender (zum Beispiel durch eine besonders ballaststoffreiche Ernährung, Einnahme von Prä- oder Probiotika) den Erfolg des FMT, insbesondere bei Nicht-rCDI-Indikationen, verbessern. Dieser Ansatz ist jedoch bisher noch im Fokus wissenschaftlicher Untersuchungen.

Um Risiken aufgrund von Krankheit, durchgeführten Reisen und sozialen Faktoren zu identifizieren, ist der Einsatz strukturierter Fragebögen sinnvoll. Beispielsweise können bei Blutspendern Risikofaktoren für sexuell übertragbare Krankheiten durch den Einsatz strukturierter Fragebögen deutlich häufiger erkannt werden (Preussel und Offergeld 2018). Betrachtet man aber allein die Prävalenz von Tätowierungen in der Allgemeinbevölkerung – diese kommen bei mehr als 25 % der 25- bis 34-Jährigen vor (Kluger et al. 2019) – wird deutlich, dass die Identifizierung geeigneter Spender, einschließlich der notwendigen medizinischen Untersuchungen und Labortests, eine organisatorische und finanzielle Herausforderung darstellt. Insgesamt qualifiziert sich derzeit nur jeder fünfte potenzielle Spender nach Abschluss aller Fragebogen- und Laborscreening-Schritte für eine Spende.

▶   Das sorgfältige Screening von Spendern bildet die Grundvoraussetzung für die Herstellung wirksamer und sicherer FMT-Präparate.

21.4 Nebenwirkungen

Insgesamt werden selbst bei Patienten mit schweren Immundefekten (einschließlich Patienten mit aktiver Chemotherapie oder Zustand nach Organtransplantation) nur wenige Fälle von infektiösen Komplikationen nach FMT gemeldet. Die meisten dieser Fälle traten im Zusammenhang mit unzureichenden Screening-Verfahren auf. Andere Nebenwirkungen wie Durchfall (10,6 %), Blähungen (9,1 %) oder Bauchschmerzen und Blähungen (7,6 %) wurden mit einer kumulativen Häufigkeit von 25 % berichtet (Alang und Kelly 2015; Lee et al. 2016; Peri et al. 2019). Schwerwiegende unerwünschte Ereignisse, insbesondere im Zusammenhang mit Endoskopien zum Zweck des FMT, treten bei der Anwendung über den oberen Gastrointestinaltrakt in 6,1 % der Fälle und bei der Anwendung über den unteren Darmtrakt in 2,0 % der Fälle auf. Infektionen werden in 2,5 % gemeldet; Ob in diesen Fällen die Erreger aus dem FMT stammten, ist nicht dokumentiert (Dailey et al. 2019). In einem Fall wurde nach einem endoskopisch unterstützten FMT über eine Aspirationspneumonie berichtet; der Patient starb 48 h später an einer *E. coli*-Sepsis (Baxter et al. 2015). In einem anderen Fall entwickelte ein Patient nach einem unkomplizierten FMT mittels perkutaner endoskopisch platzierter Gastrostomie (PEG) ein toxisches Megakolon; der Patient starb vier Tage nach der Kolonresektion (Solari et al. 2014). Zusammenfassend lässt sich sagen, dass infektiöse Komplikationen nach FMT auch bei Patienten mit schwerer Immunschwäche seltene Ereignisse sind.

Neben möglichen übertragbaren Infektionen wird derzeit darüber diskutiert, ob potenzielle Krankheiten, an denen ein Spender im späteren Leben erkranken könnte und für die eine auslösende Rolle des Mikrobioms postuliert wird, ein erhebliches Risiko für den FMT-Empfänger darstellen. Beispielsweise diskutieren einige Forschungsgruppen, dass das Mikrobiom bei Darmkrebs eine krankheitsauslösende oder krankheitsverstärkende Bedeutung hat (Yachida et al. 2019). Theoretisch stellt sich die Frage, ob diese Veranlagung von einem Spender übertragen werden kann, der aktuell gesund scheint, aber später im Leben ein Karzinom entwickeln wird. Auch wenn diese Überlegungen grundsätzlich berechtigt sind, liegen hierfür bislang keine ausreichenden Belege vor. Einerseits müsste das übertragende Mikrobiom über Jahre im Empfänger verbleiben, was bei einigen der übertragenen Mikroorganismen der Fall ist. Andererseits gibt es klinische Hinweise, die gegen die Übertragung einer Veranlagung sprechen. In einer Fallserie erhielten 31 Patienten mit rCDI das Mikrobiom eines 28-jährigen gesunden Spenders, bei dem zeitlich versetzt ein Morbus Crohn mit Ileozökalbeteiligung diagnostiziert wurde. Keiner der Empfänger entwickelte jedoch eine entzündliche Darmerkrankung im Verlauf, allerdings bei einer sehr kurzen Nachbeobachtungszeit (Median: 19,8 Monate) (Fischer et al. 2017). Basierend auf einem Einzelfallbericht aus den USA (Alang und Kelly 2015) wurde in der Vergangenheit immer wieder diskutiert, ob ein FMT das Gewicht des Empfängers beeinflussen könnte. Eine kürzlich veröffentlichte randomisierte Studie konnte diese Beobachtung jedoch nicht bestätigen (Allegretti et al. 2019).

21.5   Art der Anwendung

Ein FMT-Produkt kann direkt über ein Klysma, einen hohen Einlauf, über eine Endoskopie des oberen oder unteren Gastrointestinaltraktes oder über eine nasojejunale Sonde verabreicht werden. Alternativ bietet sich auch die Verkapselung des Mikrobioms mittels magensaftresistenter Kapseln an.

Die einfachste Methode zur Herstellung des FMT-Produkts besteht darin, den Spenderkot mit 0,9 %iger Natriumchloridlösung zu verflüssigen und anschließend zu filtrieren und ggf. zu zentrifugieren, um korpuskuläre Inhalte zu entfernen. Diese Suspension kann direkt verwendet oder bis zur Verwendung gefroren (-20 °C bis -80 °C) gelagert werden. Der Hauptvorteil des gefrorenen Mikrobioms liegt in seiner schnellen Verfügbarkeit bei Bedarf, ohne dass kurzfristig ein zeitaufwendiges Spenderscreening mit anschließender Stuhlentnahme eingeleitet werden muss. Zur Lagerung wird der verflüssigten Stuhlspende Glycerin (10 % Endkonzentration) zugesetzt, um die Lebensfähigkeit der Mikrobiota zu erhalten (Hamilton et al. 2012). Dabei bleiben die taxonomische Zusammensetzung sowie die Lebensfähigkeit der Mikrobiota nach sechsmonatiger Lagerung bei -20 °C bis -80 °C unverändert. Darüber hinaus wurde über erfolgreiche rCDI-Behandlungen nach 9–12 Monaten Lagerung berichtet. Mehrere retrospektive Analysen und randomisierte Studien (Hamilton et al. 2012; Youngster et al. 2016; Jiang et al. 2017; Lee et al. 2016) verglichen die Wirksamkeit von frischem und gefrorenem Mikrobiom, wobei keine signifikanten Unterschiede in der Wirksamkeit erkennbar waren; die Lagerzeit hatte keinen negativen Einfluss auf die Wirksamkeit. Im deutschen MicroTrans-Register (NCT02681068) gab es keinen relevanten Unterschied in den Heilungsraten am Tag 90 zwischen der Verwendung von frischer oder gefrorener Mikrobiomsuspension (Heilungsraten am Tag 90: 113/146 [77,4 %] gegenüber 40/50 [80 %]; $p = 0{,}844$) (Peri et al. 2019).

Ein weiterer wichtiger Schritt zur Erleichterung der Lagerung von FMT-Kapseln ist die Verabreichung einer lyophilisierten Mikrobiota (Tian et al. 2015). Hierzu wird verflüssigtes Mikrobiom gefriergetrocknet und das so gewonnene Pulver in magensaftresistente Kapseln gefüllt. Ein Vorteil dieser Methode besteht darin, dass die Kapseln im Kühlschrank aufbewahrt werden können und bei Bedarf längere Behandlungszyklen möglich sind. Eine randomisierte kontrollierte Studie zeigte die Gleichwertigkeit von eingekapselten lyophilisierten Mikrobiom- und Mikrobiom-Einläufen mit rCDI-Heilungsraten von 84 % bzw. 88 % (Jiang et al. 2017). Leider ist das Lyophilisat nur sehr schwer zu standardisieren; die therapeutischen Komponenten bleiben unklar, und die Qualitätskontrollen sind daher komplex. Diese Standardisierung ist jedoch Voraussetzung für die Zulassung als Arzneimittel.

Zusammenfassend lässt sich sagen, dass der organisatorische Aufwand für die Verwendung von gefrorenem oder gefriergetrocknetem Mikrobiom deutlich geringer ist und aus Sicherheitsgründen empfohlen wird. Mit dem verkapselten Mikrobiom scheint eine wiederholte Verabreichung oder Langzeittherapie praktikabler zu sein, da wiederholte Endoskopien oder Einläufe mit einer geringen Patientenakzeptanz verbunden sind.

Es liegen nur wenige randomisierte kontrollierte Studien vor, die die Wirksamkeit verschiedener Anwendungsformen vergleichen (Jiang et al. 2017; Kao et al. 2017). Diese und zusätzlich eingeschlossene Kohortenstudien zeigen eine Wirksamkeit von 89 % für den endoskopischen Ansatz. Die Behandlung rezidivierender *Clostridioides difficile*-Infektionen mit Kapseln nach einmaliger oder mehrfacher Anwendung führte zu einem Behandlungserfolg von etwa 90 %.

▶ Die Sekundärprophylaxe der rezidivierenden *Clostridioides difficile*-Infektion ist zum aktuellen Zeitpunkt die einzige klinisch etablierte Indikation für die Anwendung des FMT.

21.6 Aktuelles und Ausblick

Basierend auf den verfügbaren Erkenntnissen ist der FMT eine äußerst wirksame und sichere Methode zur Behandlung rezidivierender *Clostridioides difficile*-Infektionen. Allerdings schränken komplexe Spenderscreenings und regulatorische Anforderungen seine weitverbreitete Anwendung ein. Um potenzielle Infektionsprobleme trotz intensiven und wiederholten Spenderscreenings zu begrenzen und das theoretische Risiko der Übertragung potenzieller mikrobiombedingter Anfälligkeiten für Folgeerkrankungen zu minimieren, wurde versucht, die vom Spender stammende Mikrobiomsuspension mit Ethanol zu versetzen, um alle in einer vegetativen Form vorliegenden Bakterien zu entfernen. Die aus dieser Behandlung resultierenden Sporen wurden eingekapselt und zum Prüfprodukt SER-109 entwickelt. In einer kürzlich veröffentlichten Phase-3-Studie erlitten 12 % in der SER-109-Gruppe und 40 % in der Placebogruppe (relatives Risiko 0,32; 95 %-Konfidenzintervall [KI] 0,18 bis 0,58; $P < 0,001$ für ein relatives Risiko von $< 1,0$; $P < 0,001$ für ein relatives Risiko von $< 0,833$) eine weitere Episode einer *Clostridioides difficile*-Infektion. Die unerwünschten Ereignisse waren in den Gruppen ähnlich und wurden als leicht bis mittelschwer eingestuft. Sie waren überwiegend gastrointestinaler Natur (Feuerstadt et al. 2022). Das entsprechende Produkt wurde kürzlich in den USA als Arzneimittel zugelassen. Auch wenn dieser Ansatz bereits eine Verbesserung der Sicherheitsaspekte im Herstellungsprozess darstellt, ist er dennoch nicht spenderunabhängig. Andere Forschungsgruppen und Unternehmen entwickeln Mikrobiota-basierte Behandlungen, die völlig unabhängig von Spendern hergestellt werden können. Die klinische Entwicklung ist jedoch noch nicht abgeschlossen.

In einem weiteren innovativen Ansatz, der die Sicherheit verbessern könnte, wurde die Wirkung eines sterilen Hochdruckfiltrats aus dem Spendermikrobiom getestet, das bakterielle Komponenten, Proteine, antimikrobielle Mittel, Stoffwechselprodukte und Nukleinsäuren enthält (Ott et al. 2017). Bei allen fünf Patienten trat kein erneuter Rückfall auf. Analysen der Viruspartikel im Filtrat zeigten deren Übertragung. Die Rolle von Bakteriophagen als Vermittler der Wirkung des FMT muss in diesem Zusammenhang noch geklärt werden. Einen Überblick über die technische Entwicklung des FMT gibt Abb. 21.1.

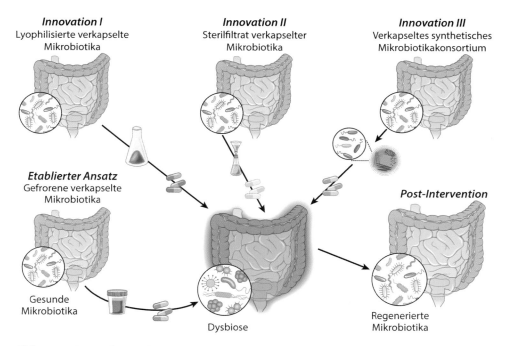

Abb. 21.1 Innovationsstufen des FMT

Fazit

Diese vielversprechenden Ergebnisse legen nahe, dass für therapeutische Wirkungen zumindest bei einer *Clostridioides difficile*-Infektion nicht die Übertragung des gesamten fäkalen Mikrobioms eines Spenders erforderlich ist. Die molekulargenetische und biochemische Charakterisierung der therapeutisch wirksamen Elemente wird letztendlich zur Etablierung sog. synthetischer Mikrobiotakonsortien führen, die standardisiert rekultiviert werden sowie eine hohe Wirksamkeit und Sicherheit aufweisen.

Literatur

Alang N, Kelly CR (2015) Weight gain after fecal microbiota transplantation. Open Forum Infect Di. https://doi.org/10.1093/ofid/ofv004

Allegretti JR, Kassam Z, Mullish BH et al (2019) Effects of fecal microbiota transplantation with oral capsules in obese patients. Clin Gastroenterol Hepatol. https://doi.org/10.1016/j. cgh.2019.07.006

Baxter M, Ahmad T, Colville A, Sheridan R (2015) Fatal aspiration pneumonia as a complication of fecal microbiota transplant. Clin Infect Dis 61:136–137

Borody TJ, Campbell J (2012) Fecal microbiota transplantation: techniques, applications, and issues. Gastroenterol Clin N 41:781–803

Dailey FE, Turse EP, Daglilar E, Tahan V (2019) The dirty aspects of fecal microbiota transplantation: a review of its adverse effects and complications. Curr Opin Pharmacol 49:29–33

Feuerstadt P, Louie TJ, Lashner B et al (2022) SER-109, an oral microbiome therapy for recurrent Clostridioides difficile infection. N Engl J Med 386(3):220–229

Fischer M, Bittar M, Papa E, Kassam Z, Smith M (2017) Can you cause inflammatory bowel disease with fecal transplantation? A 31-patient case-series of fecal transplantation using stool from a donor who later developed Crohn's disease. Gut Microbes 8:205–207

Hamilton MJ, Weingarden AR, Sadowsky MJ, Khoruts A (2012) Standardized frozen preparation for transplantation of fecal microbiota for recurrent Clostridium difficile infection. Am J Gastroenterol 107:761–767

Jiang ZD, Ajami NJ, Petrosino JF et al (2017) Randomised clinical trial: faecal microbiota transplantation for recurrent Clostridum difficile infection—fresh, or frozen, or lyophilised microbiota from a small pool of healthy donors delivered by colonoscopy. Aliment Pharm Ther 45:899–908

Kao D, Roach B, Silva M et al (2017) Effect of oral capsule- vs colonoscopy-delivered fecal microbiota transplantation on recurrent Clostridium difficile infection: a randomized clinical trial. JAMA 318:1985–1993

Kluger N, Misery L, Seite S, Taieb C (2019) Body piercing: a national survey in France. Dermatology 235:71–78

Lee CH, Steiner T, Petrof EO et al (2016) Frozen vs fresh fecal microbiota transplantation and clinical resolution of diarrhea in patients with recurrent Clostridium difficile infection: a randomized clinical trial. JAMA 315:142–149

Lepage P, Hasler R, Spehlmann ME et al (2011) Twin study indicates loss of interaction between microbiota and mucosa of patients with ulcerative colitis. Gastroenterology 141:227–236

Minkoff NZ, Aslam S, Medina M, Tanner-Smith EE, Zackular JP, Acra S, Nicholson MR, Imdad A (2023) Fecal microbiota transplantation for the treatment of recurrent Clostridioides difficile (Clostridium difficile). Cochrane Database Syst Rev 4(4):CD013871. https://doi.org/10.1002/14651858.CD013871.pub2

Ott SJ, Waetzig GH, Rehman A et al (2017) Efficacy of sterile fecal filtrate transfer for treating patients with Clostridium difficile infection. Gastroenterology 152:799–811

Peri R, Aguilar RC, Tuffers K et al (2019) The impact of technical and clinical factors on fecal microbiota transfer outcomes for the treatment of recurrent Clostridioides difficile infections in Germany. United Eur Gastroent 7:716–722

Preussel K, Offergeld R (2018) Which infectious blood donors could be identified by the donor history questionnaire? – comparison of blood donors infected with HIV or HCV with notified cases from general population in Germany. Transfus Med Hemoth 45:108–114

Solari PR, Fairchild PG, Noa LJ, Wallace MR (2014) Tempered enthusiasm for fecal transplant. Clin Infect Dis 59:319

Tian H, Ding C, Gong J, Wei Y, McFarland LV, Li N (2015) Freeze-dried, capsulized fecal microbiota transplantation for relapsing Clostridium difficile infection. J Clin Gastroenterol 49:537–538

Yachida S, Mizutani S, Shiroma H et al (2019) Metagenomic and metabolomic analyses reveal distinct stage-specific phenotypes of the gut microbiota in colorectal cancer. Nat Med 25:968–976

Youngster I, Mahabamunuge J, Systrom HK et al (2016) Oral, frozen fecal microbiota transplant (FMT) capsules for recurrent Clostridium difficile infection. BMC Med 14:134

Stichwortverzeichnis

A

Acetat 131, 227
Actinobacteria 130
Actocyanid 174
Agar 19
Akkermansia muciniphila 158
Akne 215
   Pilze 216
Alkohol 131, 163, 214
alkoholische Lebererkrankung (ALD) 129
Alkoholkonsum 75
Allergie 181, 219
allergische Sensibilisierung 213
Alpha-Diversität 40, 74, 75, 82, 83, 85,
      100, 119
Altern 58
Alterungsprozess 58, 59
Amplikon 26
angeborene lymphoide Zellen (ILCs) 195
Angststörung 121
ANOSIM 43
Antibiotika
   Erwachsene 78
   im Kindesalter 60
   Kinder 77
Antibiotika-assoziierte Diarrhoe (AAD) 266
Antibiotikagebrauch 50
Antibiotikaresistenz
   durch Nicht-Antibiotika 84
Antigen-präsentierende Zellen 193
antitumorale Immunität 204
API Test 23
Archaea 21
Asthma 181, 182, 187

ASV 36
Atherom 171
Atherosklerose 173
   Entstehung 170
atopische Dermatitis 213
atopisches Ekzem 218
Aufmerksamkeitsdefizit-/
      Hyperaktivitätsstörung (ADHS) 122
Azetat 162

B

Bacteroides 61
Bacteroides/Prevotella Ratio 64
Bacteroidetes 130
bakterielle Fermentation 73
bakterielle pathogenassoziierte molekulare
      Muster (PAMPs) 130
bakterielle Überwucherung (SIBO) 108
bakterielles Antigen 139
Bakteriozine 228
Ballaststoff 260
Befruchtung 47
Bergey's Manual of Determinative
      Bacteriology 19
Beta-Diversität 40, 82, 100
Bifidobakterien 138
   und Bauchschmerz 109
Biomarker 140
biopsychosoziales Modell 118
bipolare affektive Störung 120
Bismut 81, 98
Bray-Curtis 42
Bronchialkarzinom 206

bronchioalveoläre Lavage (BAL) 180
Brustkrebs 242
Butyrat 75, 111, 131, 162, 173, 227, 262
B-Zellen 198

C

Cholesterin 171
Cholin 131
chronisch obstruktive Lungenerkrankung
        (COPD) 183, 187
chronische, aktive Gastritis 94
chronisch-entzündliche Darmerkrankungen
        (CED) 202
Clarithomycin 98
Colitis ulcerosa 199, 202, 267
COVID-19 201
Cross-feeding 226
Culturomics 27

D

Darmbarrierestörung 135, 172
Darmerkrankungen, chronisch-entzündliche
        (CED) 108, 196, 231, 263, 267
Darmflora, gestörte 181
Darm-Haut-Achse 213
Darm-Hirn-Achse 75, 108, 119
        Medikamentenwirkung 83
Darm-Lungen-Achse 181
Darmmikrobiom
        Modifikation 175
        und kardiovaskuläre Gesundheit 170
        und Krebs 240
Darm-Muskel-Achse 63
DASH-Diät 66
Depression 120
        bei Psoriasis 214
Dermis 212
Diabetes mellitus 231
        chronische Wunden 217
Diarrhoe
        Antibiotika-assoziierte 266
Diät
        Folgen für die Mikrobiota 159
        mediterrane 75, 174
        westliche 74
direkte Kolonisationsresistenz 224
Diversität 133, 138

Diversitätsindizes 40
Driver-Passenger-Theorie 241
Dunn's Test 43
Durchfall, funktioneller
        Prävalenz 106
Dysbiose 1, 3, 119, 131, 202
        adipositasassoziierte 160
        bakterielle 240
        intestinale 107, 147, 212
        und Blut-Hirn-Schranke 111
Dyspepsie
        funktionelle 110, 112
        postinfektiöse funktionelle 110

E

Einzelmolekülsequenzierer 24
Einzeltherapie 252
Endotoxin 136
enterisches Nervensystem (ENS) 108
Enterococcus 138
Enterococcus faecium 135
Enteropathogene 232
Enterotyp 158
Epidermis 212
epitheliale Barrierefunktion 193
Erkältungskrankheiten 185
Ernährung 58, 60
        agrarische 74
        energierestriktive 159
        faserreiche 162
        fettreiche 73, 170
        fleischreiche 170
        und das Lungenmikrobiom 187
        westliche 74, 158
Ernährungsmuster 73, 74
        im Alter 64
        Veränderung 67
Essstörung 122
Eubiose 72
Europäischer Maastricht-VI-/Florence
        Konsens-Report 98

F

Faecalibacterium prausnitzii 131
fäkaler Mikrobiota-Transfer (FMT) 126,
        250, 275
fastq 35

Fettlebererkrankung
    metabolisch assoziierte 129
    nichtalkoholische 158
Fettleibigkeit 231
fettreiche Ernährung 73
Fimbrins 264
Firmicutes 61, 130
Firmicutes/Bacteroides Ratio 132, 137
follikuläre T-Helferzellen 198
Frailty 63
FTIR-Spektroskopie 23

G
Gallensalze 227, 265
Gallensäure 136
Gallensäurenmetabolismus 138
Gastritis
    chronisch-atrophische 99
    chronische, aktive 94
    H. pylori-Gastritis und
        Magenkrebskaskade 100
Geburt
    Kaiserschnitt 50, 180
    vaginale 50, 180
Gehirn-Darm-Konnektivität 110
genetisch modifizierte Bakterien 253
Glukose-Atemtest 112
Gut-Skin-Achse 212

H
Hashimoto-Thyreoiditis 204
Haut
    Hefen 218
    Pilze 214
Hautmikrobiom 139
    mütterliches 51
Hefen, dermale 218
Helicobacter pylori 239
    Antikörper 98
    und Ko-Diversifizierung 4
Henle-Kochsche Postulate 19
Hepatitis B 137
Hepatitis C 137
Humane Papilloma Viren 239
Hypothyreose 204

I
ICI-Therapie 251
IgA 198
IgA-Mangel 199
IgA-Sekretion 139
IgG 199
IgM 199
IL-6 198
IL-22 195
Illumina-Verfahren 24
Immun-Checkpoint-Inhibitor (ICI) 205
Immunität, adaptive 196
immunologische Toleranz, intestinale 162
immunologisches Gedächtnis 200
Immunoseneszenz 58
Immunosurveillance 138
Immunsystem 229
    Psoriasis 214
    und Darm 181
Immuntherapie 141
Impfung 201
indirekte Kolonisationsresistenz 224
Industrialisierung 5
Inflammaging 59
Inflammasom 171
intestinale Barriere 59
intestinale Barrierestörung 172
intestinale Dysbiose 107
intestinale Dysmotilität 135
intestinale Inflammation 135
intestinale intraepitheliale Lymphozyten (IEL) 203

J
Jäger- und Sammlerkultur 4

K
Kaiserschnitt 50, 52, 60
Karnitinspiegel 173
Klebisella pneumoniae 136
Koch, Robert 18
Ko-Diversifizierung 4
Kolitis 231
Kolonisationsresistenz
    direkte 224
    indirekte 224

kolorektales Karzinom 240
Kompositionsdaten 43
Konsortium 252
Kruskal-Wallis-Test 43
Kupfferzelle 137
kurzkettige Fettsäuren 73, 82, 111, 130, 162,
        173, 181, 197, 227

L
Lactoseintoleranz 86
Laxantiengebrauch 82
Leaky-Gut 119
Levofloxacin 98
Lifestyle-Faktoren. 174
Lifestyle-Intervention 164
Lipopolysaccharide 139
low-grade Inflammation 158
Lunge
    Besiedelung 180
Lungenemphysem 183
Lungenkarzinom 185
Lungenkrebs 243
Lungenmikrobiom 180
    und Immunantwort 187
    und Tumorwachstum 185
Lymphknoten, mesenterische 193
lyophilisierte Mikrobiota 279

M
Magenazidität 94
Magen-Darm-Motorik 110
Magen-Darm-Trakt
    Besiedelung 107
MAIT-Zellen 196
major cardiac event (MACE) 173
Makrolidresistenz 100
Makrophagen 195
MAMP (microbiome associated molecular
        pattern) 141
Mangelernährung 63
Mann aus dem Eis 6
Mann-Whitney-U-Test 43
Markergenomsequenzierung 33
Massenspektrometrie 23
mediterrane Diät 75
Melanom 206
mesenterische Lymphknoten 193

metabolisch assoziierte Fettlebererkrankung
        (MASLD) 129
Metabolomik 187
Metagenom 25
Metagenomik 187
metagenomische Analyse 9
Metagenomsequenzierung 33
Metastasen 247
Metformin 161, 163
Miasmen 16
Migration von Mikroorganismen 182
Mikrobiom
    bei Diabetes mellitus 161
    bei Mukoviszidose 184
    der Atemwege 180
    Einfluss der Genetik 85
    eubiotisches 1
    fäkales 107
    gastrointestinales 1
    intestinales 58
    luminales 62
    mukosales 62, 107
    vaginales 48
Mikrobiom, intestinales
    bei Kindern 60
Mikrobiominstabilität 147
Mikrobiomintervention 84
Mikrobiomkomposition
    im Alter 58, 60
Mikrobiommodulation 202
Mikrobiomprofil, taxonomisches 62
Mikrobiomstabilität 147
Mikrobiomtransfer
    maternaler-fetaler 48
Mikrobiota, lyophilisierte 279
Mikrobiotakonsortien, synthetische 281
Mikrobiotasignatur,spezifische 158
Mikroflora des Magens 107
Milch, fermentierte 261
MIND-Diät 66
MiSeq 34, 35
Morbus Alzheimer 122
Morbus Basedow 204
Morbus Crohn 199, 202, 212, 267
mRNA 21
mRNA-Vakzine 201
mucosa-assoziierte Mikrobiota (MAM) 109
Mukoviszidose 184
Mukus 193

Mundhöhle 62, 80, 94, 99, 182
Muramyl-Dipeptid (MDP) 203
Mustererkennungsrezeptoren 193
Muttermilch 50
Muzin 230
Myelopoese 195

N
Nährstoffkonkurrenz 226
Nahrungsmittelallergie 219
nekrotisierende Enterocolitis (NEC) 268
neolithische Revolution 4
Neugeborenenkolik 268
neuropsychiatrische Störung 118
next-generation sequencing 23, 84
NF-κB-abhängige 203
nicht-kultivierbare Bakterien 27
nichtwestliche Gesellschaften 6
Nissle, Alfred 261
Nitrosaminbildung
    Entwicklung von Magenkrebs 100
N-Nitroso-Verbindungen (NOC) 74
NOD1 195
NOD2 203
NOD-*like*-Rezeptoren 193
NU-AGE-Interventions-Studie 66

O
Onkomikroben 239
OTU 36
Ötzi 6
oxidativer Stress 160

P
Pankreas
    exokrines 153
    Tumormikrobiom 151
Pankreasfunktion, exokrine 146
Pankreaskarzinom 151, 243
Pankreatitis
    akute 147
    chronische 150
    infizierte nekrotisierende 147
    nekrotisierende 153
PERMANOVA 43

Permeabilitätsstörung 137
Petri, Julius 19
Peyer-Plaques 199
Phagentherapie 184
phänotypische Identifikation 22
Pharmakomikrobiomik 77
Pilze
    Haut 214
Plasmazellen 198
Polyphenole 174
Postbiotikum 260
Präbiotikum 124, 160, 175, 184, 187, 253, 260
primär sklerosierende Cholangitis 136
Probiotikum 125, 160, 175, 183, 187, 252, 260
    H. pylori-Therapie 101
probiotisch 259
proinflammatorische Zytokine 172
Propionat 131, 162, 227
Protonenpumpenhemmer 134
Psoriasis 214
    intestinales Mikrobiom 215
    Streptokokkeninfektion 214
Psychobiotikum 124

Q
Quadrupeltherapie 98
Quercetin 174
Quorum Sensing 264

R
rarefaction curves 40
Rauchen 214
RegIIIγ 193
Reinkultur 19
Reizdarmsyndrom 107, 109, 110, 112, 266, 267
    Prävalenz 106
Resistom 100
rheumatoide Arthritis 204
Riboflavin 196
Rifaximin 79, 112, 217
Rom-IV-Kriterien 106
Rosazea 216
    Milben 216
    Rifaximin 217
rotes Fleisch 172
rRNA 21

S
Sanger-Sequenzierungsmethode 21
Säureblocker 80
Schizophrenie 121
Schwangerschaft 48
Scores 140
Shotgun sequencing 24
SIBO (bakterielle Überwucherung) 108, 110
sozioökonomische Bedingungen 76
Speichelmikrobiom 139
Spenderscreening 277, 280
16S-rRNA 21, 33, 34
16S-rRNA-Gen-Amplikon-Sequenzierung 26
Stillen 50
Streptococcus 133, 138
Stress 76
Stuhlspende 277
Sutcliffe, Iain 28

T
TGF-β 198
Th1-Zellen 198
Th2-Zellen 198
Th17-Zellen 198
TLR5 201
Toll-like Rezeptoren (TLR) 171
Toll-like-Rezeptoren 193
Trimethylamid (TMA) 172
Trimethylamin-N-Oxid (TMAO) 73

Tumor micro-environment 238
Tumormikrobiom 151
Tumortherapie 249
Typ-2-Diabetes (T2D) 158
T-Zellen, regulatorische 197

U
UniFrac 42
Urbanisierung 52

V
Vagusnerv 108, 110
van Leeuwenhoek, Antoni 16
Vandamme, Peter 28
Veillonella 133, 138
verarbeitete Lebensmittel 74
Vulnerabilitäts-Stress-Modell 118

W
westliche Gesellschaften 6
Wunden, chronische 217

Z
Zigarettenrauch 76
Zöliakie 231
Zytokine, proinflammatorische 172